Dr. Lutz Herdener

50 Workouts mit Fitnessband

Die besten Übungsreihen für Kraft, Stabilität und Beweglichkeit

riva

Bibliografische Information der Deutschen Nationalbibliothek:
Die Deutsche Nationalbibliothek verzeichnet diese Publikation in der Deutschen Nationalbibliografie. Detaillierte bibliografische Daten sind im Internet über https://dnb.de abrufbar.

Für Fragen und Anregungen
info@m-vg.de

Wichtige Hinweise
Dieses Buch ist für Lernzwecke gedacht. Es stellt keinen Ersatz für eine individuelle medizinische Beratung dar und sollte auch nicht als solcher benutzt werden. Wenn Sie medizinischen Rat einholen wollen, konsultieren Sie bitte einen qualifizierten Arzt. Der Verlag und der Autor haften für keine nachteiligen Auswirkungen, die in einem direkten oder indirekten Zusammenhang mit den Informationen stehen, die in diesem Buch enthalten sind.

Ausschließlich zum Zweck der besseren Lesbarkeit wurde auf eine genderspezifische Schreibweise sowie eine Mehrfachbezeichnung verzichtet. Alle personenbezogenen Bezeichnungen sind somit geschlechtsneutral zu verstehen.

Originalausgabe
5. Auflage 2026

Türkenstraße 89
80799 München
Tel.: 089 651285-0

Redaktion: Susanne Schneider
Umschlaggestaltung: Manuela Amode
Layout: Meike Herzog, www.alpsee-design.de
Satz: Daniel Förster, Belgern
Bildnachweis: Illustrationen auf dem Umschlag und im Innenteil: evoletics – ein Produkt der science on field GmbH Druck: Florjancic Tisk d.o.o., Slowenien
Printed in the EU

ISBN Print 978-3-7423-1731-5
ISBN E-Book (PDF) 978-3-7453-1424-3
ISBN E-Book (EPUB, Mobi) 978-3-7453-1425-0

Weitere Informationen zum Verlag finden Sie unter

www.rivaverlag.de

Beachten Sie auch unsere weiteren Verlage unter www.m-vg.de

Inhalt

Effektives Training mit dem Fitnessband

1

Das Training mit den Bändern

Schön, dass du dich für das Training mit dem Fitnessband entschieden hast. Mit den vielseitig einsetzbaren Fitnessbändern lassen sich alle großen Muskelgruppen effektiv kräftigen. Sie bieten dir einen sehr großen Einsatzbereich und sind, da sie wenig Platz brauchen, gut zu verstauen und zu transportieren. Damit zeichnen sie sich als praktischer und guter Trainingsbegleiter im Alltag aus – sowohl zu Hause als auch auf Reisen, sodass du auch dann dein Fitnessstudio immer dabeihast. Die Übungen lassen sich bei der Arbeit mit den Fitnessbändern stufenlos an jedes Leistungsniveau anpassen, sodass du gleich loslegen kannst – egal, ob du gerade erst ins Training einsteigst oder, wenn du schon länger dabei bist, ob du ein neues Tool suchst, das dir sowohl Abwechslung als auch Herausforderung bietet.

Das richtige Band für dein Training

Das Angebot an Fitnessbändern ist sehr groß und es gibt Bänder in den unterschiedlichsten Formen und Farben. Ich empfehle für die Übungen in diesem Buch die sogenannten Superbands, die keinen Anfang und kein Ende haben. Sie sehen aus wie ein großer, flexibler Gummiring. Diese Superbands gibt es in verschiedenen Stärken.

Für den Start reichen dir im Regelfall zwei Bänder in unterschiedlichen Widerstandsstärken. Dieses Widerstandsniveau wird in Kilogramm angegeben und bedeutet, dass der Widerstand dem angegebenen Gewicht entspricht. Für Einsteiger empfehle ich ein leichtes (circa 6 Kilogramm) und ein mittleres (circa 11 Kilogramm) Band, für Fortgeschrittene ein mittleres (circa 11 Kilogramm) und ein stärkeres (circa 15 Kilogramm) Band. Fitnessbänder in verschiedenen Ausführungen findest du beispielsweise unter https://www.perform-better.de/ unter dem Suchbegriff »Superbands«, aber es gibt auch zahlreiche weitere Hersteller und Anbieter. Gerade für Trainingspläne mit mehreren Bandpositionen kann es Sinn machen mit mehreren Bändern zu arbeiten. So können die Übungen zügig hintereinander durchgeführt werden. Beginne zunächst mit dem leichteren Band. Wenn du deine Leistung mit dem Training immer weiter gesteigert hast, kannst du entsprechend ein Band mit höherem Widerstand verwenden. Doch es gibt noch mehr Stellschrauben, an denen du drehen kannst, um dein Training zu intensivieren.

Wie du mit dem Band umgehst

Durch stärkeres Spannen oder Überkreuzen des Bandes kann der Widerstand in vielen Übungen auf einfache Art erhöht werden, sodass eine Feinabstimmung durch mehrere Bänder im Regelfall nicht nötig ist. Wo du das Band in den Übungen, bei denen ein äußerer Befestigungspunkt gefragt ist, fixierst, bleibt dir selbst überlassen. Wichtig ist, dass das Band immer sicher fixiert wird. Oft lässt es sich unter oder über der Tür fixieren und kann an der Türklinke eingehängt werden. Gerade bei Türen ist es wichtig, darauf zu achten, dass die Tür im besten Fall abgeschlossen ist und du gegen die Öffnungsseite der Tür arbeitest, sodass sie in jedem Fall geschlossen bleibt. Wenn sich die Tür nicht abschließen lässt und du Mitbewohner hast, dann bring vielleicht eine Notiz auf der Gegenseite der Tür an, dass du gerade trainierst, oder informiere sie vorher. Wenn du ein Möbelstück wie einen schweren Tisch nutzen willst, dann prüfe vorher, dass es in jedem Fall stabil ist.

Wie du mit diesem Buch trainierst

Im Grunde ist es ganz einfach. Du suchst dir einen Plan aus, wärmst dich auf und legst los. Schau dir im Vorfeld die Übungsbeschreibung (ab Seite 116) und die Bilder genau an, sodass du dich mit der korrekten Übungsausführung vertraut machst. Es ist wichtig zu wissen, in welcher Grundposition du startest, welches Bein vorne steht – hier handelt es sich meist um Übungen, die du zu beiden Seiten ausführst, du wechselst also auch zum anderen Bein – und in welche Richtung du dich gegebenenfalls drehst. Ebenso erfährst du, ob in einer Übung jede Seite gesondert trainiert wird oder beide Körperseiten gleichzeitig und ob das Band mittig, oben oder unten befestigt wird. Hinweise zu den letzten beiden Punkten findest du auch in den einzelnen Trainingsplänen, sodass du gleich auf einen Blick siehst, wie du dein Band und dich für das jeweilige Workout befestigen musst.

Wenn dir manche Übungen besonders leichtfallen oder dir im Gegenteil zu schwer vorkommen, oder wenn es andere Gründe gibt, warum du eine Übung nicht machen möchtest oder kannst, dann ersetze sie durch eine andere Übung. Themenverwandte und nach Körperbereichen geordnete Übungen findest du im Übungskatalog ab Seite 116. Wenn du keine Einschränkungen hast, dann halte dich am besten an die vorgegebenen Pläne – warum verschiedene Pläne bestimmte Übungen enthalten, ist kein Zufall, sondern bewusst so ausgewählt, damit du effektiv und gezielt trainierst.

Die Trainingspläne

Du kannst aus einer Vielfalt von 50 Plänen je nach deinem Trainingslevel auswählen: für Einsteiger, Fortgeschrittene und Profis. Ebenso findest du Pläne mit verschiedenen Trainingszielen: Workouts, die deine Kraftausdauer fördern und einen Schwerpunkt auf das Cardiotraining legen, solche, die dem Muskelaufbau dienen und die Maximalkraft steigern. Manche Workouts legen das Hauptaugenmerk auf Schultern und Arme, andere kümmern sich um deinen Core – die Rumpfmuskulatur –, wieder andere trainieren hauptsächlich Hüfte und Beine. Wenn du nicht (nur) mehr Kraft aufbauen willst, sondern dich auch mehr um deine Beweglichkeit kümmern möchtest, findest du hierzu ebenfalls gesonderte Programme (ab Seite 50). Bist du auf der Suche nach mehr Stabilität in den Knien oder ganz generell für eine richtige Ausrichtung von Fuß-, Knie- und Hüftgelenk, dann sind die Workouts zur Beinachsenstabilität ab Seite 58 das Richtige.

Letztlich sind die Pläne so gestaltet, dass sie immer einen Schwerpunkt haben. Gleichzeitig sind die Übungen in jedem Workout eine gesunde Mischung für mehrere Ziele. Gerade auf lange Sicht ist es wichtig, dass man verschiedene Aspekte trainiert. Und genau daraufhin sind die Trainingspläne in diesem Buch konzipiert, sodass du direkt mit einem Plan starten und immer wieder zwischen den Plänen wechseln kannst. Damit schaffst du Abwechslung und trainierst immer in einem ausgewogenen, gesunden Bereich, in dem alle wichtigen Muskelgruppen berücksichtigt sind.

Zum Aufbau der Trainingspläne

Im ersten Teil der Workouts wird klassisch mit Wiederholungszahlen trainiert, sodass die Zeitvorgabe eine grobe Orientierung bietet und davon abweichen kann, je nachdem, wie schnell oder langsam du die Übungen ausführst. Im weiteren Verlauf findest du ab Workout 26 (Seite 64) zahlreiche Workouts, die bestimmte Zeitvorgaben für die Übungen machen – hier wird mit Zeitintervallen trainiert. Vielleicht hilft es dir hier, wenn du dir einen Timer am Handy einstellst, um zwischen den Belastungs- und Pausenzeiten mühelos hin und her wechseln zu können.

Ab Workout 44 (Seite 100) findest du Pläne, die auf bestimmte Sportarten zugeschnitten sind und dein Training dort sinnvoll unterstützen können. Dennoch sind sie selbstverständlich auch für alle anderen empfehlenswert.

Ob du mit den wiederholungsbasierten oder den Intervall-Workouts anfängst und wie du sie kombinierst, entscheidest du. Wichtig ist, dass du Spaß beim Trainieren hast und dir die Übungen im Vorfeld gut anschaust, damit du sie richtig ausführst und während des Trainings nicht mehr nachschauen musst. Dann kannst du dich voll auf dein Training konzentrieren und verlierst keine Zeit mehr.

Wichtige Hinweise für dein Training

Trainiere nicht bei Schmerz oder Unwohlsein

Trainiere nur, wenn du dich fit fühlst. Ein leichtes Ziehen oder der typische Muskelkater von einem vorangegangenen Training sind normal. Solltest du anderweitige Beschwerden haben, unter Atemnot leiden oder dich sonst wie unwohl fühlen, gehe bitte auf Nummer sicher und kläre das unter entsprechender medizinischer Betreuung ab.

Trainiere immer beide Seiten

Einige Übungen sind seitenspezifisch. Das bedeutet, dass bei manchen Übungen zunächst nur eine Körperseite trainiert wird, etwa ein Arm oder ein Bein. Bei Übungen, bei denen du problemlos die Seite wechseln kannst (zum Beispiel bei Ausfallschritten), empfiehlt es sich, beide Seiten direkt hintereinander in einem Übungssatz zu trainieren. Bei anderen Übungen (wie zum Beispiel dem einarmigen Rudern) ist dies nicht so gut möglich. Wechsle dann einfach im nächsten Durchgang die Seite. Die Pläne sind so angelegt, dass du immer beide Seiten am Ende gleich oft trainierst hast. Hinweise, welche Übung mit der rechten und mit der linken Seite ausgeführt werden, findest du in den Trainingsplänen.

Im Zweifelsfall langsame Ausführung

In den Workout-Tabellen findest du Wiederholungs- und Zeitangaben für jede Übung. 15 Wiederholungen beispielsweise kannst du entweder sehr langsam und kontrolliert oder eben auch schnellkräftig durchführen. Wenn du dir noch nicht so ganz sicher in der Übungsausführung bist, solltest du langsam beginnen und gegebenenfalls ein paar Wiederholungen weniger machen als angegeben. Durch eine langsame Ausführung erhöhst du nämlich die Zeit, in der deine Muskulatur arbeitet, sodass du auch dann den für dich größtmöglichen Effekt erreichst. Eine korrekte Übungsausführung ist immer wichtiger und effektiver als eine ungenaue, von der du vielleicht mehr Wiederholungen schaffst.

Widerstandsauswahl und Trainingsintensität

Als Faustregel gilt, dass du die Übungen in der angegebenen Wiederholungs- und Durchgangsanzahl im letzten Durchgang des jeweiligen Trainingsplans gerade noch durchführen können solltest und sogar noch ein wenig Puffer hast. Wähle also die Bandstärke (siehe weiter oben) und die Bandspannung so, dass du am Ende immer noch ein paar technisch saubere Wiederholungen hättest machen können. Hier gilt: Je weiter weg du vom Befestigungspunkt bist, desto straffer wird das Band vorgespannt und desto schwieriger wird die Übungsausführung. In der Trainingswissenschaft nennt man diesen Puffer »Wiederholungen in Reserve«. Dieser Puffer richtet sich nach dem Level des Trainingsplans und du findest Angaben dazu in jedem Trainingsplan. Grundsätzlich gilt:

- Einsteiger: 2–5 Wiederholungen
- Fortgeschrittene: 2–3 Wiederholungen
- Profis: 1–2 Wiederholungen
- Alle anderen Pläne: 2–4 Wiederholungen

Die richtige Vor- und Nachbereitung

Aktiviere zu Beginn einer Trainingseinheit immer das Herz-Kreislauf-System, den kompletten Körper und vor allem die zu trainierende Muskulatur. Speziell dafür geeignete Übungen verbessern auch deine Beweglichkeit. Die folgenden drei Übungen sind eine gute Basis für die Aktivierung des ganzen Körpers. Ergänze sie mit zwei bis vier Übungen aus den Beweglichkeitsplänen (siehe die Workouts 19 bis 22 ab Seite 50). Wähle sie dabei so aus, dass sie auf die gleiche Muskulatur zielen wie die, die du anschließend trainieren wirst.

Warm-up

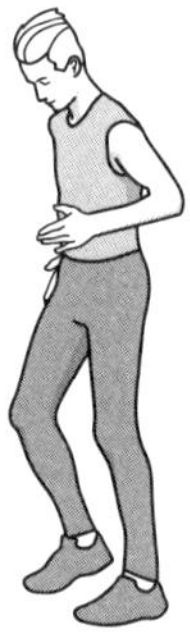

Laufen auf der Stelle

Für die Aktivierung des Herz-Kreislauf-Systems eignet sich ein Traben oder Laufen auf der Stelle. Wichtig dabei ist, dass der ganze Körper bewegt und das Tempo sukzessive erhöht wird. Nimm die Arme aktiv mit und steigere das Tempo langsam. Diese Übung 30 bis 60 Sekunden durchführen.

1 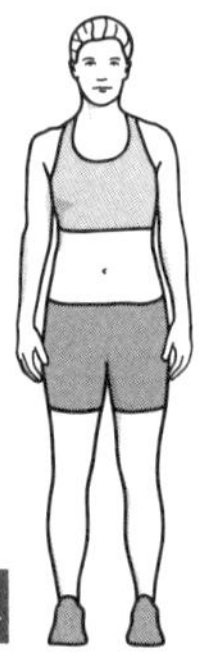 2 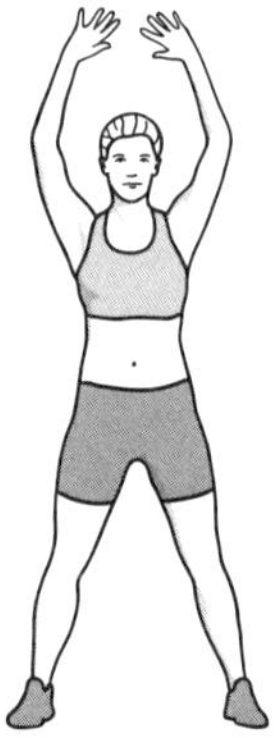

Hampelmann

1. Einen aufrechten, hüftbreiten Stand einnehmen. Die Arme sind angelegt.
2. Mit einem Sprung in einen mehr als schulterbreiten Stand die Hände über dem Kopf zusammenführen. Danach wieder zurück in die Ausgangsposition springen. Diese Übung kann man bis zu mehreren Minuten machen.

1 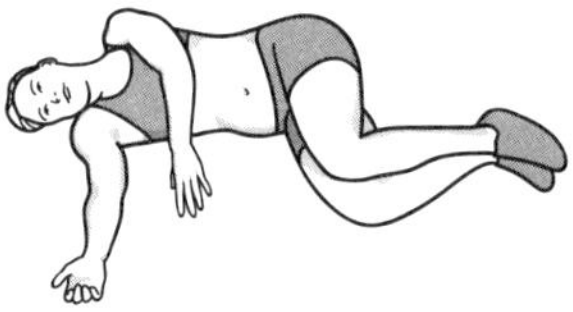

2 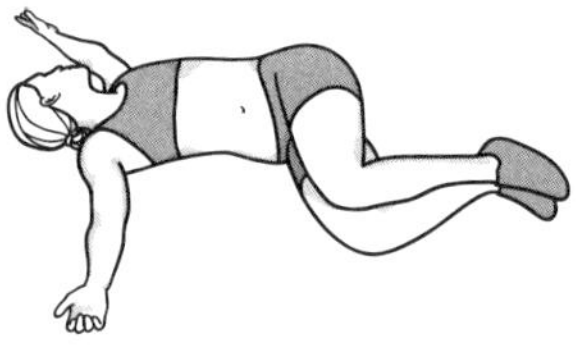

Brustwirbelsäulenrotation

1. Auf die Seite legen und die Beine im 90-Grad-Winkel beugen. Nach Bedarf ein Handtuch unter den Kopf legen. Der untere Arm liegt nach vorn in Blickrichtung gestreckt mit dem Handrücken nach unten auf dem Boden. Den oberen Arm mit der Handfläche in Richtung Boden danebenlegen.
2. Den oberen Arm gestreckt und in einem weiten Bogen über den Oberkörper zur anderen Seite führen, der Rumpf rotiert mit. Mit dem unteren Knie weiterhin Bodenkontakt halten und beide Knie zusammendrücken. Diese Position etwa 5 Sekunden halten und dann wieder zurückkommen. Die Übung fünfmal wiederholen und im Anschluss die Seite wechseln.

Cool-down

Vor allem nach intensiven Trainingseinheiten solltest du dir ein wenig Zeit nehmen, um den Körper wieder herunterzuregulieren und die Gelenke nochmals gut durchzubewegen. Suche dir je nach durchgeführtem Training drei bis fünf Übungen zur Mobilisation aus den Workouts 19 bis 22 (ab Seite 50) und ergänze sie um die folgenden zwei Übungen.

Entspannende Atmung in Rückenlage

Mit angewinkelten Beinen auf den Rücken legen. Die Hände so auf den Bauch legen, dass die Handflächen eine möglichst große Fläche abdecken. Langsam und bewusst durch die Nase »in den Bauch« atmen und der Bewegung der Bauchdecke nach oben in Richtung Hände nachspüren. Danach möglichst lange und gleichmäßig durch den Mund ausatmen. Die Länge der Atemzüge – maximal 10 Sekunden pro Ein- und Ausatmung – gern schrittweise steigern. Diese Übung 20 bis 40 Sekunden durchführen.

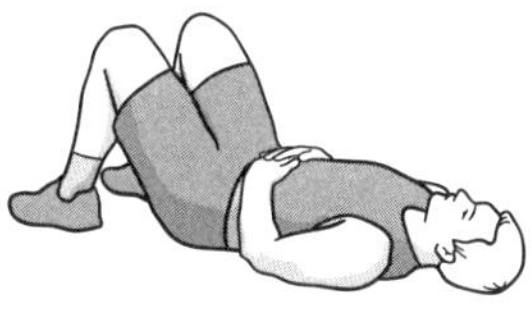

Dehnung des großen Rückenmuskels

1. Auf den Boden knien und das Gesäß auf den Fersen absetzen. Den Oberkörper mit rundem Rücken nach vorn beugen, die Arme vor dem Körper strecken und die Handflächen am Boden ablegen.
2. Mit der Ausatmung das Gesäß möglichst noch weiter nach hinten und die Arme weit nach vorn schieben. In dieser Position 5 Sekunden verweilen und danach in die Ausgangsposition zurückkommen.

1

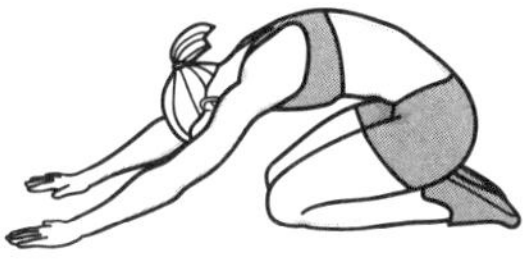

2

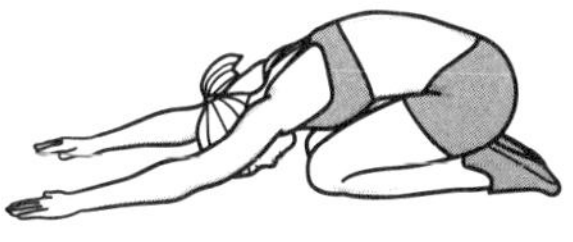

Die Workouts

2

1

Kraftausdauer und Cardio für den ganzen Körper 1 – für Einsteiger

1 2 3

Runden: 2–3
Pause zwischen Runden: ca. 30 Sekunden
Rundendauer: ca. 7 Minuten

	Übungen	Befestigung Fitnessband	Wiederholungen	Pause zwischen den Übungen in Sekunden	Wiederholungen in Reserve	Seite
1	Seitlicher Ausfallschritt	mittig	10 pro Seite	so gering wie möglich	2–5	116
2	Trizepsdrücken im Stehen	–	12 pro Seite	so gering wie möglich	2–5	132
3	Kreuzheben	–	10	so gering wie möglich	2–5	118
4	Überkopfdrücken im Stehen	–	12	so gering wie möglich	2–5	118
5	Überkopfkniebeuge in Schrittstellung	–	10 pro Seite	so gering wie möglich	2–5	121
6	Schulterblattaktivierung im Langsitz	–	12	so gering wie möglich	2–5	125

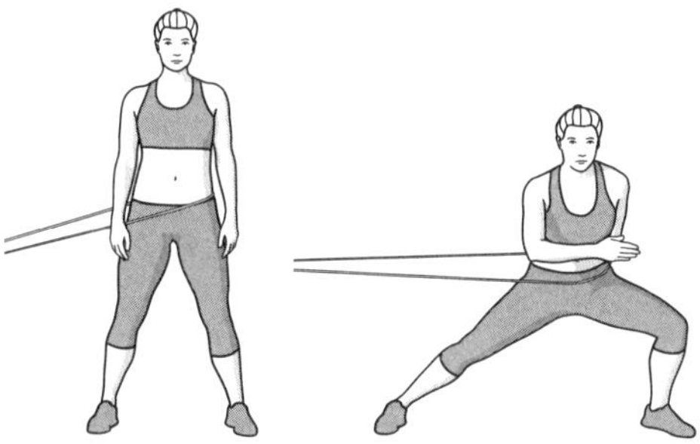

1 Seitlicher Ausfallschritt

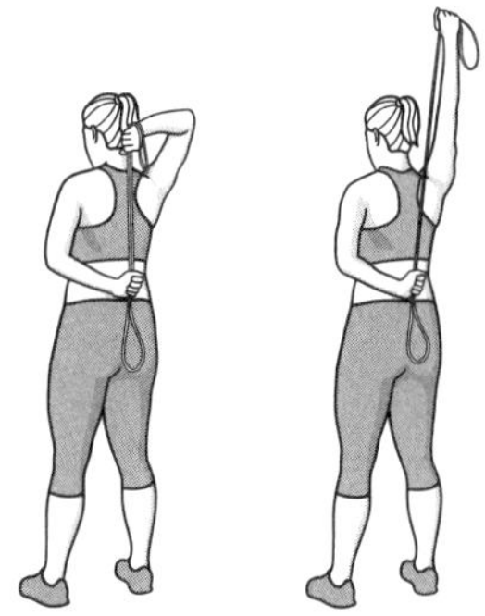

2 Trizepsdrücken im Stehen

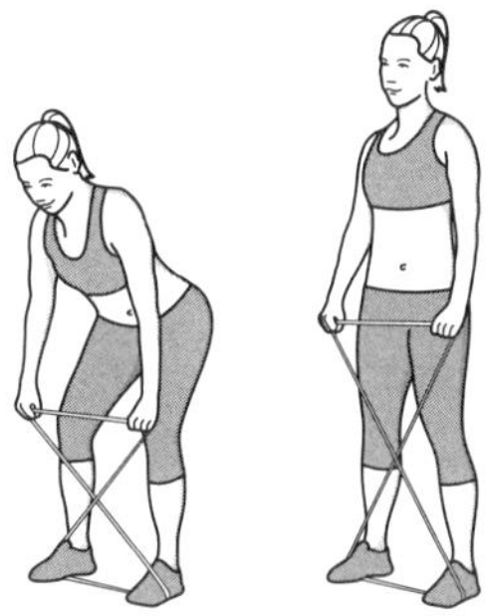

3 Kreuzheben

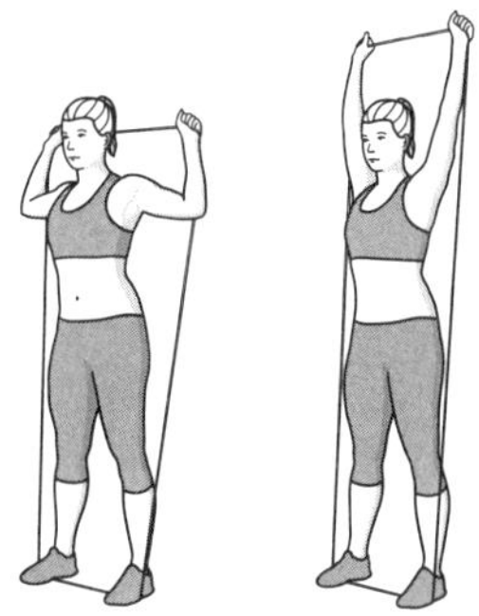

4 Überkopfdrücken im Stehen

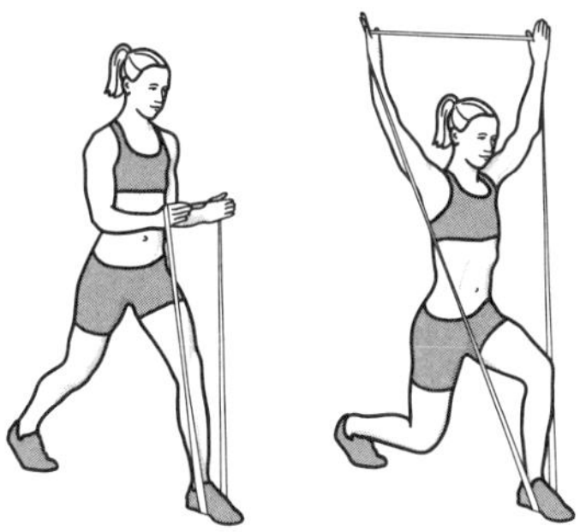

5 Überkopfkniebeuge in Schrittstellung

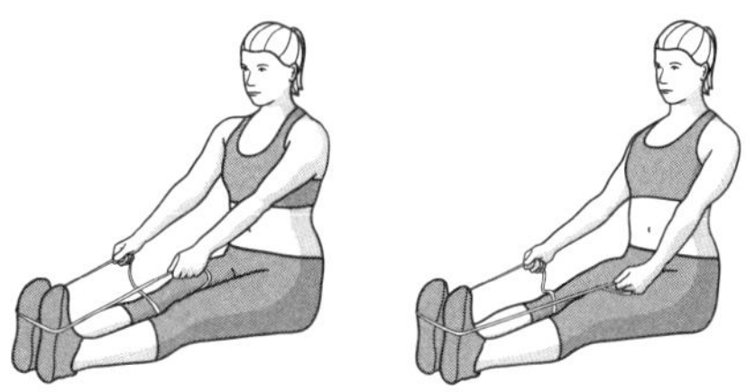

6 Schulterblattaktivierung im Langsitz

2 Kraftausdauer und Cardio für den ganzen Körper 1 – für Fortgeschrittene

1 **2** 3

Runden: 3–4
Pause zwischen Runden: ca. 60 Sekunden
Rundendauer: ca. 9 Minuten

	Übungen	Befestigung Fitnessband	Wieder-holungen	Pause zwischen den Übungen in Sekunden	Wiederholungen in Reserve	Seite
1	Seitlicher Sprung mit Ausfallschritt	mittig	12 pro Seite	30	2–3	116
2	Gestrecktes Latziehen in Schrittstellung	oben	15	30	2–3	132
3	Hüftstreckung aus dem Vierfüßlerstand	–	15 pro Seite	30	2–3	118
4	Schulter-aktivierung im Stehen	–	15	30	2–3	133
5	Ausfallschritt nach vorne	mittig	12 pro Seite	30	2–3	122
6	Rückwärtiger Butterfly im Langsitz	–	15	30	2–3	125

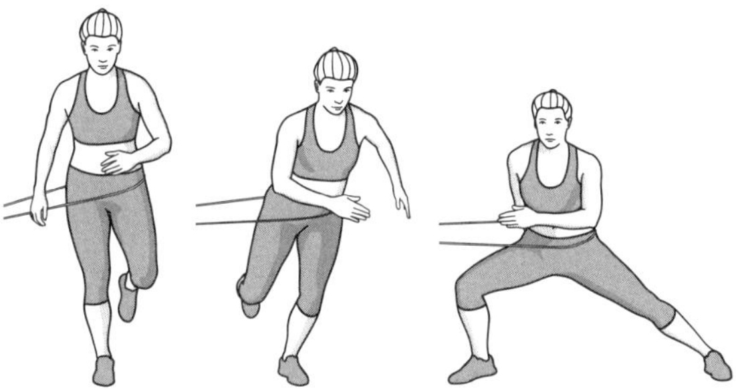

1 Seitlicher Sprung mit Ausfallschritt

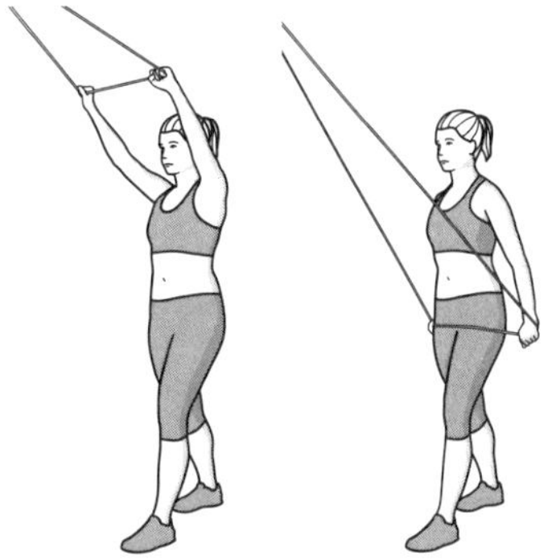

2 Gestrecktes Latziehen in Schrittstellung

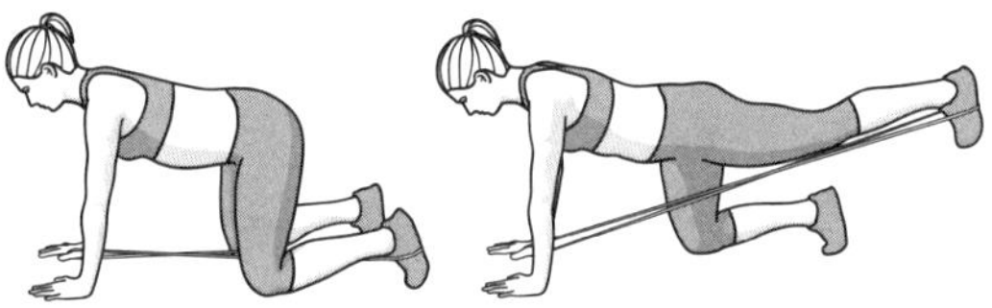

3 Hüftstreckung aus dem Vierfüßlerstand

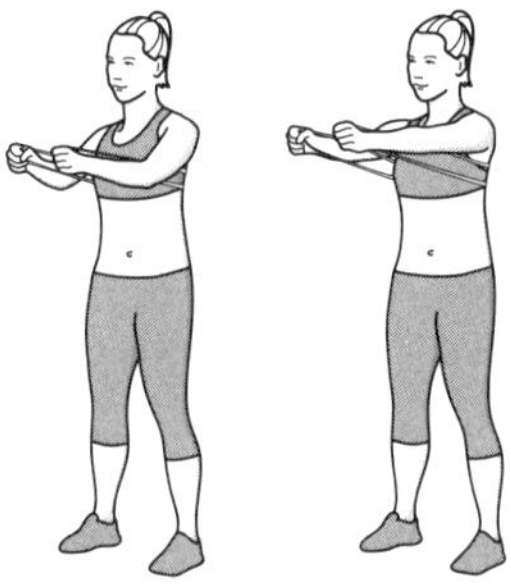

4 Schulteraktivierung im Stehen

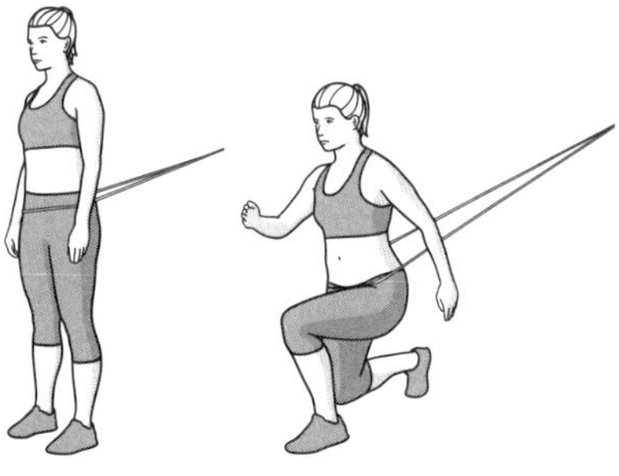

5 Ausfallschritt nach vorne

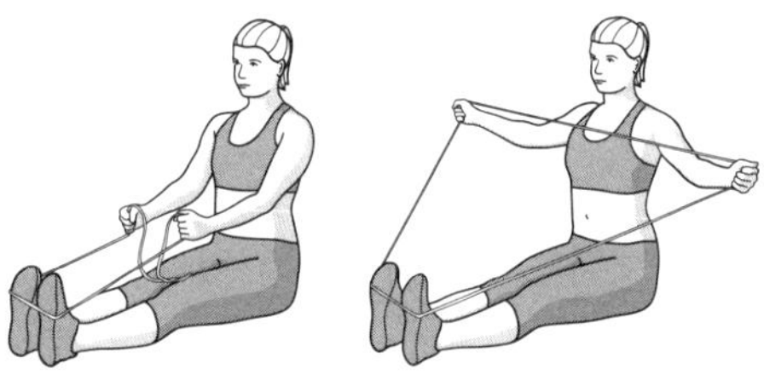

6 Rückwärtiger Butterfly im Langsitz

3 Kraftausdauer und Cardio für den ganzen Körper 1 – für Profis

1 2 **3**

Runden: 4
Pause zwischen Runden: ca. 60 Sekunden
Rundendauer: ca. 7 Minuten

	Übungen	Befestigung Fitnessband	Wieder-holungen	Pause zwischen den Übungen in Sekunden	Wiederholungen in Reserve	Seite
1	Seitliche Sprünge	mittig	10 pro Seite	20	1–2	117
2	Trizepsdrücken im Kniestand	oben	15	20	1–2	133
3	Brücke	–	15	20	1–2	119
4	Liegestütz	–	15	20	1–2	134
5	Abbremsender Ausfallschritt	mittig	12 pro Seite	20	1–2	122
6	Gestrecktes Schulterheben im Stehen	–	15	20	1–2	126

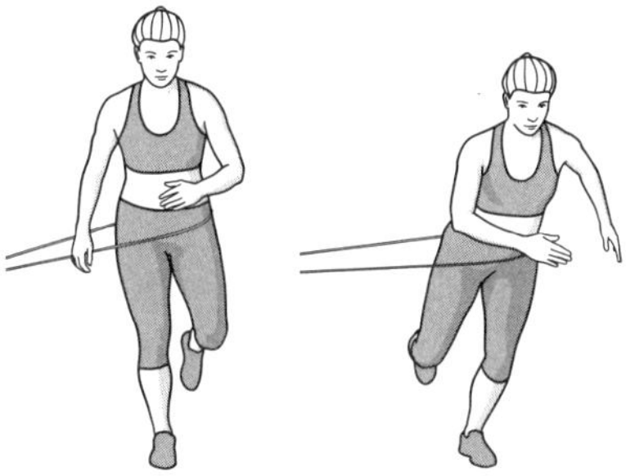

1 Seitliche Sprünge

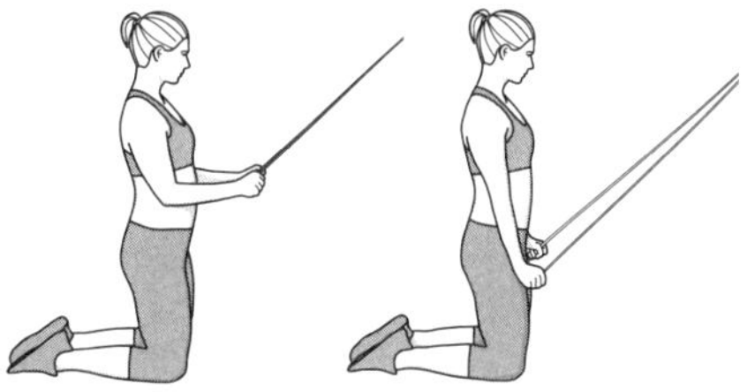

2 Trizepsdrücken im Kniestand

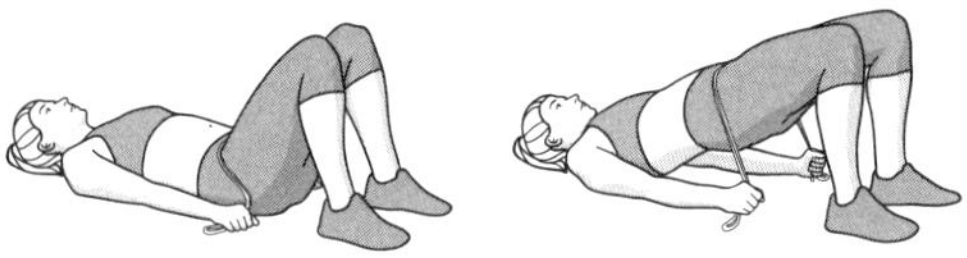

3 Brücke

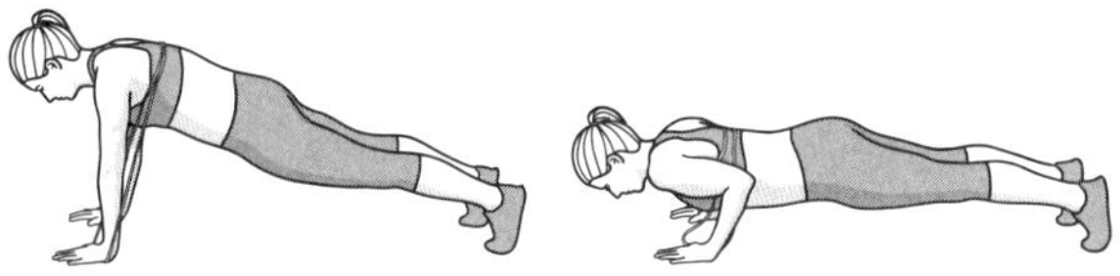

4 Liegestütz

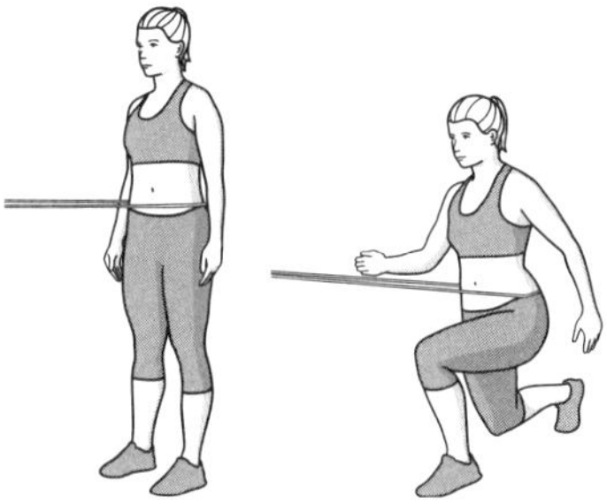

5 Abbremsender Ausfallschritt

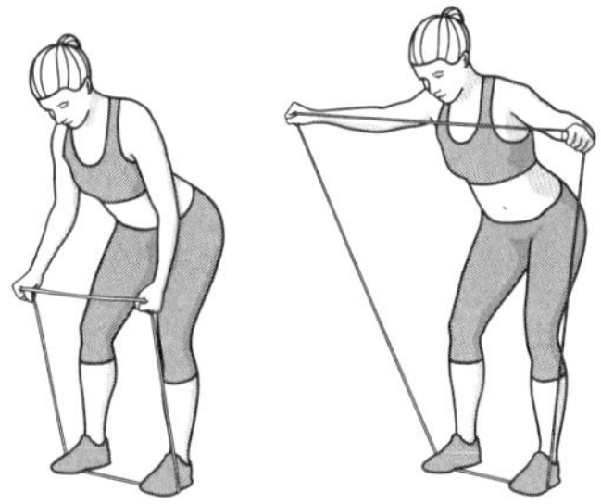

6 Gestrecktes Schulterheben im Stehen

4 Muskelaufbau und Maximalkraft für den ganzen Körper 1 – für Fortgeschrittene

1 2 3

Runden: 4
Pause zwischen Runden: ca. 120 Sekunden
Rundendauer: ca. 10 Minuten

	Übungen	Befestigung Fitnessband	Wieder-holungen	Pause zwischen den Übungen in Sekunden	Wiederholungen in Reserve	Seite
1	Seitliches Gehen mit gestreckten Knien	–	10 pro Seite	45	2–3	117
2	Rudern im Langsitz	–	10	45	2–3	124
3	Hüftstreckung aus dem Vierfüßlerstand	–	10 pro Seite	45	2–3	118
4	Breites Latziehen aus dem halben Kniestand	oben	10	45	2–3	126
5	Lifts im Kniestand	unten	10 pro Seite	45	2–3	129
6	Schulter-aktivierung im Stehen	–	12	45	2–3	133
7	Brücke	–	8	45	2–3	119
8	Bizeps-Curl im Stand	–	10	45	2–3	123

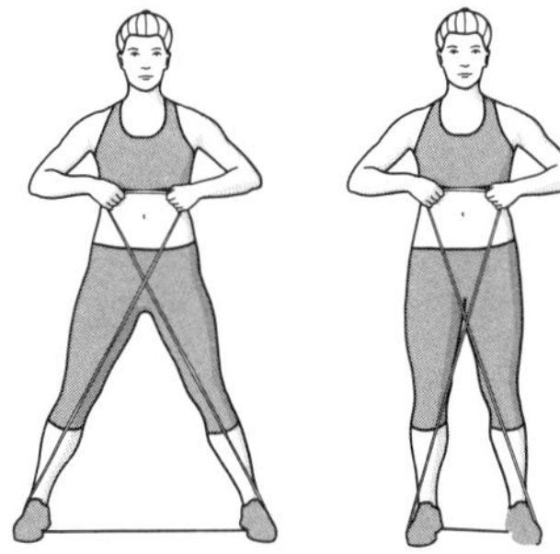

1 Seitliches Gehen mit gestreckten Knien

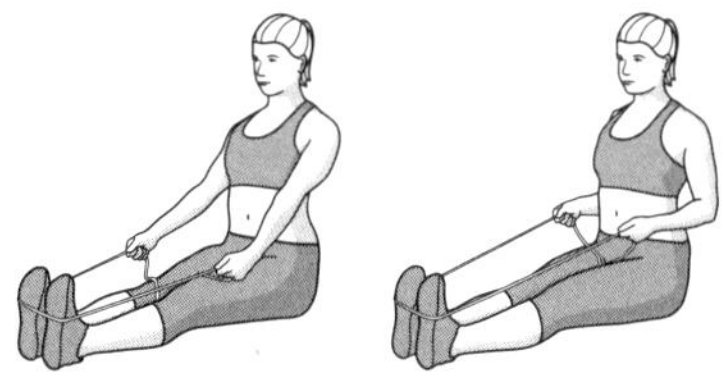

2 Rudern im Langsitz

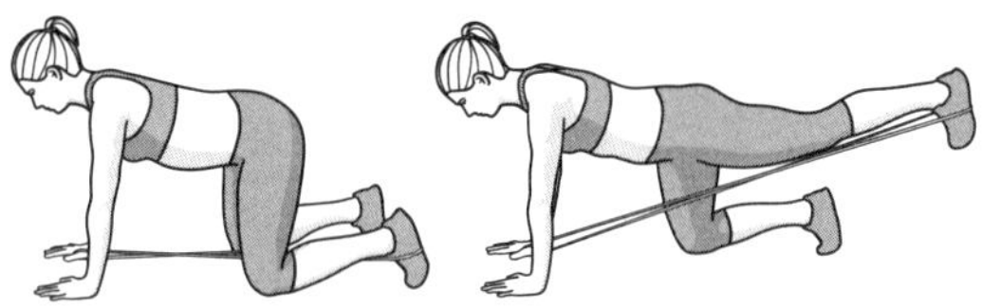

3 Hüftstreckung aus dem Vierfüßlerstand

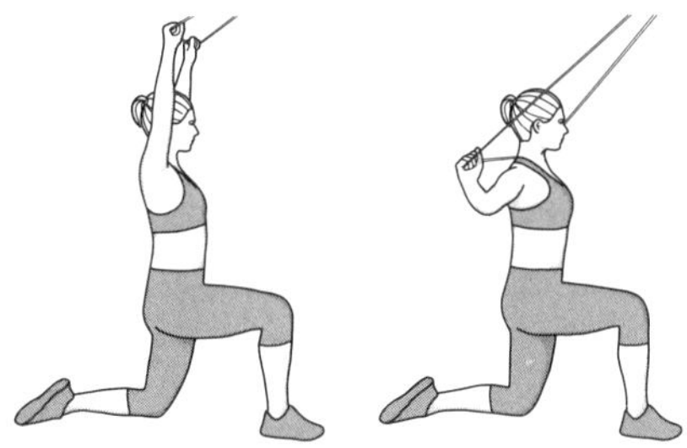

4 Breites Latziehen aus dem halben Kniestand

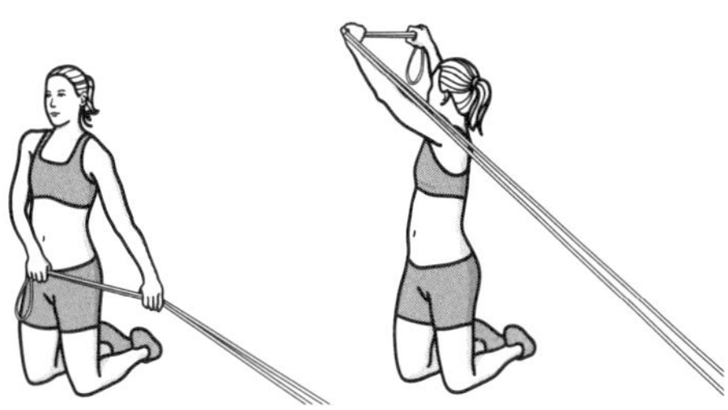

5 Lifts im Kniestand

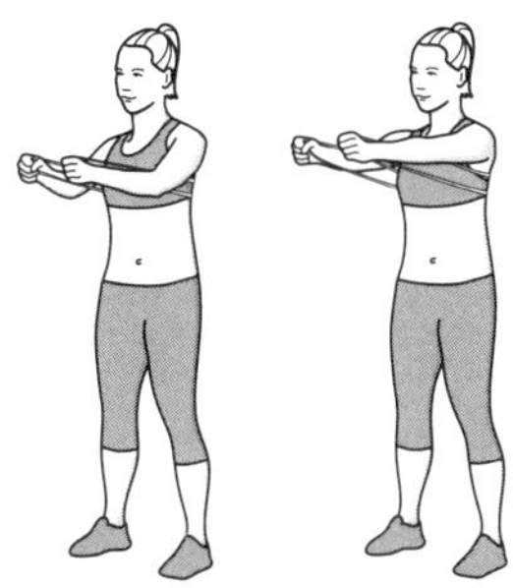

6 Schulteraktivierung im Stehen

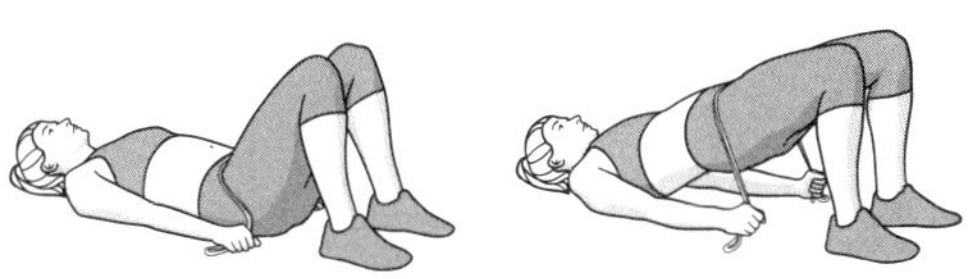

7 Brücke

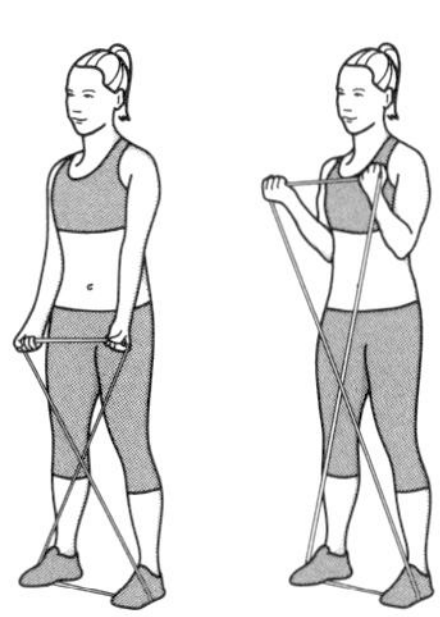

8 Bizeps-Curl im Stand

5 Muskelaufbau und Maximalkraft für den ganzen Körper 1 – für Profis

1 2 **3**

Runden: 4
Pause zwischen Runden: ca. 180 Sekunden
Rundendauer: ca. 11 Minuten

	Übungen	Befestigung Fitnessband	Wiederholungen	Pause zwischen den Übungen in Sekunden	Wiederholungen in Reserve	Seite
1	Lifts im Kniestand	unten	8 pro Seite	60	1–2	129
2	Schulteraußenrotation im Stand	–	10 pro Seite	60	1–2	127
3	Gestrecktes Latziehen in Schrittstellung	oben	8	60	1–2	132
4	Liegestütz	–	8	60	1–2	134
5	Lifts im Ausfallschritt	unten	10 pro Seite	60	1–2	130
6	Breites Latziehen aus dem halben Kniestand	oben	8	60	1–2	126
7	Brücke	–	8	60	1–2	119
8	Bizeps-Curl im Stand	–	8	60	1–2	123

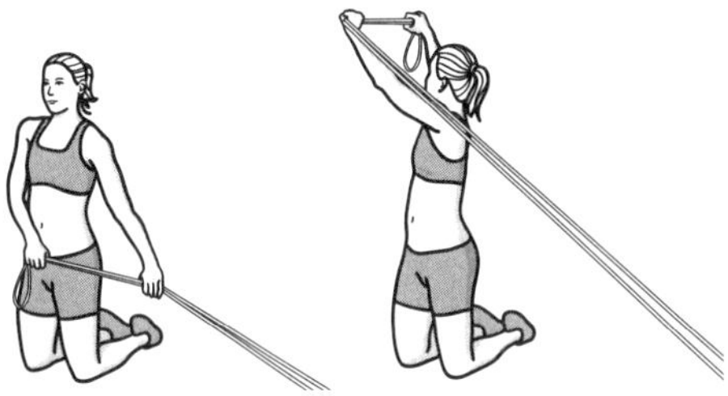

1 Lifts im Kniestand

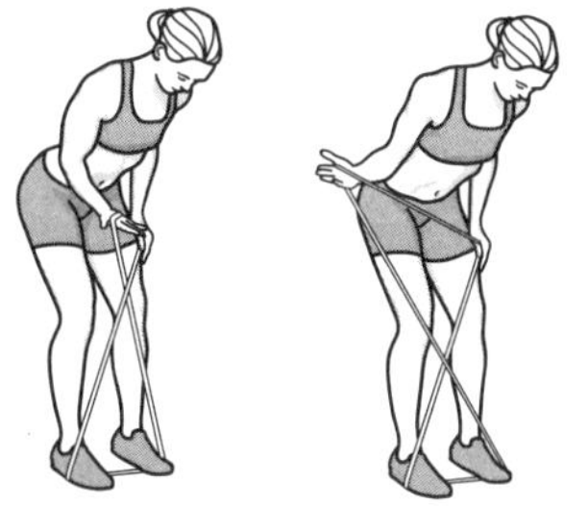

2 Schulteraußenrotation im Stand

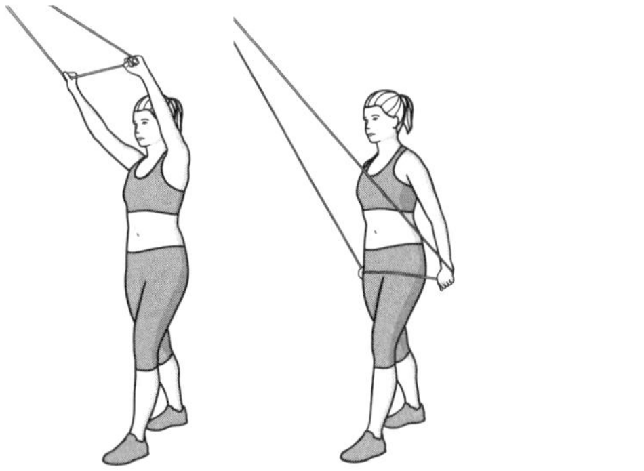

3 Gestrecktes Latziehen in Schrittstellung

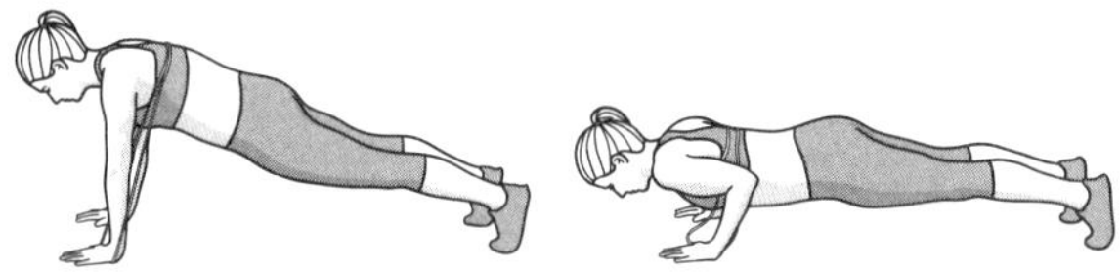

4 Liegestütz

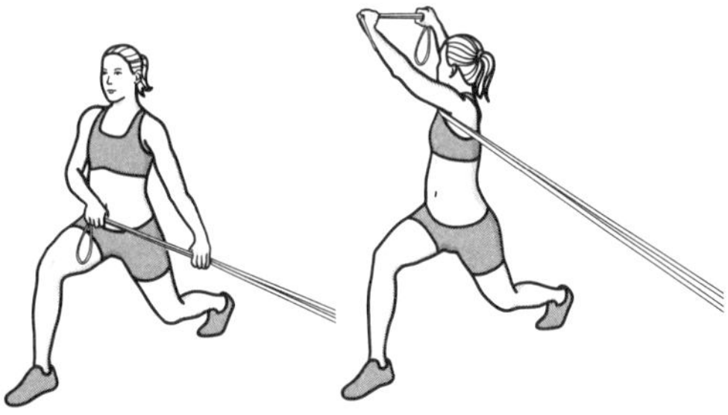

5 Lifts im Ausfallschritt

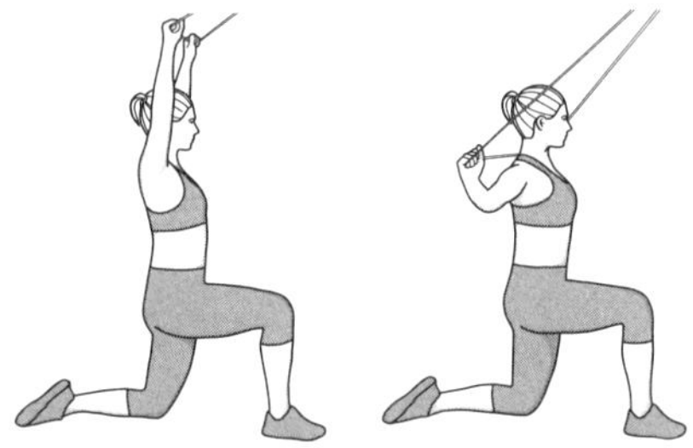

6 Breites Latziehen aus dem halben Kniestand

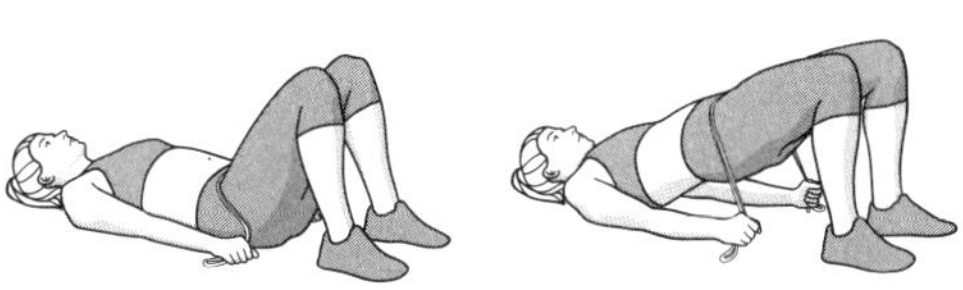

7 Brücke

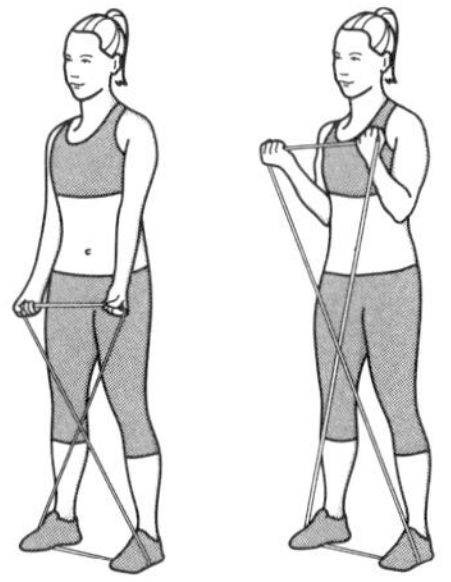

8 Bizeps-Curl im Stand

6 Kraftausdauer und Cardio für Schultern und Arme 1 – für Einsteiger

1 2 3

Runden: 2
Pause zwischen Runden: ca. 60 Sekunden
Rundendauer: ca. 10 Minuten

	Übungen	Befestigung Fitnessband	Wiederholungen	Pause zwischen den Übungen in Sekunden	Wiederholungen in Reserve	Seite
1	Schulterblattaktivierung im Langsitz	–	15	30	2–5	125
2	Chops im halben Kniestand	oben	12 pro Seite	30	2–5	128
3	Überkopfdrücken im Stehen	–	12	30	2–5	133
4	Rumpfrotation im Stand	mittig	15 pro Seite	30	2–5	130
5	Lifts im halben Kniestand	oben	12 pro Seite	30	2–5	129
6	Horizontaladduktion im Stehen	–	15	30	2–5	134
7	Rudern im Langsitz	–	15	30	2–5	124

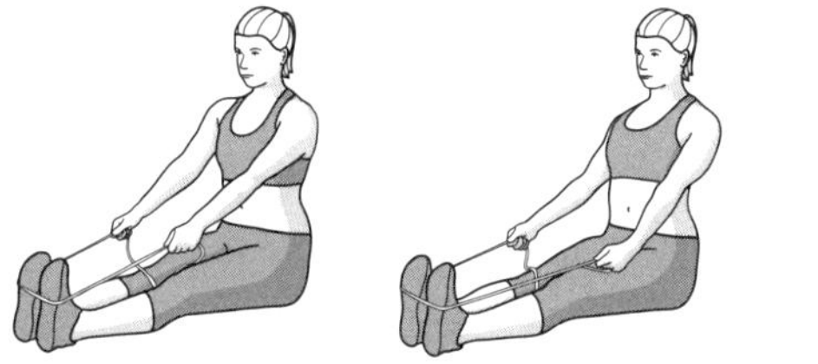

1 Schulterblattaktivierung im Langsitz

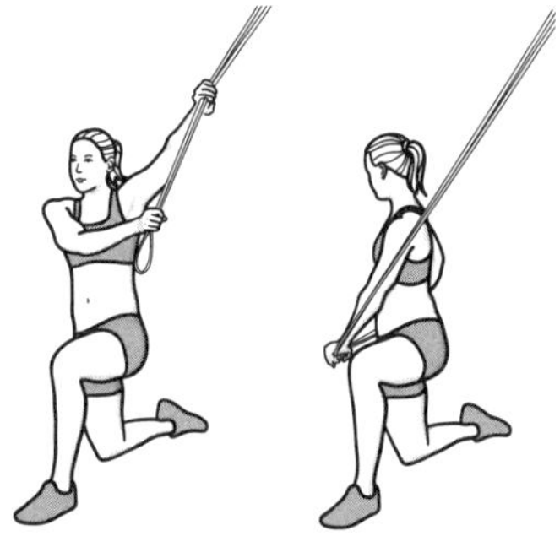

2 Chops im halben Kniestand

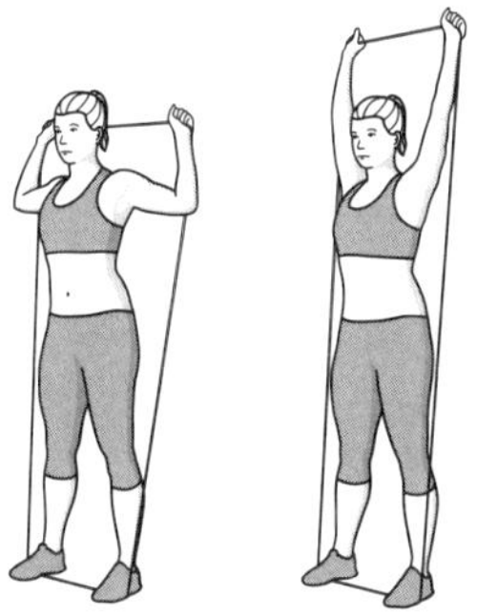

3 Überkopfdrücken im Stehen

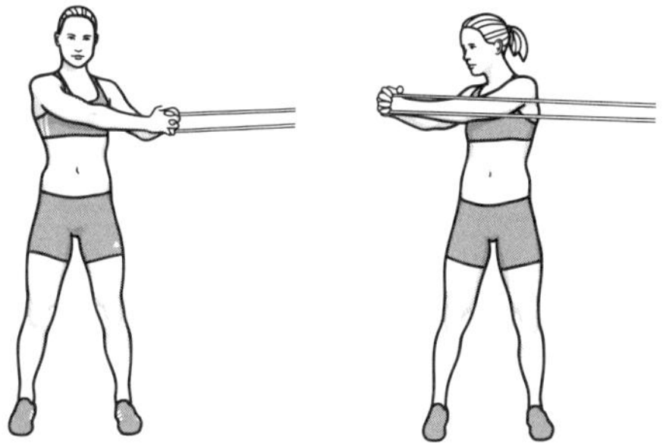

4 Rumpfrotation im Stand

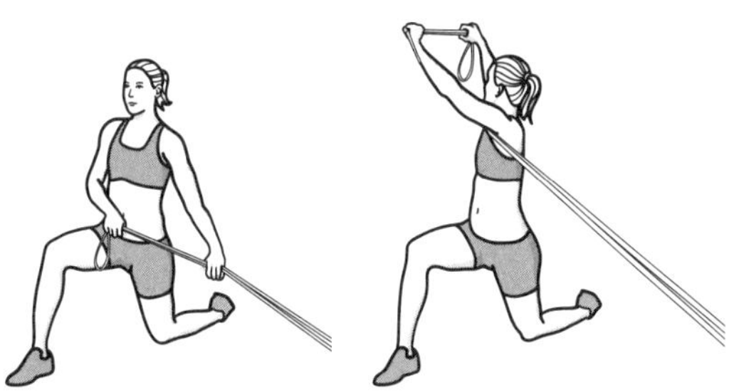

5 Lifts im halben Kniestand

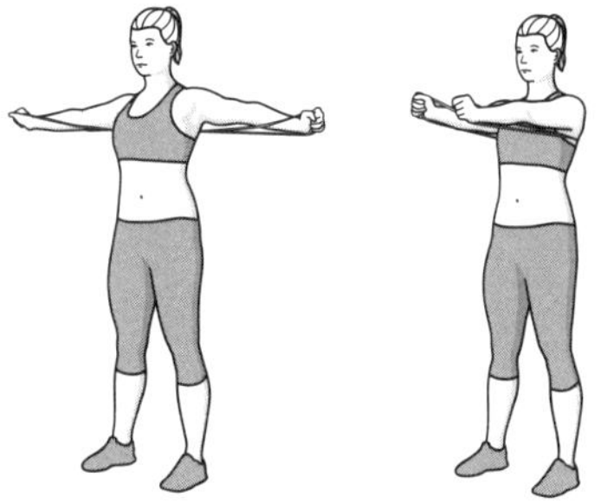

6 Horizontaladduktion im Stehen

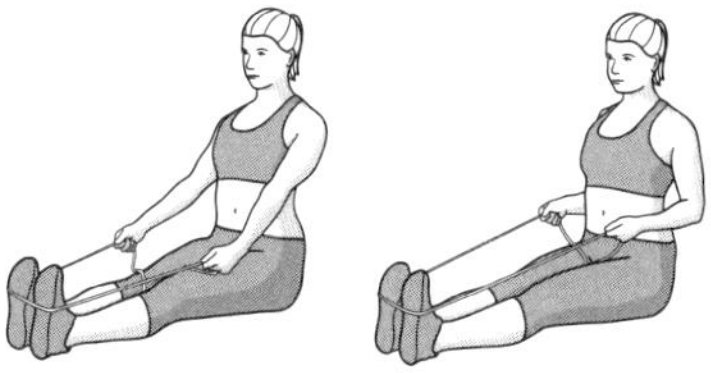

7 Rudern im Langsitz

7

Kraftausdauer und Cardio für Schultern und Arme 1 – für Fortgeschrittene

1 **2** 3

Runden: 3
Pause zwischen Runden: ca. 60 Sekunden
Rundendauer: ca. 11 Minuten

	Übungen	Befestigung Fitnessband	Wiederholungen	Pause zwischen den Übungen in Sekunden	Wiederholungen in Reserve	Seite
1	Einarmiges Rudern im Stehen	–	15 pro Seite	30	2–3	124
2	Rückwärtiger Butterfly im Langsitz	–	15	30	2–3	125
3	Lifts im Kniestand	unten	12 pro Seite	30	2–3	129
4	Einseitiger Butterfly im Stehen	mittig	12 pro Seite	30	2–3	135
5	Rumpfrotation in Schrittstellung	mittig	15 pro Seite	30	2–3	130
6	Breites Latziehen aus dem halben Kniestand	oben	15	30	2–3	126
7	Chops im Kniestand	oben	12 pro Seite	30	2–3	128

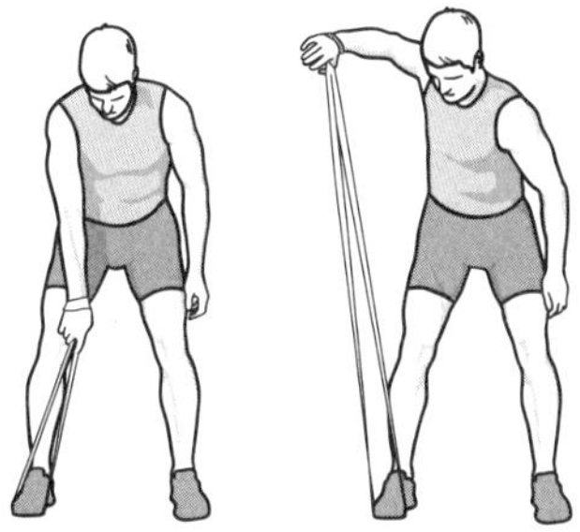

1 Einarmiges Rudern im Stehen

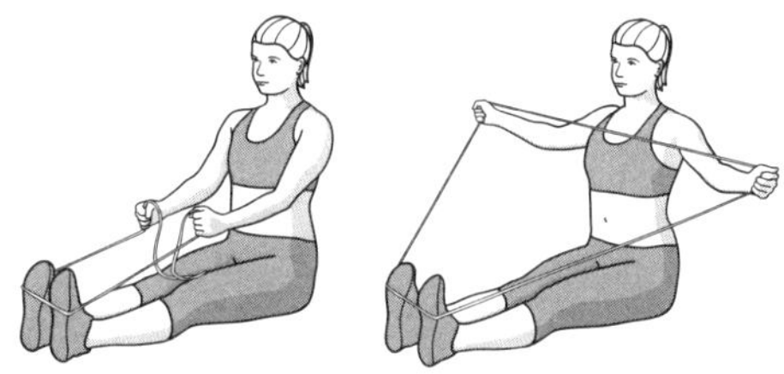

2 Rückwärtiger Butterfly im Langsitz

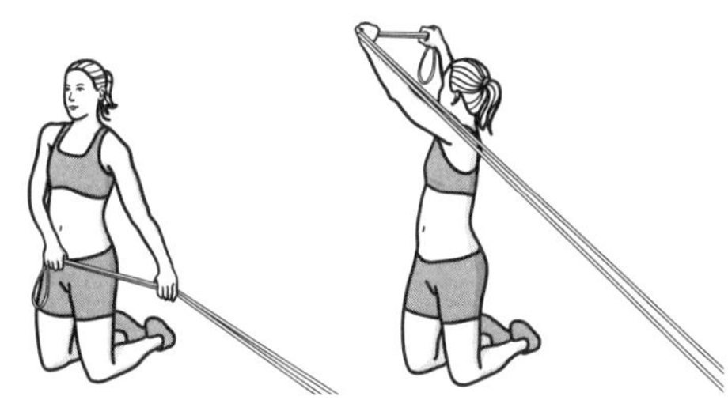

3 Lifts im Kniestand

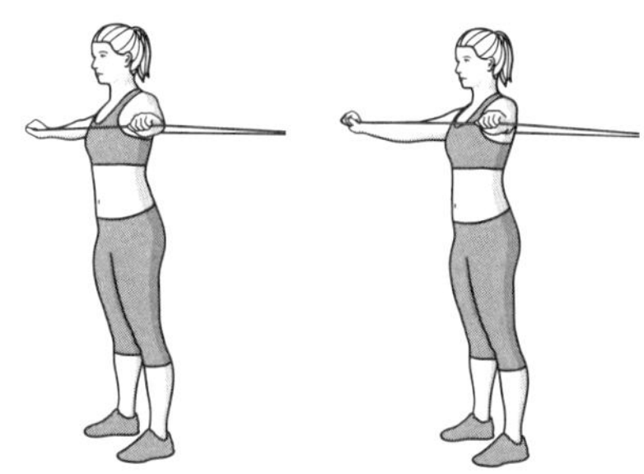

4 Einseitiger Butterfly im Stehen

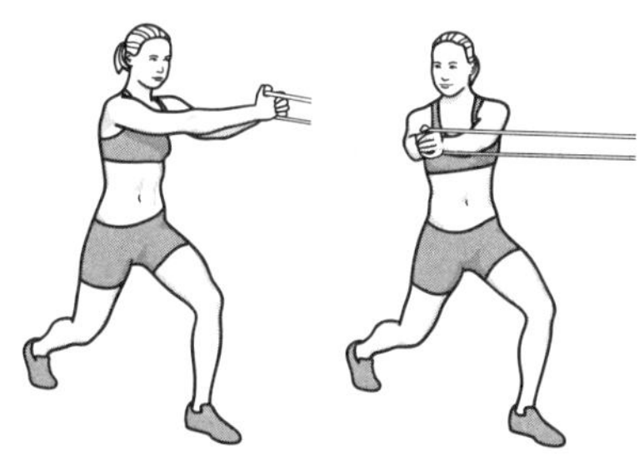

5 Rumpfrotation in Schrittstellung

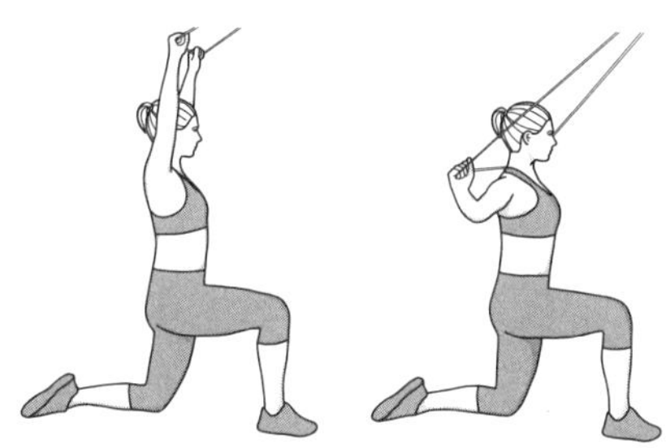

6 Breites Latziehen aus dem halben Kniestand

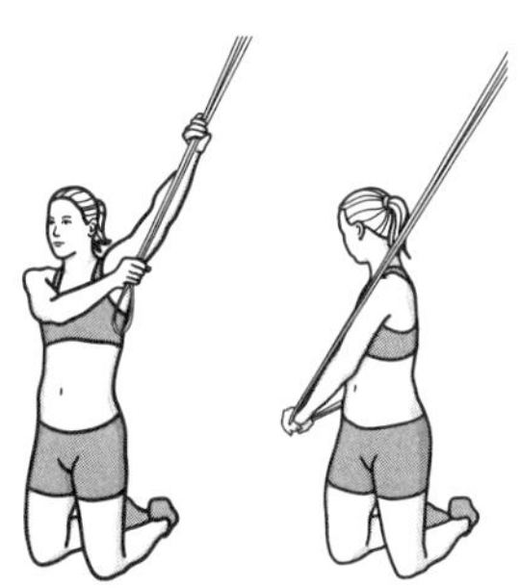

7 Chops im Kniestand

8 Kraftausdauer und Cardio für Schultern und Arme 1 – für Profis

1 2 **3**

Runden: 4
Pause zwischen Runden: ca. 60 Sekunden
Rundendauer: ca. 12 Minuten

	Übungen	Befestigung Fitnessband	Wiederholungen	Pause zwischen den Übungen in Sekunden	Wiederholungen in Reserve	Seite
1	Lifts im Kniestand	unten	15 pro Seite	20	1–2	129
2	Einseitiges Schulterheben im Stand	unten	20 pro Seite	20	1–2	128
3	Rumpfrotation in Schrittstellung	mittig	20 pro Seite	20	1–2	130
4	Liegestütz	–	15	20	1–2	134
5	Gegenseitige Zug-Druck-Kombination im halben Kniestand	mittig	20 pro Seite	20	1–2	131
6	Gestrecktes Latziehen im Kniestand	oben	15	20	1–2	127
7	Chops im Ausfallschritt	oben	15 pro Seite	20	1–2	129

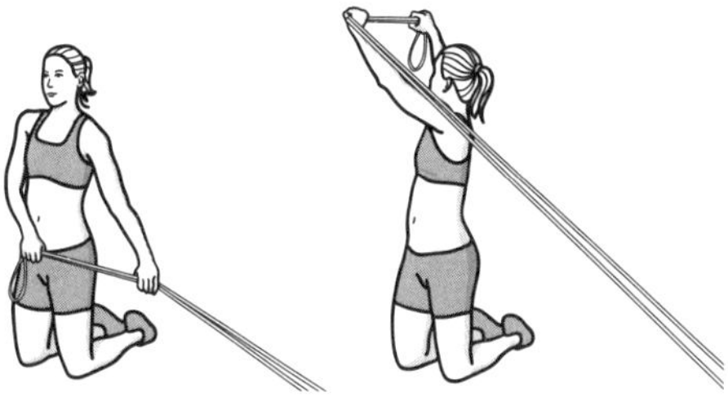

1 Lifts im Kniestand

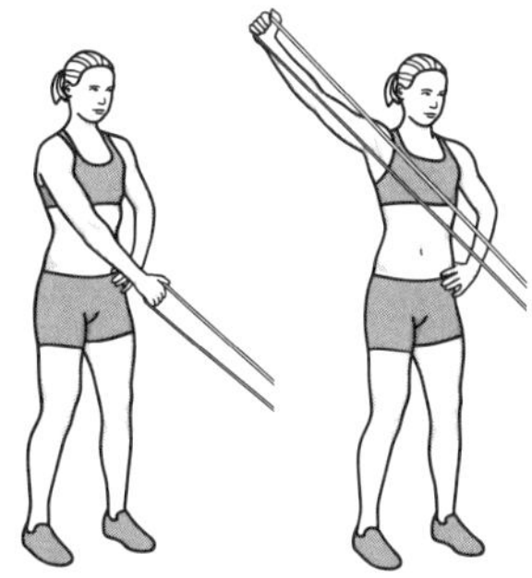

2 Einseitiges Schulterheben im Stand

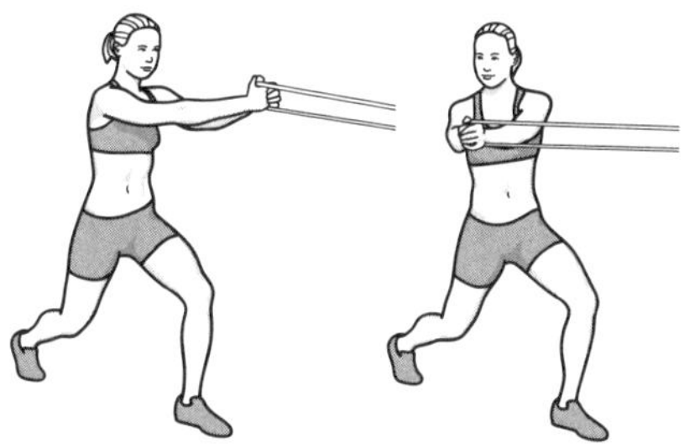

3 Rumpfrotation in Schrittstellung

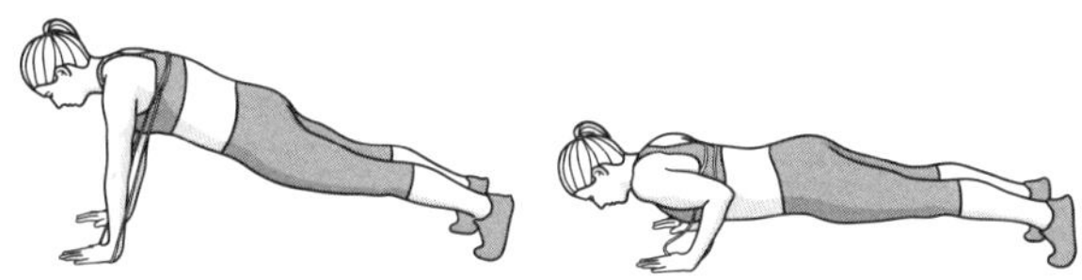

4 Liegestütz

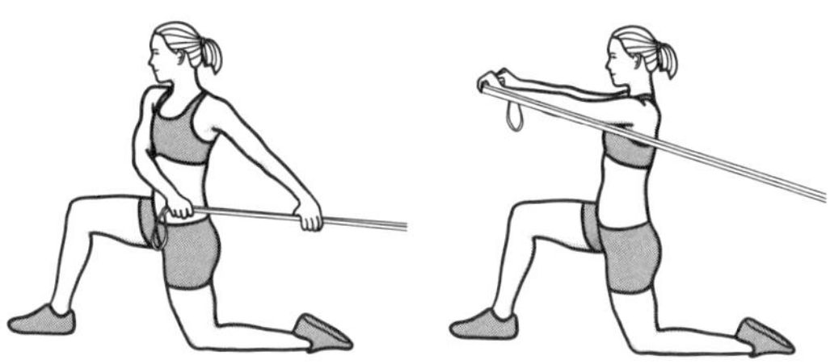

5 Gegenseitige Zug-Druck-Kombination im halben Kniestand

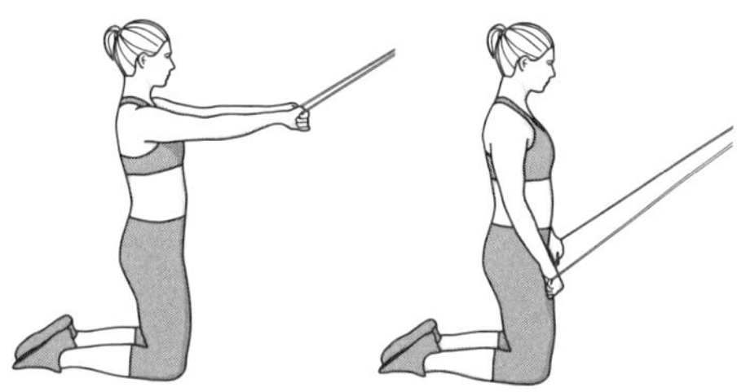

6 Gestrecktes Latziehen im Kniestand

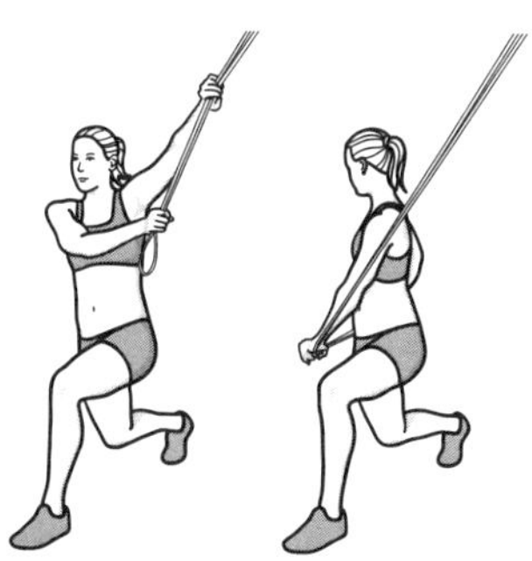

7 Chops im Ausfallschritt

9 Muskelaufbau und Maximalkraft für Schultern und Arme 1 – für Fortgeschrittene

1 2 3

Runden: 4
Pause zwischen Runden: ca. 120 Sekunden
Rundendauer: ca. 12 Minuten

	Übungen	Befestigung Fitnessband	Wiederholungen	Pause zwischen den Übungen in Sekunden	Wiederholungen in Reserve	Seite
1	Frontstütz mit Rudern	unten	10 pro Seite	45	2–3	120
2	Gegenseitige Zug-Druck-Kombination im halben Kniestand	mittig	10 pro Seite	45	2–3	131
3	Rückwärtiger Butterfly im Langsitz	–	12	45	2–3	125
4	Gleichseitige Zug-Druck-Kombination im halben Kniestand	mittig	10 pro Seite	45	2–3	131
5	Lifts im Ausfallschritt	unten	10 pro Seite	45	2–3	130
6	Schulteraußenrotation im Stand	–	12 pro Seite	45	2–3	127
7	Gestrecktes Latziehen im Kniestand	oben	12	45	2–3	127
8	Trizepsdrücken im Kniestand	oben	12	45	2–3	133

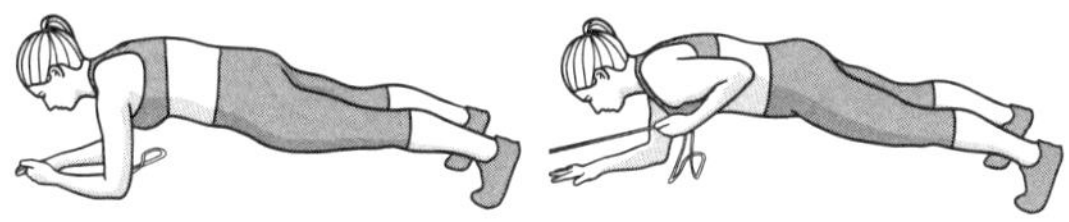

1 Frontstütz mit Rudern

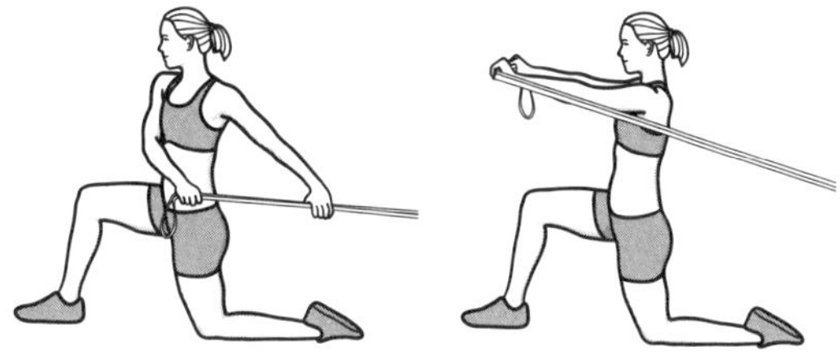

2 Gegenseitige Zug-Druck-Kombination im halben Kniestand

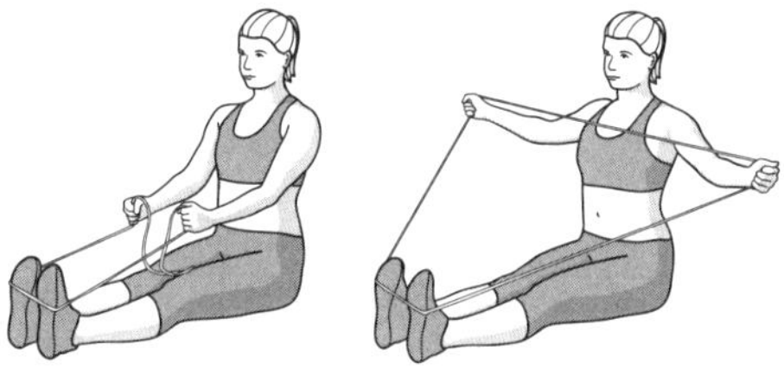

3 Rückwärtiger Butterfly im Langsitz

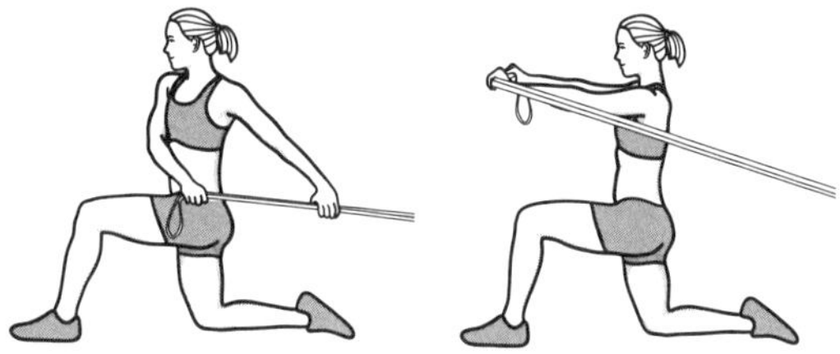

4 Gleichseitige Zug-Druck-Kombination im halben Kniestand

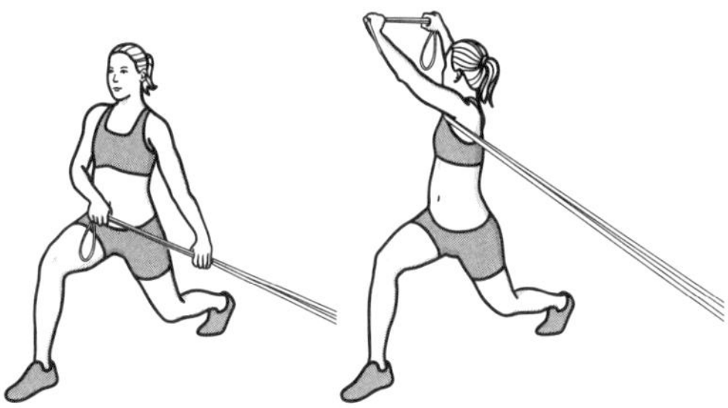

5 Lifts im Ausfallschritt

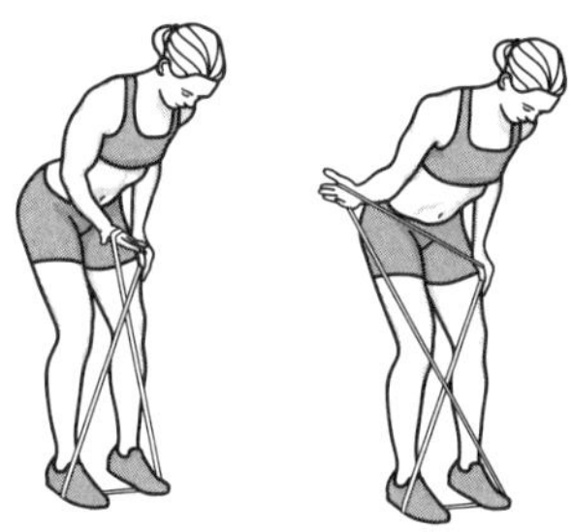

6 Schulteraußenrotation im Stand

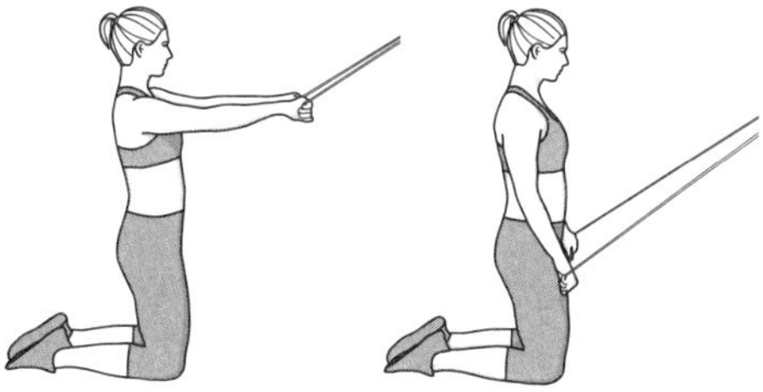

7 Gestrecktes Latziehen im Kniestand

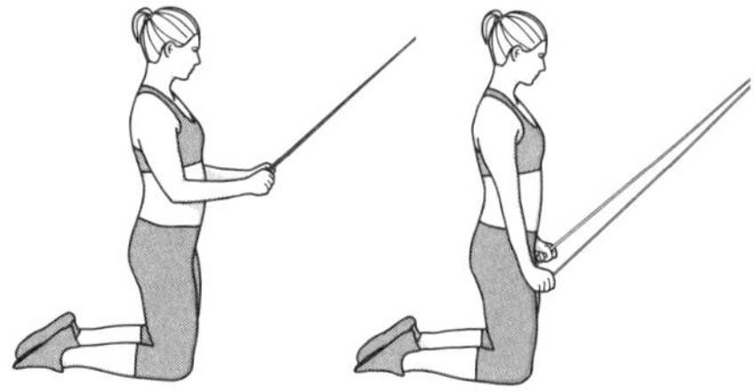

8 Trizepsdrücken im Kniestand

10 Muskelaufbau und Maximalkraft für Schultern und Arme 1 – für Profis

1 2 **3**

Runden: 4
Pause zwischen Runden: ca. 180 Sekunden
Rundendauer: ca. 12 Minuten

	Übungen	**Befestigung Fitnessband**	**Wiederholungen**	**Pause zwischen den Übungen in Sekunden**	**Wiederholungen in Reserve**	**Seite**
1	Einarmiges Rudern im Stehen	–	8 pro Seite	60	1–2	124
2	Schulterblattaktivierung im Langsitz	–	10	60	1–2	125
3	Kurzer Seitstütz mit Frontalzug	mittig	10 pro Seite	60	1–2	120
4	Gleichseitige Zug-Druck-Kombination im halben Kniestand	mittig	8 pro Seite	60	1–2	131
5	Schulteraußenrotation im Stand	–	10 pro Seite	60	1–2	127
6	Lifts im Kniestand	unten	8 pro Seite	60	1–2	129
7	Chops im Ausfallschritt	oben	8 pro Seite	60	1–2	129
8	Breites Latziehen aus dem halben Kniestand	oben	8	60	1–2	126

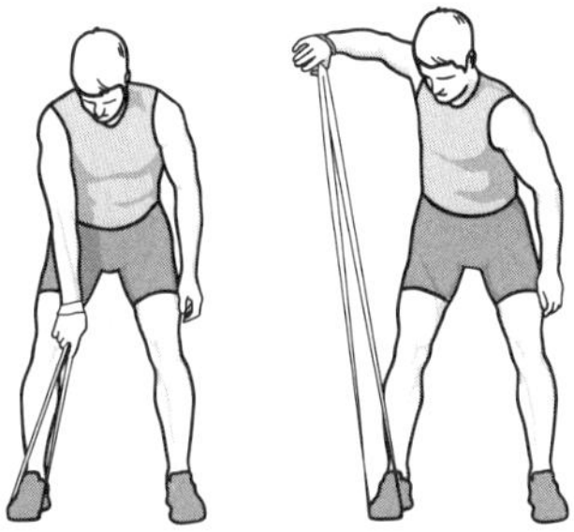

1 Einarmiges Rudern im Stehen

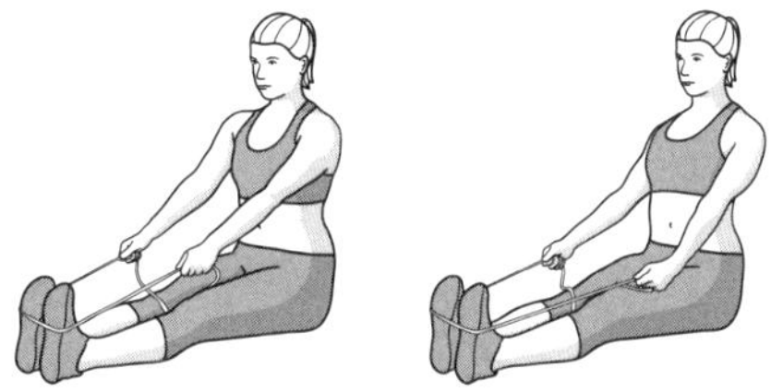

2 Schulterblattaktivierung im Langsitz

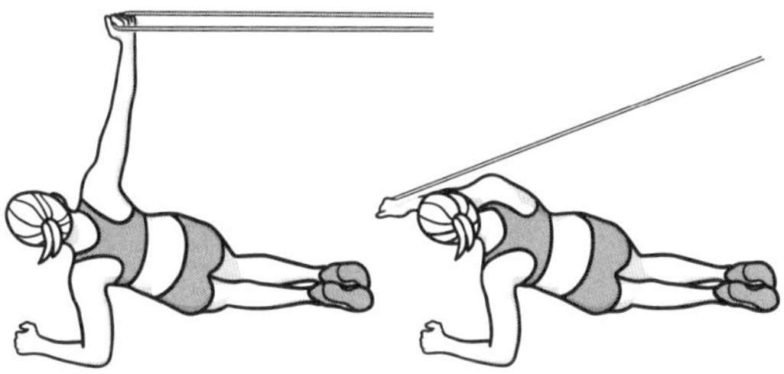

3 Kurzer Seitstütz mit Frontalzug

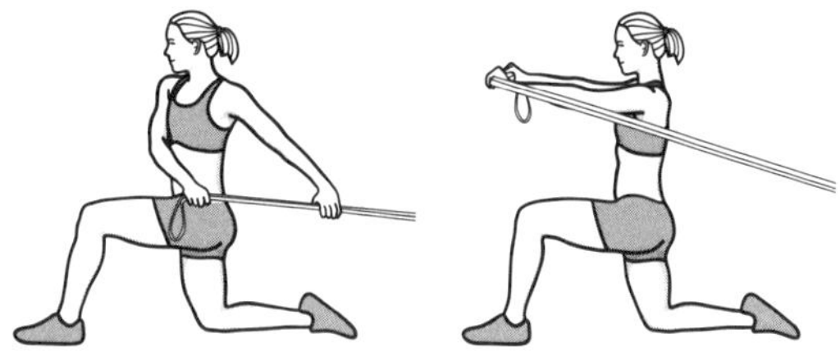

4 Gleichseitige Zug-Druck-Kombination im halben Kniestand

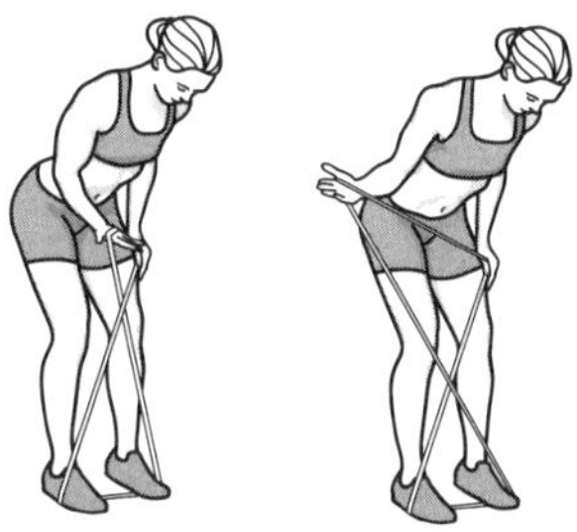

5 Schulteraußenrotation im Stand

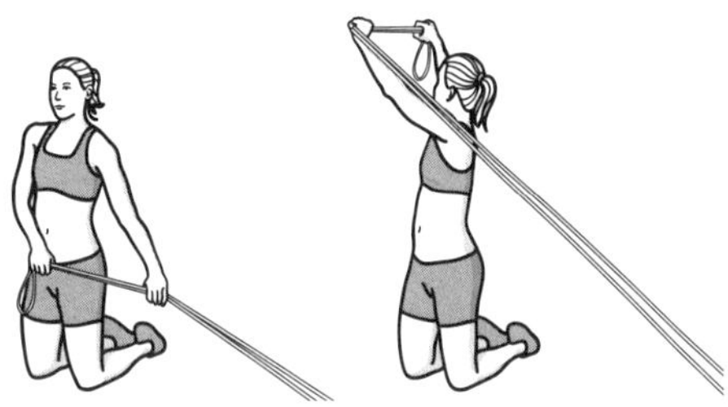

6 Lifts im Kniestand

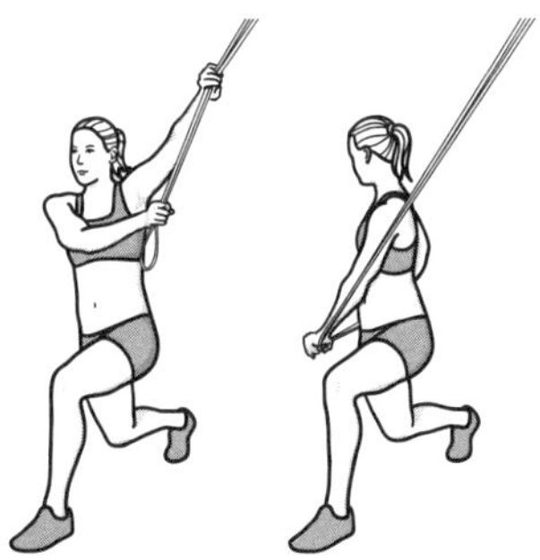

7 Chops im Ausfallschritt

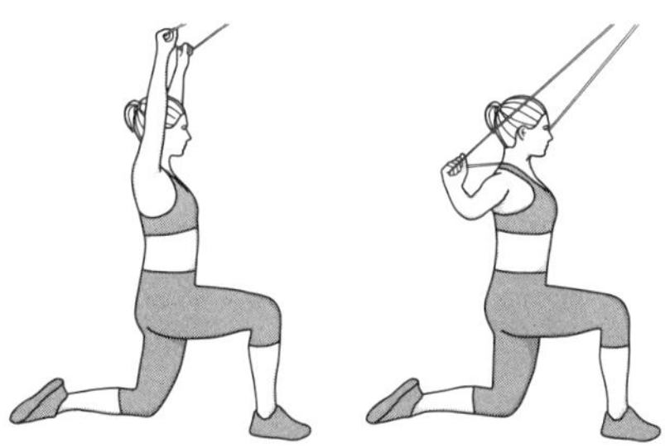

8 Breites Latziehen aus dem halben Kniestand

11 Rumpfstabilität 1 – für Einsteiger

❶❷❸

Runden: 2
Pause zwischen Runden: ca. 60 Sekunden
Rundendauer: ca. 7 Minuten

	Übungen	Befestigung Fitnessband	Wiederholungen	Pause zwischen den Übungen in Sekunden	Wiederholungen in Reserve	Seite
1	Frontstütz mit Rudern	unten	10 pro Seite	20	2–5	120
2	Gestrecktes Latziehen im Kniestand	oben	12	20	2–5	127
3	Überkopfkniebeuge aus dem Parallelstand	–	12	20	2–5	119
4	Gegenseitige Zug-Druck-Kombination im halben Kniestand	mittig	12 pro Seite	20	2–5	131
5	Hüftaußenrotation im Stand	mittig	12 pro Seite	20	2–5	117
6	Einarmiges Rudern im Stehen	–	10 pro Seite	20	2–5	124

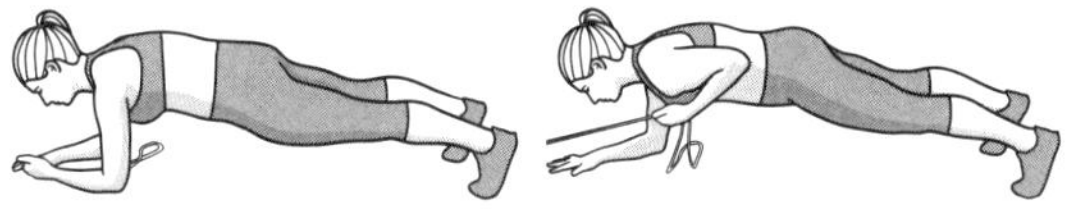

1 Frontstütz mit Rudern

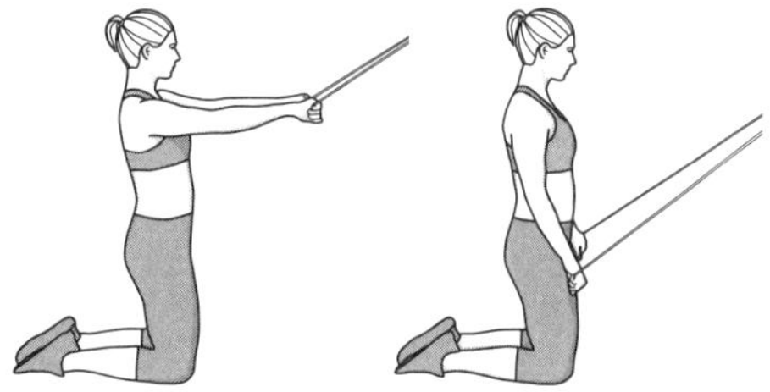

2 Gestrecktes Latziehen im Kniestand

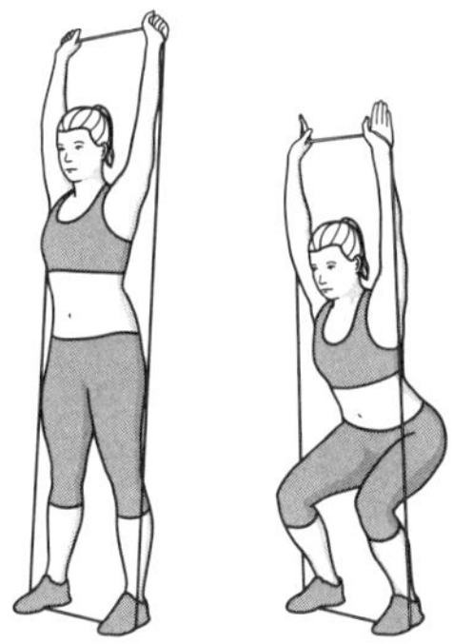

3 Überkopfkniebeuge aus dem Parallelstand

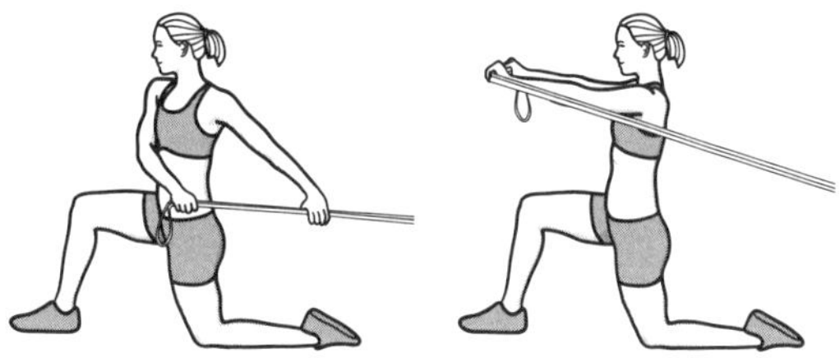

4 Gegenseitige Zug-Druck-Kombination im halben Kniestand

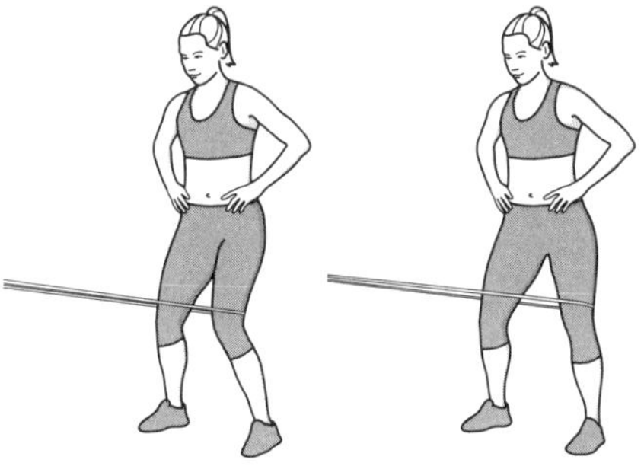

5 Hüftaußenrotation im Stand

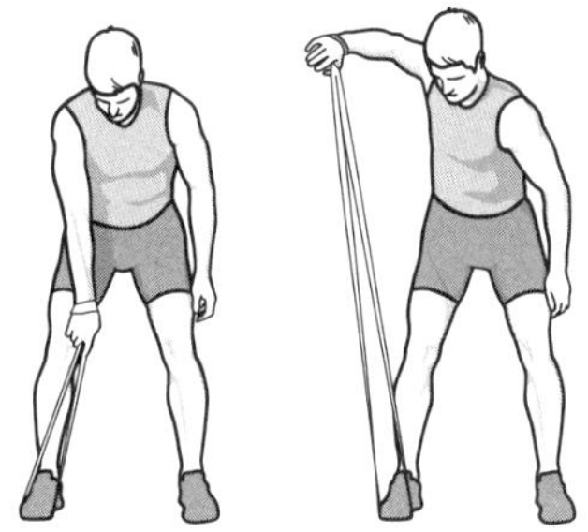

6 Einarmiges Rudern im Stehen

12 Rumpfstabilität 1 – für Fortgeschrittene

1 **2** 3

Runden: 2–3
Pause zwischen Runden: ca. 45 Sekunden
Rundendauer: ca. 9 Minuten

	Übungen	Befestigung Fitnessband	Wieder-holungen	Pause zwischen den Übungen in Sekunden	Wiederholungen in Reserve	Seite
1	Ausfallschritt nach hinten	–	12 pro Seite	10	2–3	119
2	Kurzer Seitstütz mit Frontalzug	mittig	12 pro Seite	10	2–3	120
3	Hüftaußen-rotation im Stand	mittig	12 pro Seite	10	2–3	117
4	Frontstütz mit Rudern	unten	10 pro Seite	10	2–3	120
5	Gegenseitige Zug-Druck-Kombination im halben Kniestand	mittig	12 pro Seite	10	2–3	131
6	Überkopfknie-beuge aus dem Parallelstand	–	12	10	2–3	119
7	Einarmiges Rudern im halben Kniestand	mittig	12 pro Seite	10	2–3	125

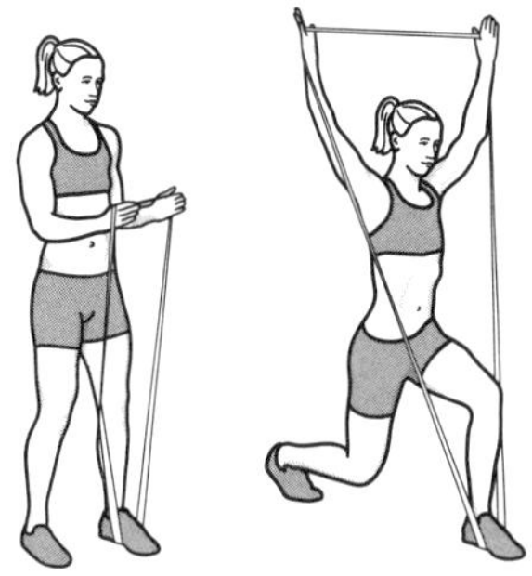

1 Ausfallschritt nach hinten

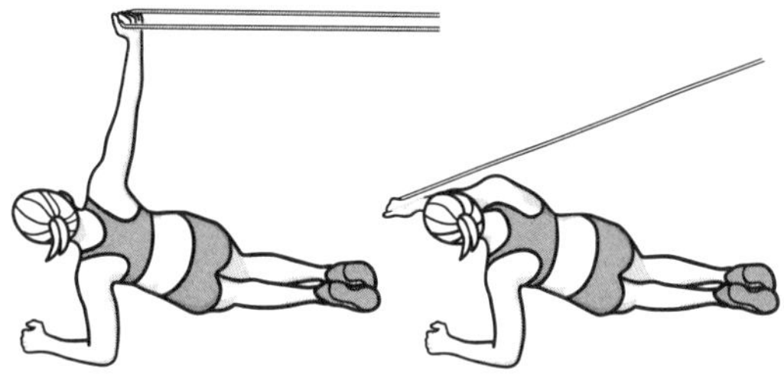

2 Kurzer Seitstütz mit Frontalzug

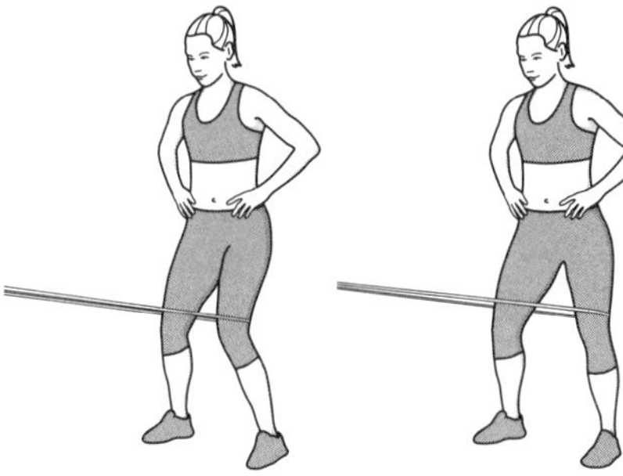

3 Hüftaußenrotation im Stand

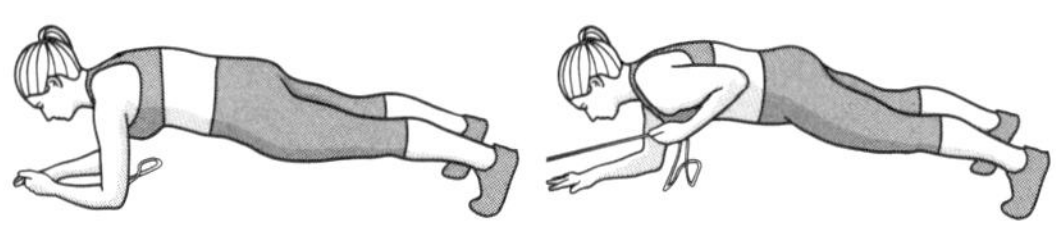

4 Frontstütz mit Rudern

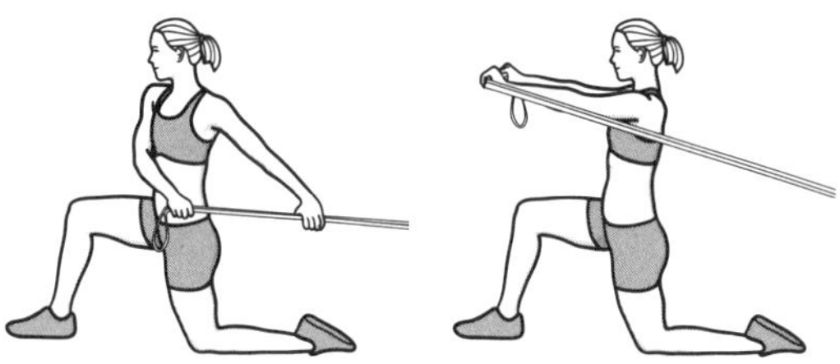

5 Gegenseitige Zug-Druck-Kombination im halben Kniestand

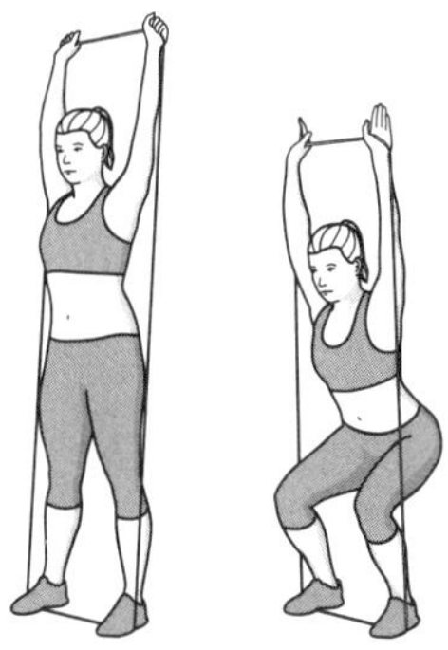

6 Überkopfkniebeuge aus dem Parallelstand

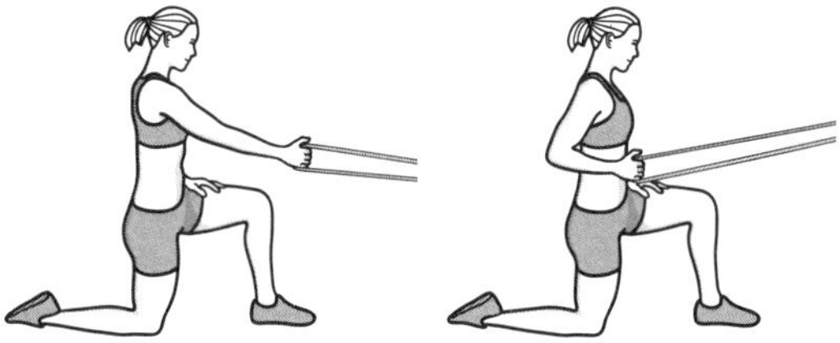

7 Einarmiges Rudern im halben Kniestand

13 Rumpfstabilität 1 – für Profis

Runden: 3–4
Pause zwischen Runden: ca. 30 Sekunden
Rundendauer: ca. 11 Minuten

1 2 3

	Übungen	Befestigung Fitnessband	Wieder-holungen	Pause zwischen den Übungen in Sekunden	Wiederholungen in Reserve	Seite
1	Frontstütz mit Rudern	unten	12 pro Seite	so gering wie möglich	1–2	120
2	Ausfallschritt nach hinten	–	15 pro Seite	so gering wie möglich	1–2	119
3	Seitstütz mit Schulterziehen	unten	12 pro Seite	so gering wie möglich	1–2	121
4	Hüftaußen-rotation im Stand	mittig	15 pro Seite	so gering wie möglich	1–2	117
5	Überkopfknie-beuge aus dem Parallelstand	–	12	so gering wie möglich	1–2	119
6	Seitliches Gehen mit gestreckten Knien	–	15 pro Seite	so gering wie möglich	1–2	117
7	Kurzer Seitstütz mit Frontalzug	mittig	10 pro Seite	so gering wie möglich	1–2	120
8	Zug-Druck-Kombination im Kniestand	mittig	12 pro Seite	so gering wie möglich	1–2	132

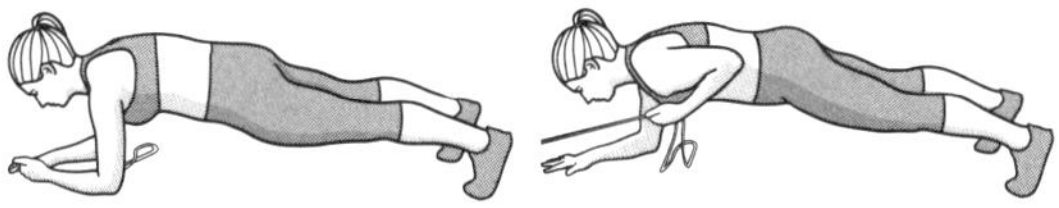

1 Frontstütz mit Rudern

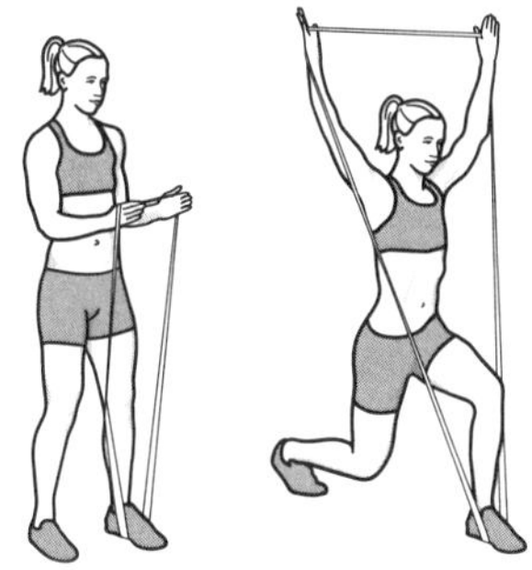

2 Ausfallschritt nach hinten

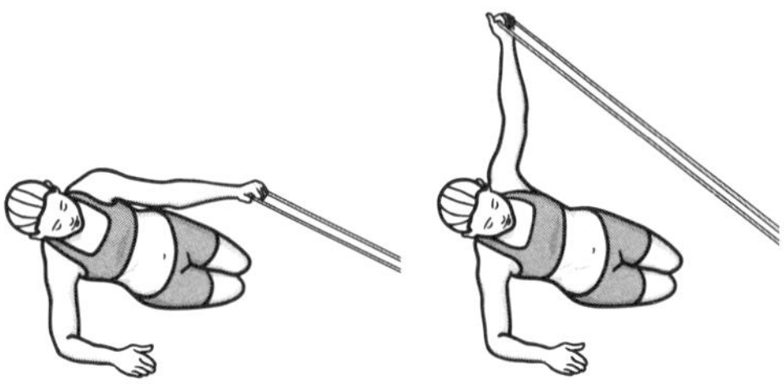

3 Seitstütz mit Schulterziehen

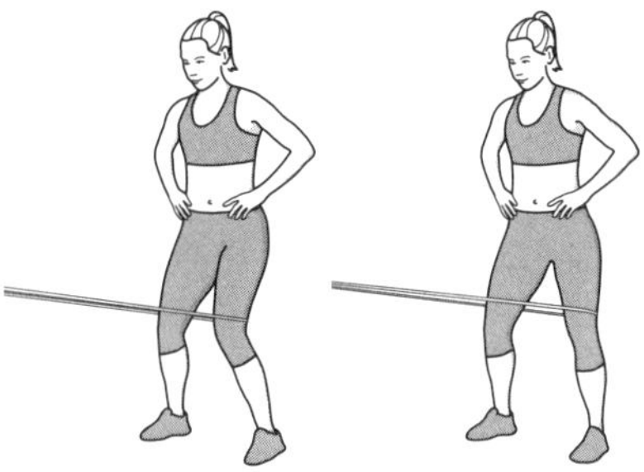

4 Hüftaußenrotation im Stand

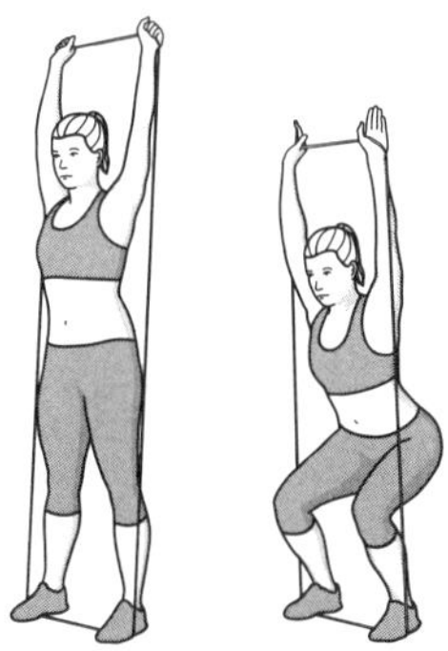

5 Überkopfkniebeuge aus dem Parallelstand

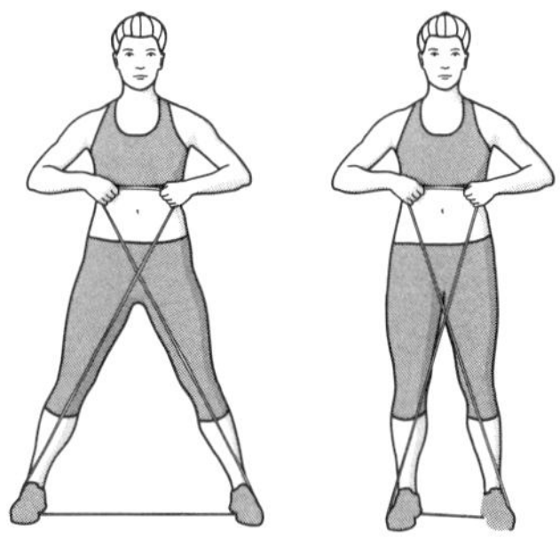

6 Seitliches Gehen mit gestreckten Knien

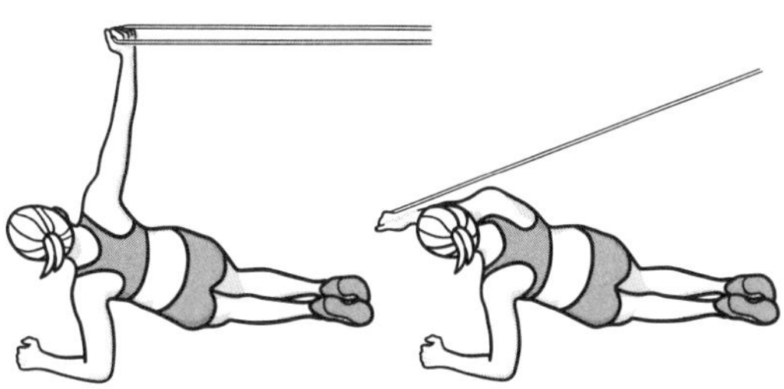

7 Kurzer Seitstütz mit Frontalzug

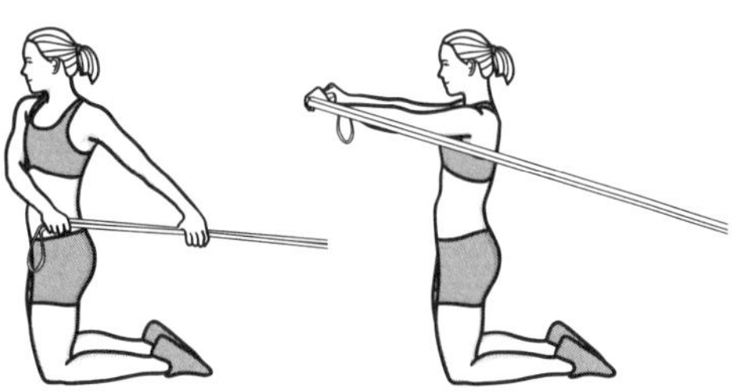

8 Zug-Druck-Kombination im Kniestand

14 Kraftausdauer und Cardio für Hüfte und Beine 1 – für Einsteiger

1 2 3

Runden: 2–3
Pause zwischen Runden: ca. 60 Sekunden
Rundendauer: ca. 7 Minuten

	Übungen	Befestigung Fitnessband	Wiederholungen	Pause zwischen den Übungen in Sekunden	Wiederholungen in Reserve	Seite
1	Hüftaußenrotation im Stand	mittig	10 pro Seite	30	2–5	117
2	Kreuzheben	–	12	30	2–5	118
3	Überkopfkniebeuge in Schrittstellung	–	10 pro Seite	30	2–5	121
4	Brücke	–	12	30	2–5	119
5	Überkopfkniebeuge aus dem Parallelstand	–	10	30	2–5	119
6	Hüftstreckung aus dem Vierfüßlerstand	–	12 pro Seite	30	2–5	118

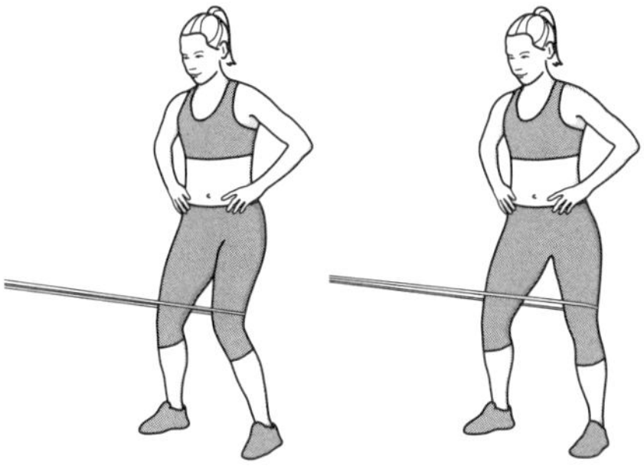

1 Hüftaußenrotation im Stand

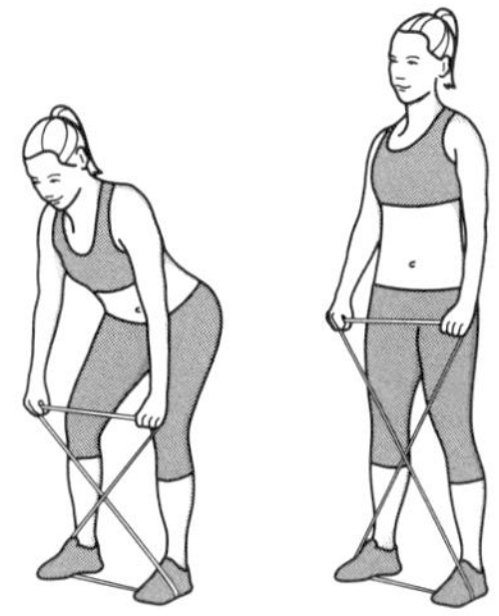

2 Kreuzheben

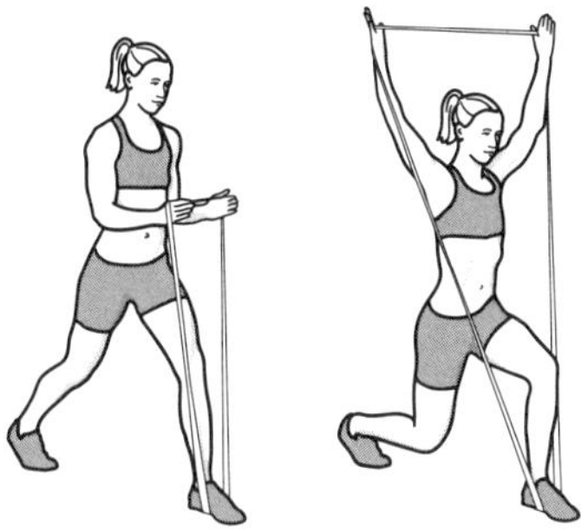

3 Überkopfkniebeuge in Schrittstellung

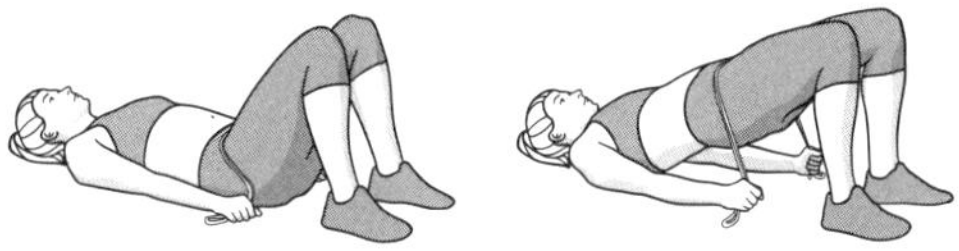

4 Brücke

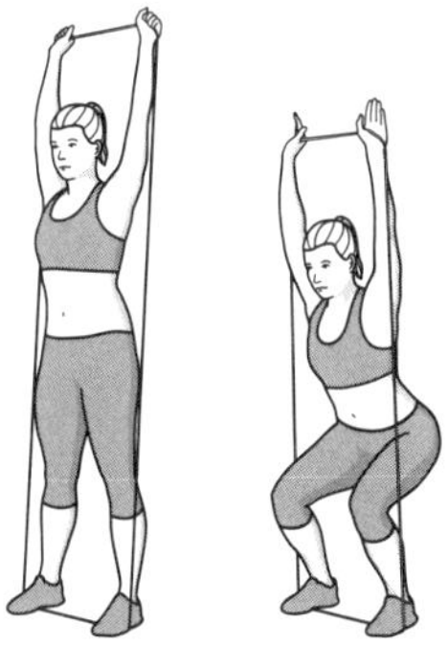

5 Überkopfkniebeuge aus dem Parallelstand

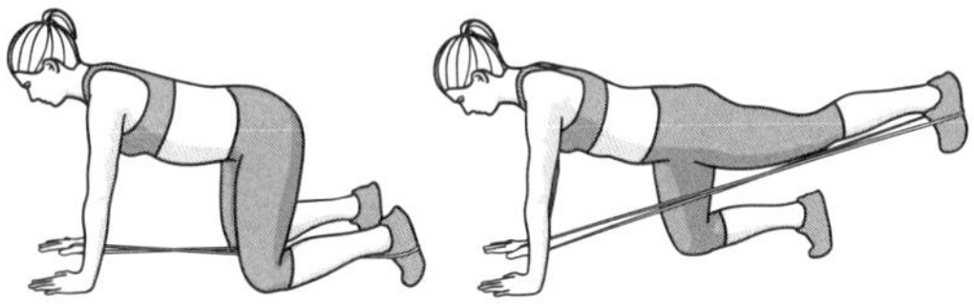

6 Hüftstreckung aus dem Vierfüßlerstand

15 Kraftausdauer und Cardio für Hüfte und Beine 1 – für Fortgeschrittene

1 **2** 3

Runden: 3–4
Pause zwischen Runden: ca. 60 Sekunden
Rundendauer: ca. 8 Minuten

	Übungen	Befestigung Fitnessband	Wiederholungen	Pause zwischen den Übungen in Sekunden	Wiederholungen in Reserve	Seite
1	Überkopfkniebeuge aus dem Parallelstand	–	12	15	2–3	119
2	Seitliches Gehen mit gestreckten Knien	–	15 pro Seite	15	2–3	117
3	Kreuzheben	–	12	15	2–3	118
4	Ausfallschritt nach vorne	mittig	15 pro Seite	15	2–3	122
5	Ausfallschritt nach hinten	–	12 pro Seite	15	2–3	119
6	Hüftstreckung aus dem Vierfüßlerstand	–	15 pro Seite	15	2–3	118
7	Überkopfkniebeuge in Schrittstellung	–	12 pro Seite	15	2–3	121

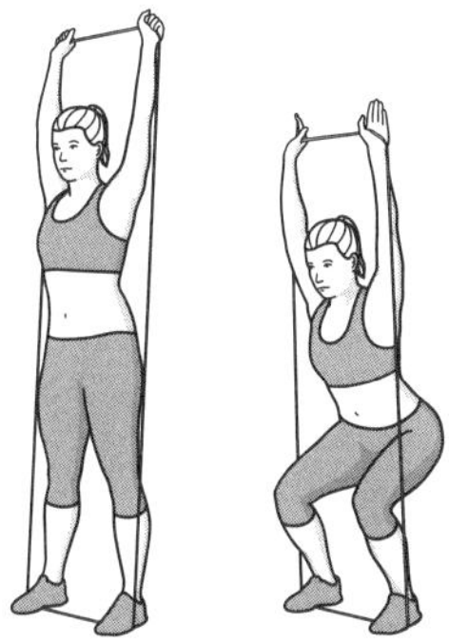

1 Überkopfkniebeuge aus dem Parallelstand

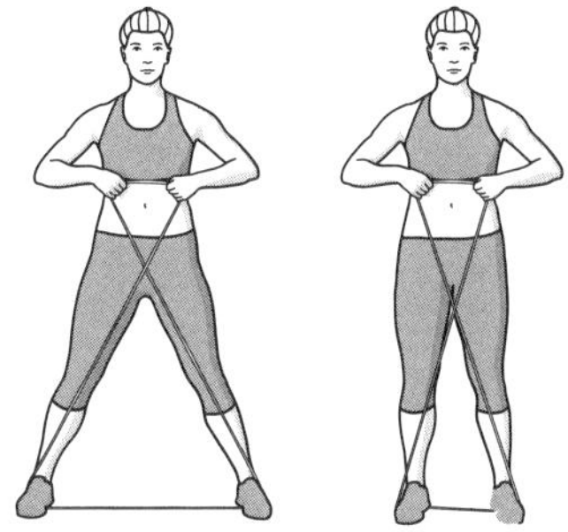

2 Seitliches Gehen mit gestreckten Knien

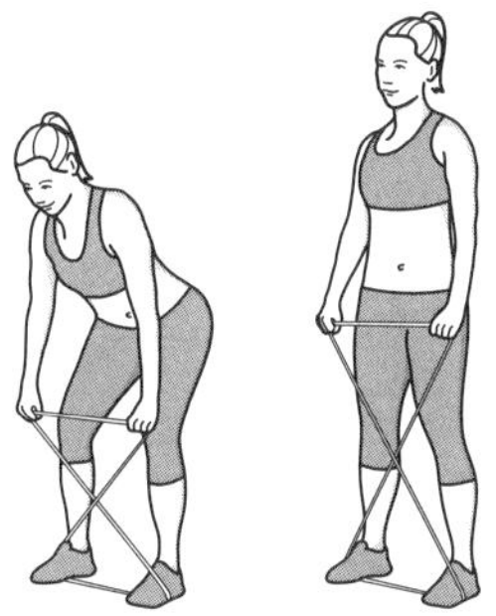

3 Kreuzheben

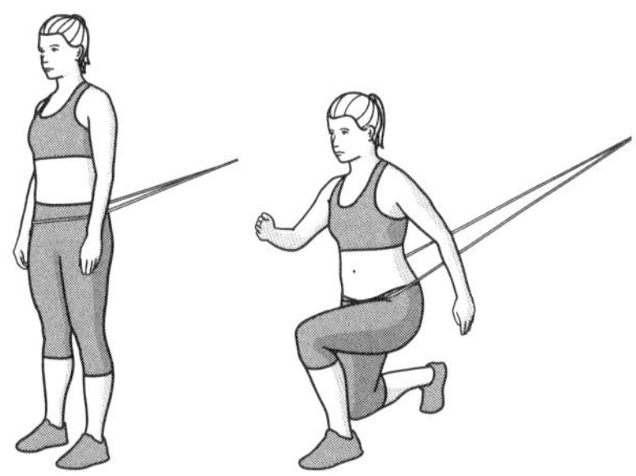

4 Ausfallschritt nach vorne

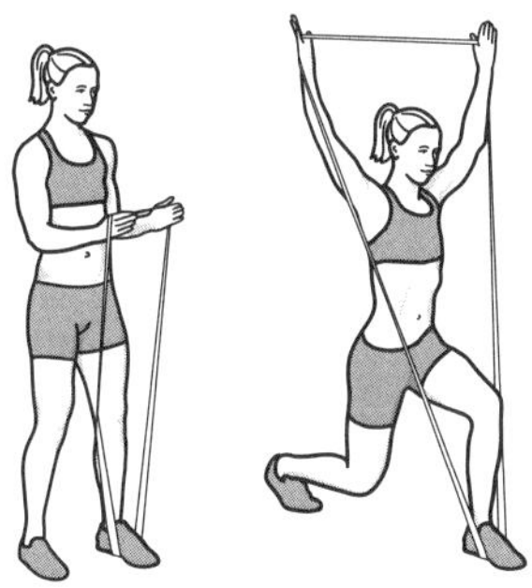

5 Ausfallschritt nach hinten

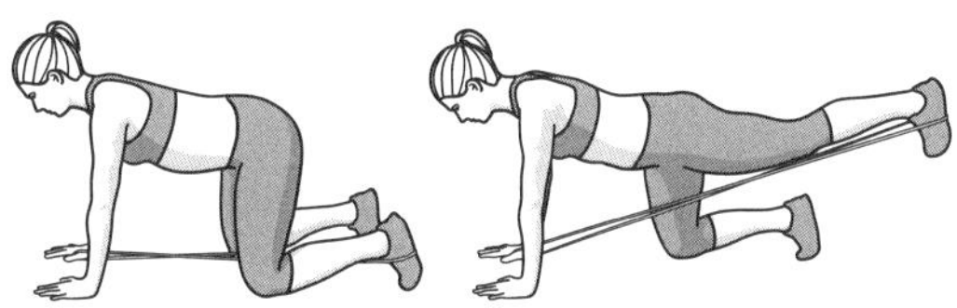

6 Hüftstreckung aus dem Vierfüßlerstand

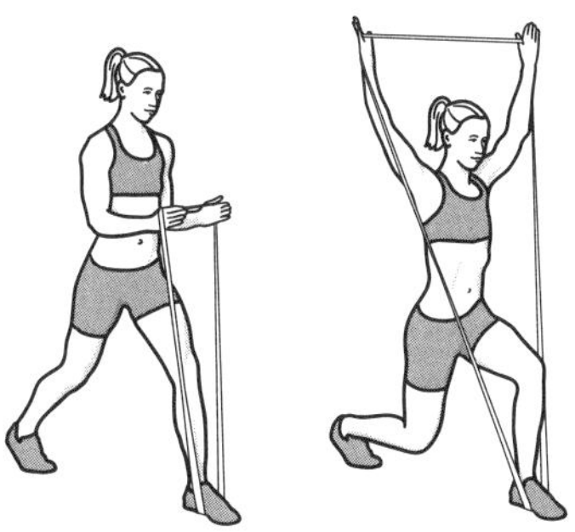

7 Überkopfkniebeuge in Schrittstellung

16 Kraftausdauer und Cardio für Hüfte und Beine 1 – für Profis

1 2 **3**

Runden: 3–4
Pause zwischen Runden: ca. 60 Sekunden
Rundendauer: ca. 11 Minuten

	Übungen	Befestigung Fitnessband	Wiederholungen	Pause zwischen den Übungen in Sekunden	Wiederholungen in Reserve	Seite
1	Überkopfkniebeuge in Schrittstellung	–	18 pro Seite	so gering wie möglich	1–2	121
2	Hüftstreckung aus dem Vierfüßlerstand	–	20 pro Seite	so gering wie möglich	1–2	118
3	Kniebeuge mit Armstreckung	–	18	so gering wie möglich	1–2	120
4	Seitliches Gehen mit gestreckten Knien	–	20 pro Seite	so gering wie möglich	1–2	117
5	Ausfallschritt nach hinten	–	20 pro Seite	so gering wie möglich	1–2	119
6	Abbremsender Ausfallschritt	mittig	15 pro Seite	so gering wie möglich	1–2	122
7	Kreuzheben	–	15	so gering wie möglich	1–2	118

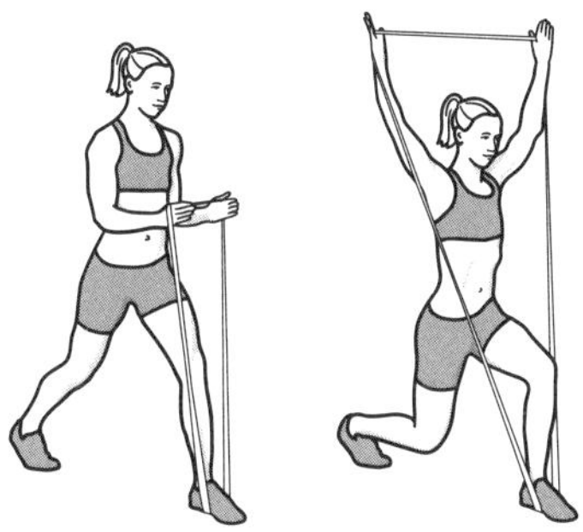

1 Überkopfkniebeuge in Schrittstellung

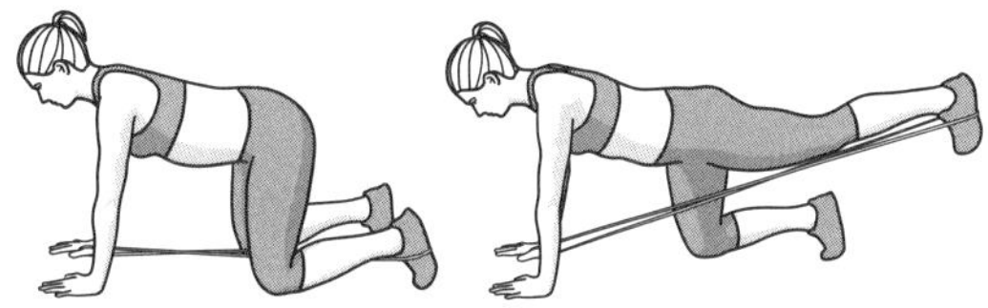

2 Hüftstreckung aus dem Vierfüßlerstand

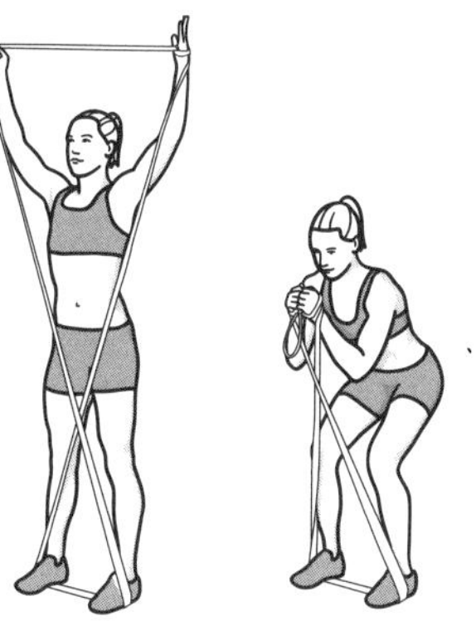

3 Kniebeuge mit Armstreckung

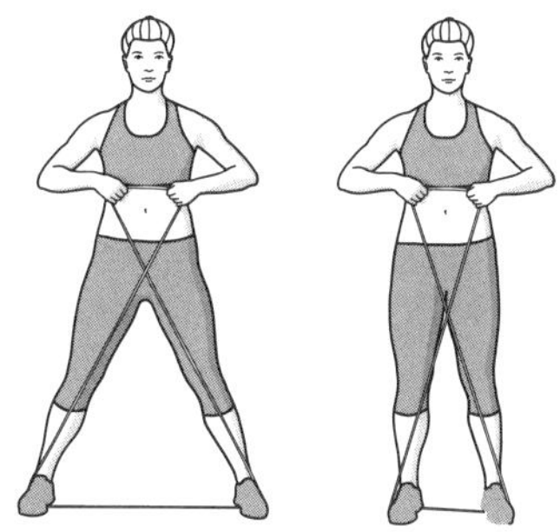

4 Seitliches Gehen mit gestreckten Knien

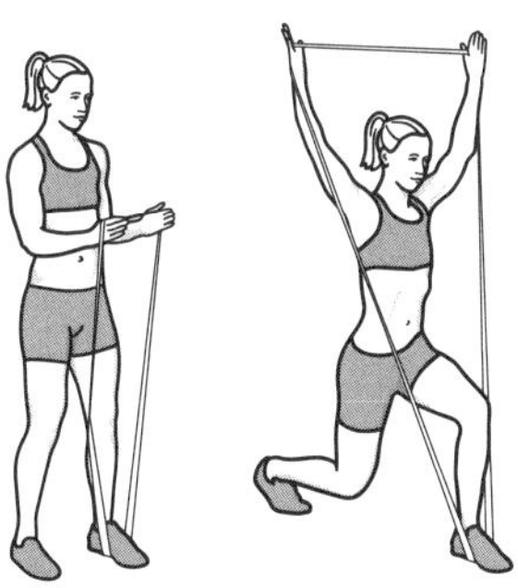

5 Ausfallschritt nach hinten

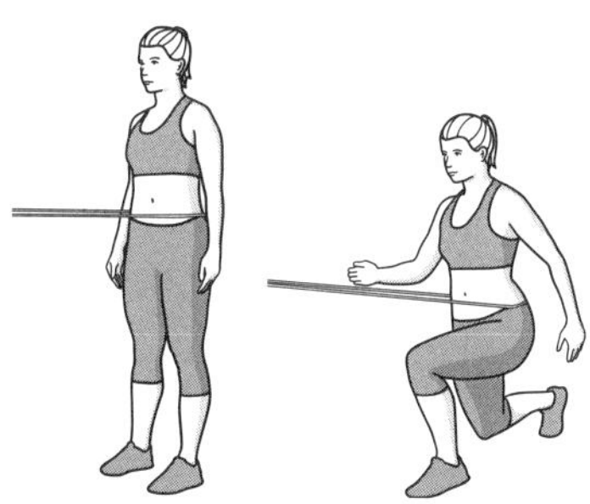

6 Abbremsender Ausfallschritt

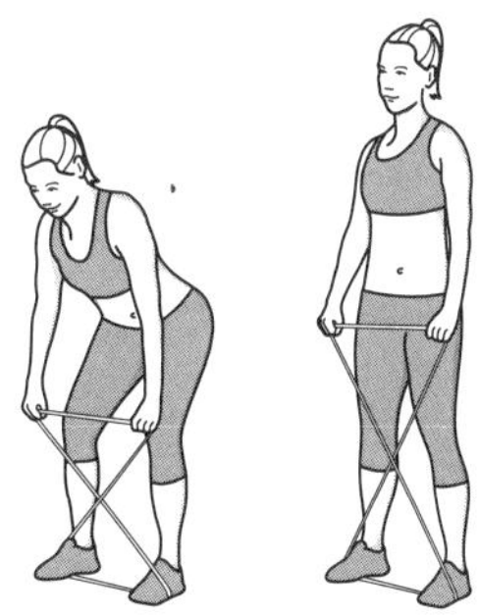

7 Kreuzheben

17 Muskelaufbau und Maximalkraft für Hüfte und Beine 1 – für Fortgeschrittene

1 **2** 3

Runden: 3–4
Pause zwischen Runden: ca. 120 Sekunden
Rundendauer: ca. 10 Minuten

	Übungen	**Befestigung Fitnessband**	**Wiederholungen**	**Pause zwischen den Übungen in Sekunden**	**Wiederholungen in Reserve**	**Seite**
1	Brücke	–	12	45	2–3	119
2	Überkopfkniebeuge aus dem Parallelstand	–	10	45	2–3	119
3	Kreuzheben	–	12	45	2–3	118
4	Ausfallschritt nach hinten	–	10 pro Seite	45	2–3	119
5	Hüftstreckung aus dem Vierfüßlerstand	–	15 pro Seite	45	2–3	118
6	Seitliches Gehen mit gebeugten Knien	–	12 pro Seite	45	2–3	118
7	Seitlicher Ausfallschritt	mittig	10 pro Seite	45	2–3	116

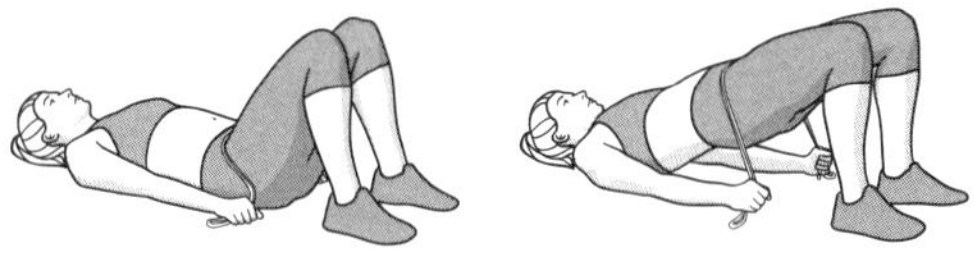

1 Brücke

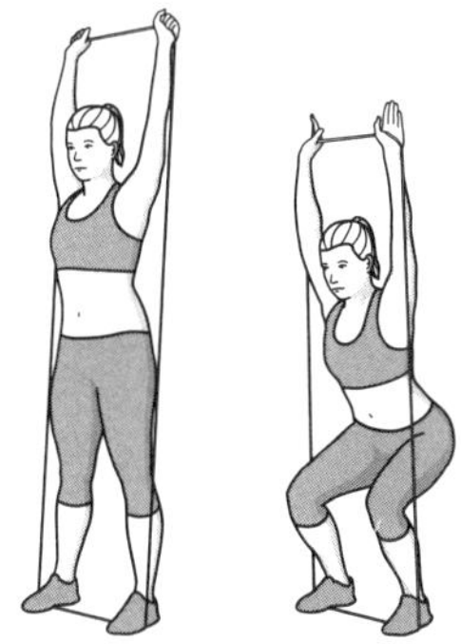

2 Überkopfkniebeuge aus dem Parallelstand

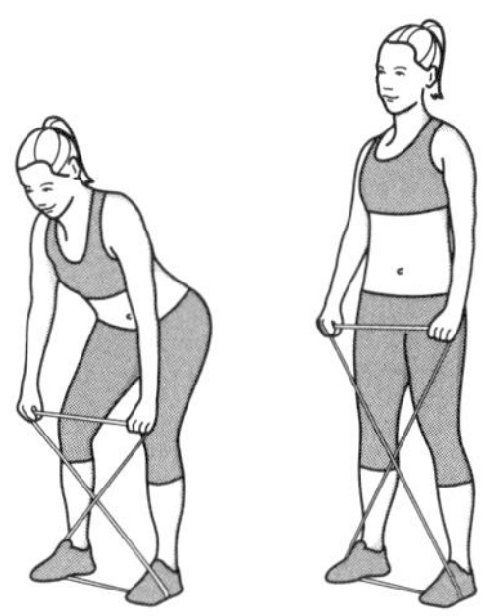

3 Kreuzheben

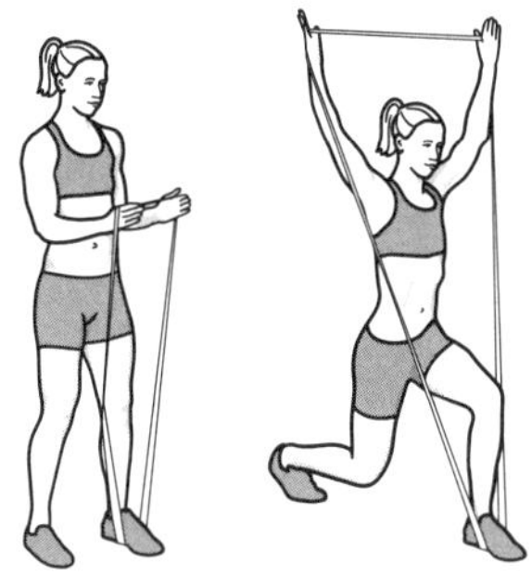

4 Ausfallschritt nach hinten

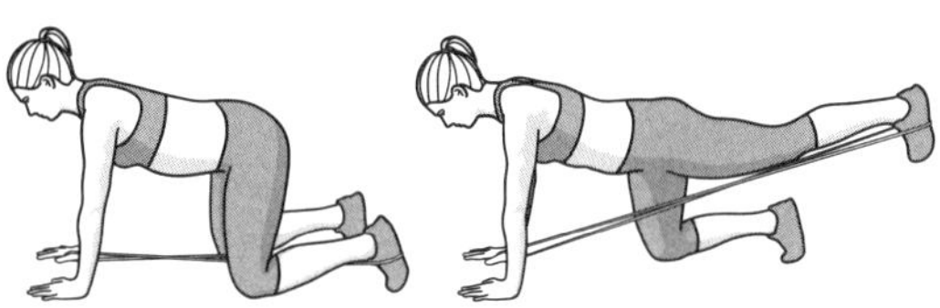

5 Hüftstreckung aus dem Vierfüßlerstand

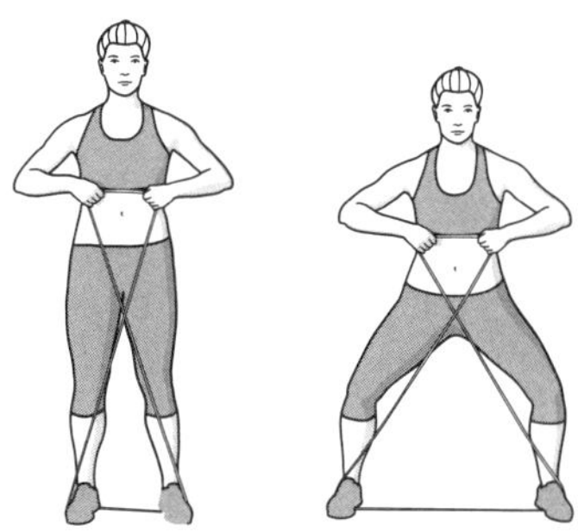

6 Seitliches Gehen mit gebeugten Knien

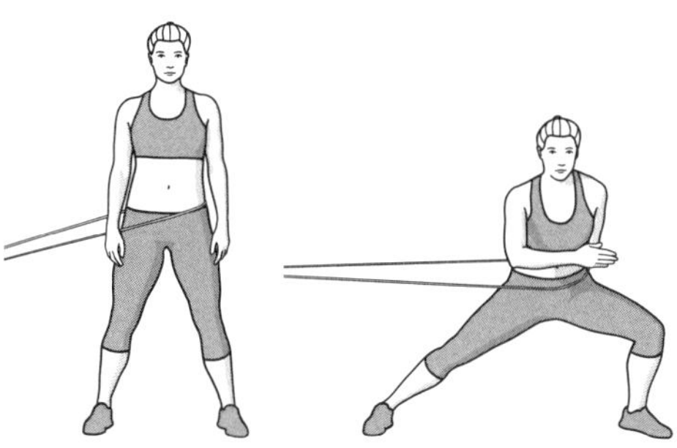

7 Seitlicher Ausfallschritt

18 Muskelaufbau und Maximalkraft für Hüfte und Beine 1 – für Profis

1 2 **3**

Runden: 3–4
Pause zwischen Runden: ca. 180 Sekunden
Rundendauer: ca. 12 Minuten

	Übungen	Befestigung Fitnessband	Wieder-holungen	Pause zwischen den Übungen in Sekunden	Wiederholungen in Reserve	Seite
1	Seitlicher Ausfallschritt	mittig	8 pro Seite	60	1–2	116
2	Überkopfknie-beuge aus dem Parallelstand	–	10	60	1–2	119
3	Kniebeuge mit Armstreckung	–	10	60	1–2	120
4	Brücke	–	8	60	1–2	119
5	Ausfallschritt nach hinten	–	10 pro Seite	60	1–2	119
6	Kreuzheben	–	8	60	1–2	118
7	Seitliches Gehen mit gebeugten Knien	–	8 pro Seite	60	1–2	118
8	Ausfallschritt rückwärts mit Rumpfrotation	mittig	10 pro Seite	60	1–2	131

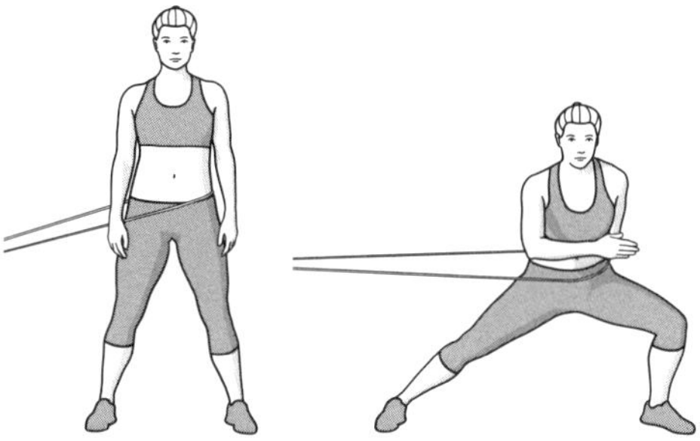

1 Seitlicher Ausfallschritt

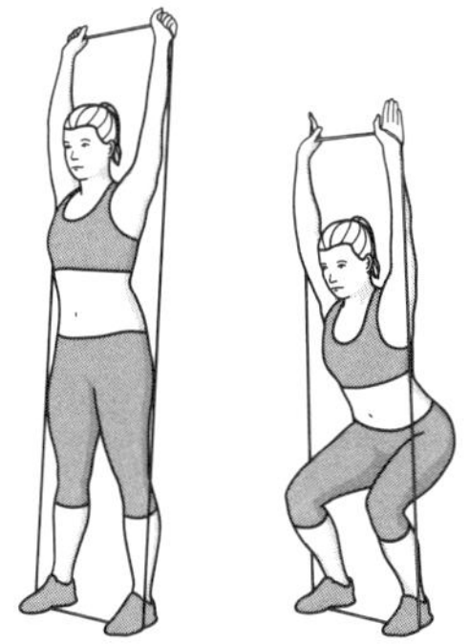

2 Überkopfkniebeuge aus dem Parallelstand

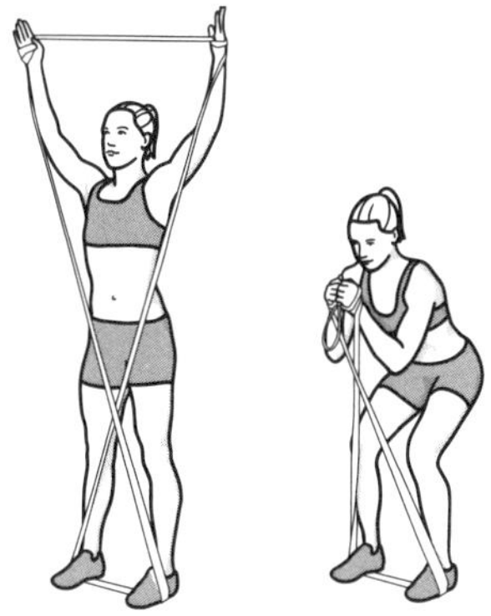

3 Kniebeuge mit Armstreckung

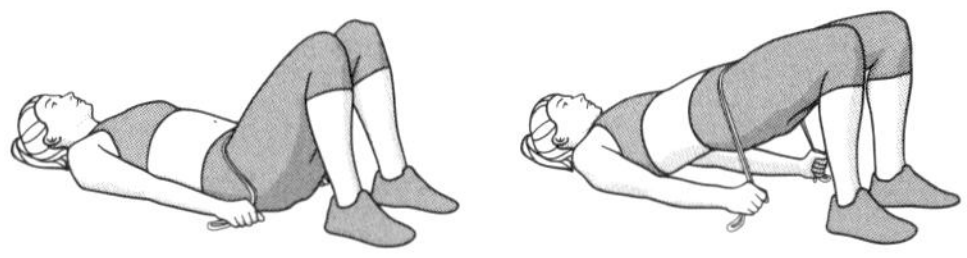

4 Brücke

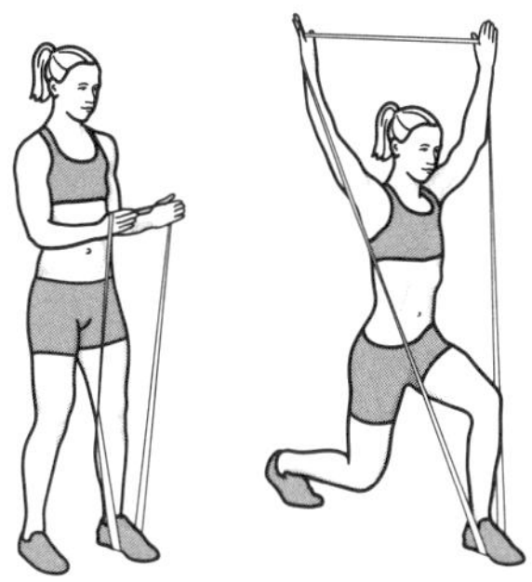

5 Ausfallschritt nach hinten

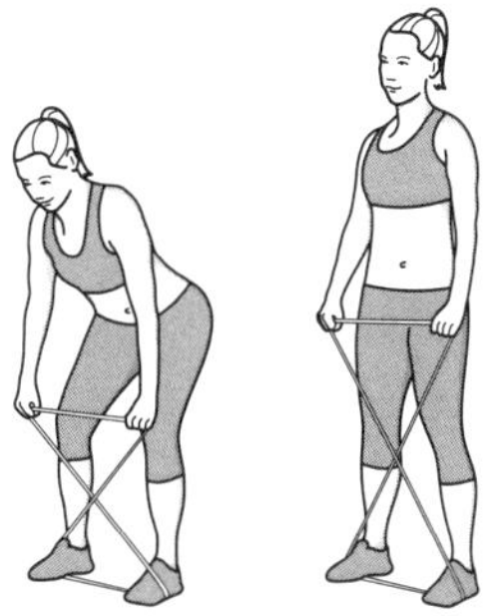

6 Kreuzheben

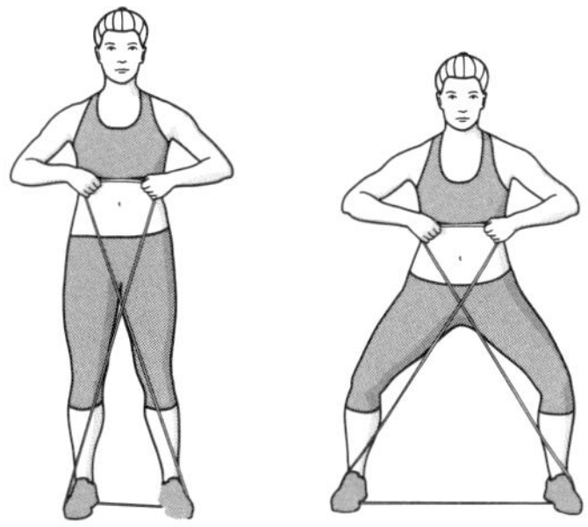

7 Seitliches Gehen mit gebeugten Knien

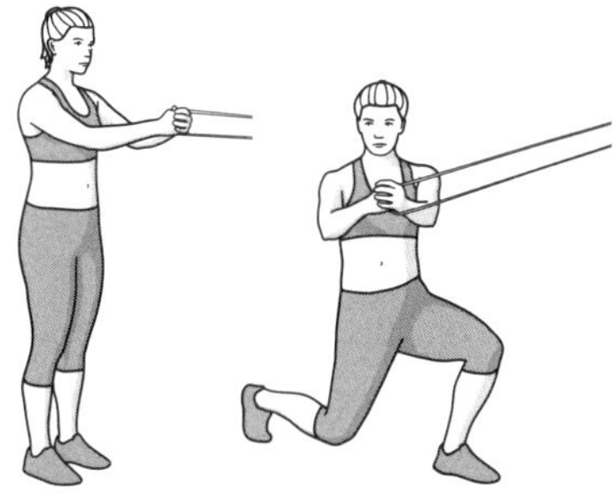

8 Ausfallschritt rückwärts mit Rumpfrotation

19 Beweglichkeit für Hüfte und Beine – für Einsteiger

1 2 3

Runden: 2–3
Pause zwischen Runden: ca. keine
Rundendauer: ca. 6 Minuten

	Übungen	Befestigung Fitnessband	Wiederholungen/ Dauer	Pause zwischen den Übungen in Sekunden	Wiederholungen in Reserve	Seite
1	Oberschenkeldehnung in Bauchlage	–	30 Sek. pro Seite	–	2–5	136
2	Aktives Beindehnen in Rückenlage	–	10 Wdh. pro Seite	–	2–5	138
3	Sprunggelenksmobilisation	–	12 Wdh. pro Seite	–	2–5	138
4	Hüftdehnung im halben Kniestand	unten	30 Sek. pro Seite	–	2–5	137
5	Brücke	–	12 Wdh.	–	2–5	119
6	Katze und Kuh	–	12 Wdh.	–	2–5	139

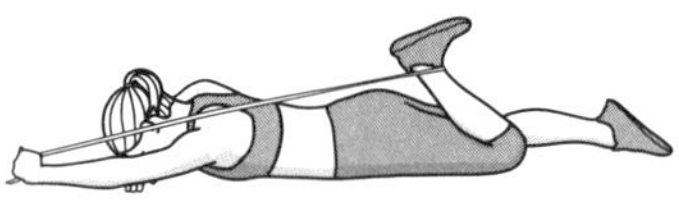

1 Oberschenkeldehnung in Bauchlage

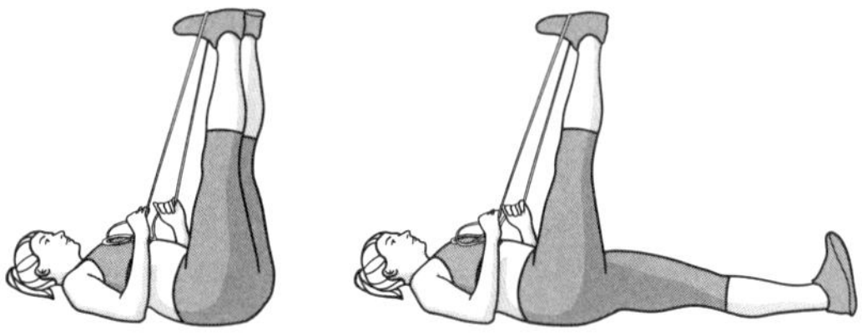

2 Aktives Beindehnen in Rückenlage

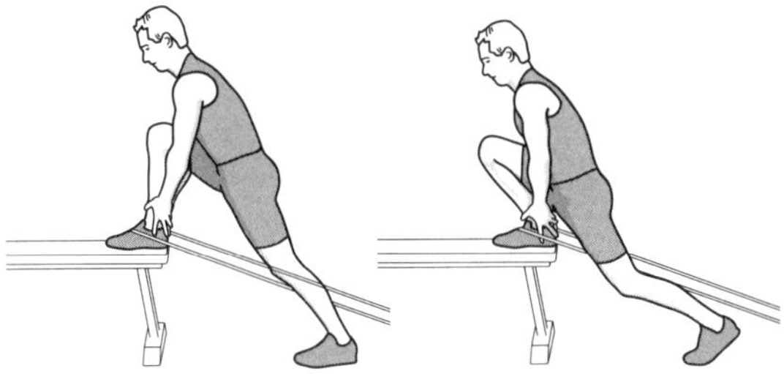

3 Sprunggelenksmobilisation

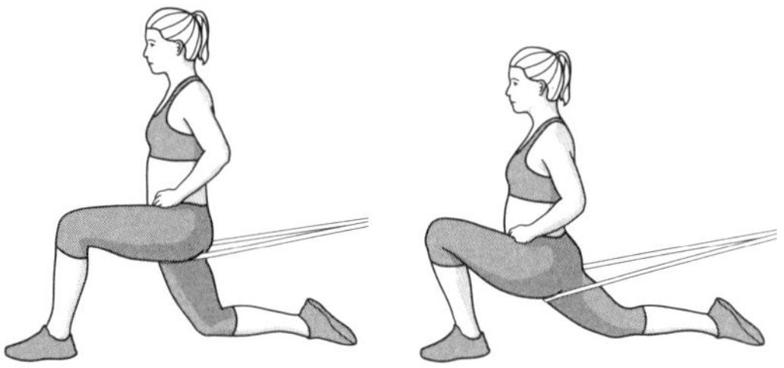

4 Hüftdehnung im halben Kniestand

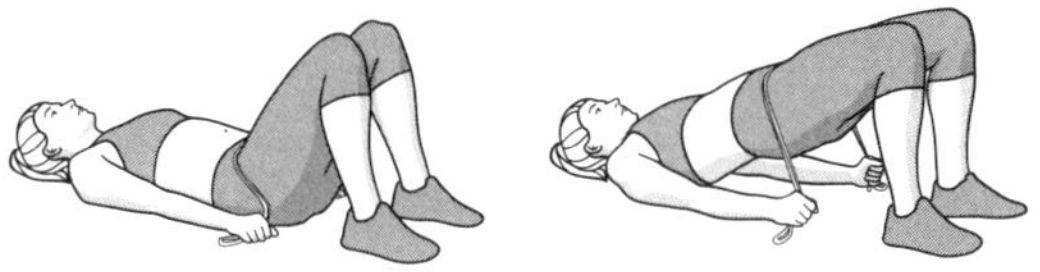

5 Brücke

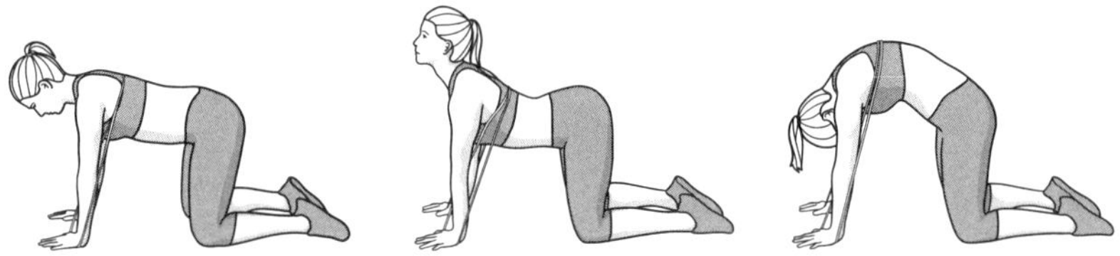

6 Katze und Kuh

20 Beweglichkeit für Hüfte und Beine – für Fortgeschrittene

1 2 3

Runden: 2–4
Pause zwischen Runden: ca. keine
Rundendauer: ca. 8 Minuten

	Übungen	Befestigung Fitnessband	Wiederholungen/ Dauer	Pause zwischen den Übungen in Sekunden	Wiederholungen in Reserve	Seite
1	Aktives Beindehnen in Rückenlage	–	12 Wdh. pro Seite	–	2–3	138
2	Sprunggelenksmobilisation	–	15 Wdh. pro Seite	–	2–3	138
3	Hüftdehnung im halben Kniestand	unten	40 Sek. pro Seite	–	2–3	137
4	Oberschenkeldehnung in Bauchlage	–	40 Sek. pro Seite	–	2–3	136
5	Katze und Kuh	–	12 Wdh.	–	2–3	139
6	Brücke	–	12 Wdh.	–	2–3	119
7	Abbremsender Ausfallschritt	mittig	8 Wdh. pro Seite	–	2–3	122
8	Taube mit seitlichem Zug	unten	40 Sek. pro Seite	–	2–3	137

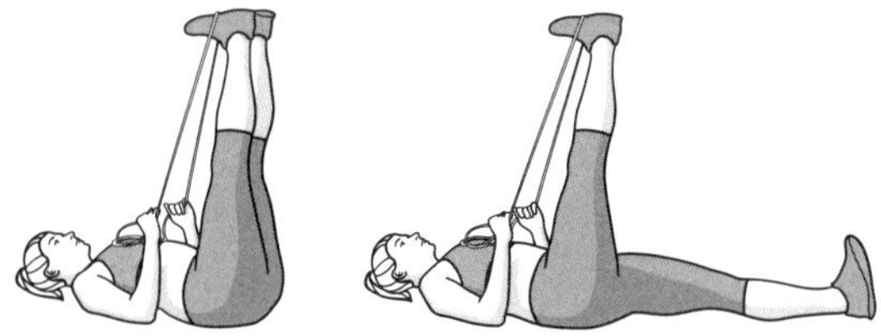

1 Aktives Beindehnen in Rückenlage

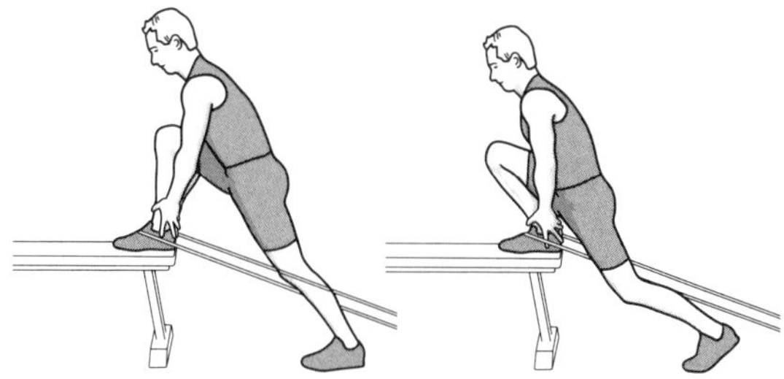

2 Sprunggelenksmobilisation

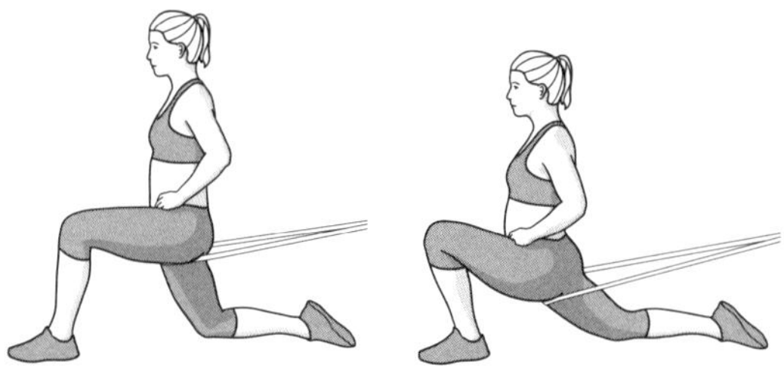

3 Hüftdehnung im halben Kniestand

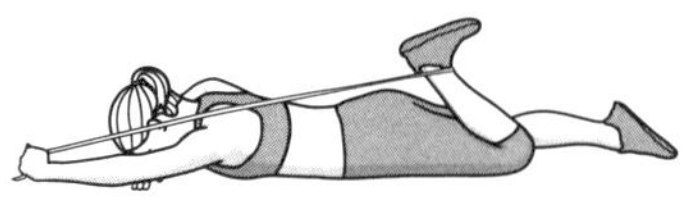

4 Oberschenkeldehnung in Bauchlage

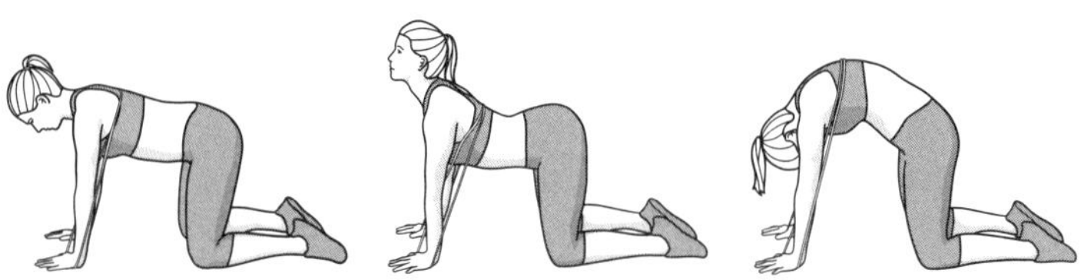

5 Katze und Kuh

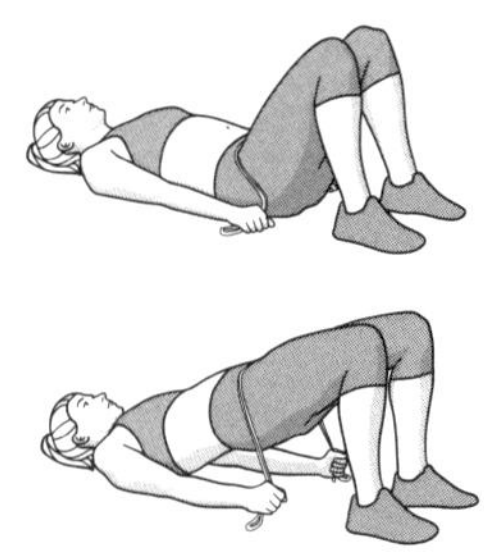

6 Brücke

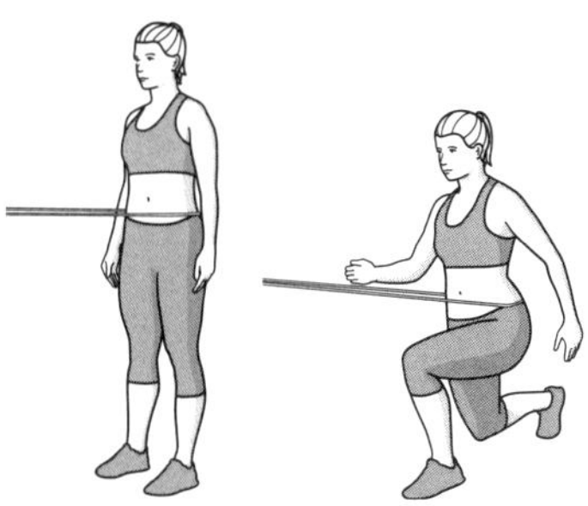

7 Abbremsender Ausfallschritt

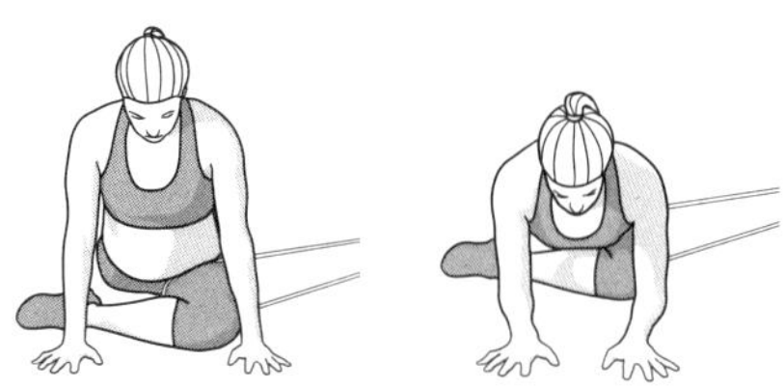

8 Taube mit seitlichem Zug

21 Beweglichkeit im Oberkörper – für Einsteiger

1 2 3

Runden: 2–3
Pause zwischen Runden: ca. keine
Rundendauer: ca. 5 Minuten

	Übungen	Befestigung Fitnessband	Wieder-holungen	Pause zwischen den Übungen in Sekunden	Wiederholungen in Reserve	Seite
1	Oberkörper-mobilisation im halben Kniestand	mittig	10 pro Seite	–	2–5	136
2	Schulter-mobilisation im halben Kniestand	–	10	–	2–5	139
3	Schulter-mobilisation im Sitzen	–	15. pro Seite	–	2–5	139
4	Katze und Kuh	–	8	–	2–5	139
5	Rückwärtiger Butterfly im Langsitz	–	6	–	2–5	125

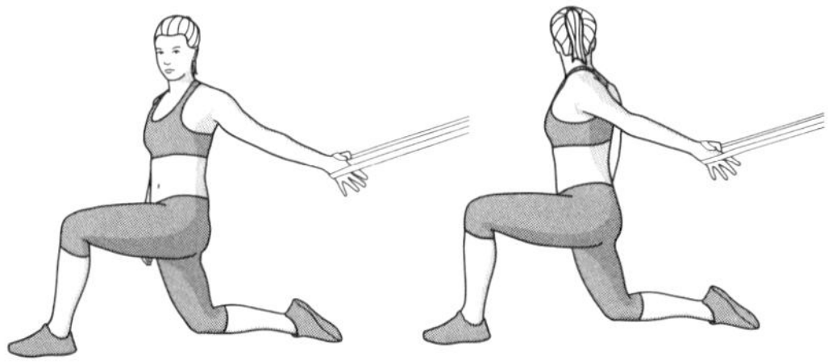

1 Oberkörpermobilisation im halben Kniestand

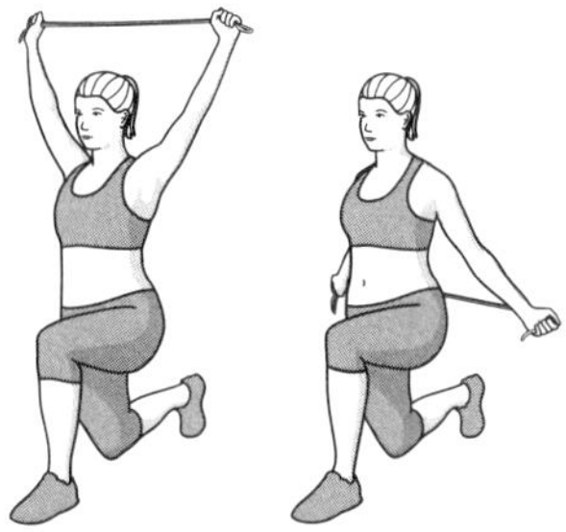

2 Schultermobilisation im halben Kniestand

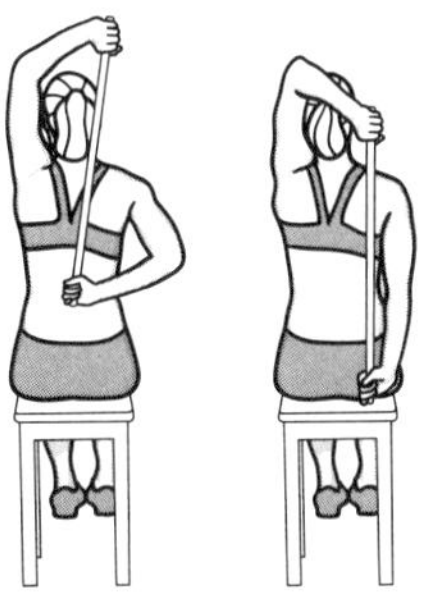

3 Schultermobilisation im Sitzen

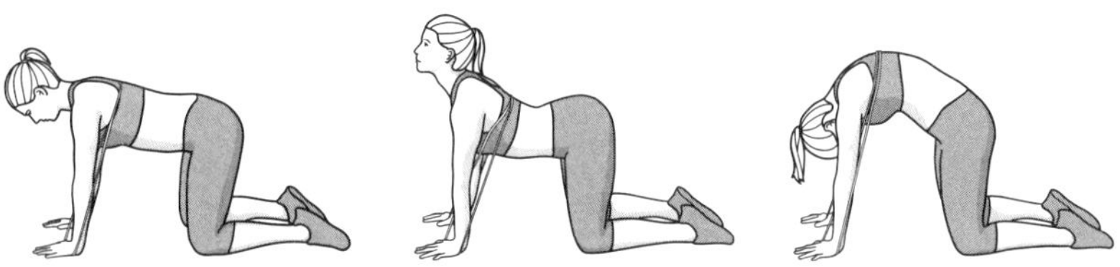

4 Katze und Kuh

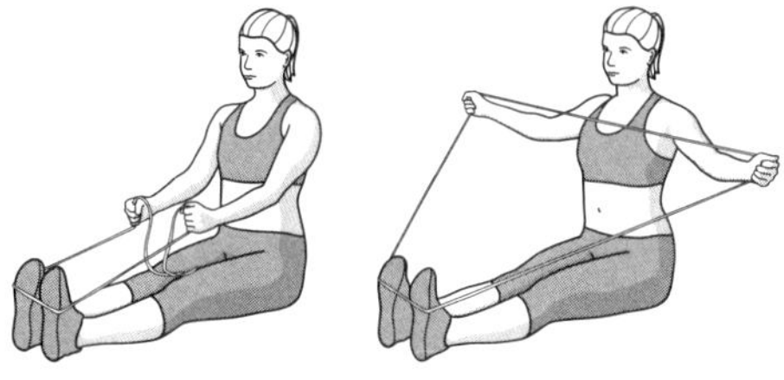

5 Rückwärtiger Butterfly im Langsitz

22 Beweglichkeit im Oberkörper – für Fortgeschrittene

1 **2** 3

Runden: 3–4
Pause zwischen Runden: ca. keine
Rundendauer: ca. 6 Minuten

	Übungen	Befestigung Fitnessband	Wieder-holungen	Pause zwischen den Übungen in Sekunden	Wiederholungen in Reserve	Seite
1	Schulter-mobilisation im Sitzen	–	15 pro Seite	–	2–3	139
2	Oberkörper-mobilisation im halben Kniestand	mittig	12 pro Seite	–	2–3	136
3	Schulter-mobilisation im halben Kniestand	–	10	–	2–3	139
4	Rückwärtiger Butterfly im Langsitz	–	6	–	2–3	125
5	Rudern im Langsitz	–	4	–	2–3	124
6	Katze und Kuh	–	12	–	2–3	139
7	Schulteraußen-rotation im Stand	–	6 pro Seite	–	2–3	127

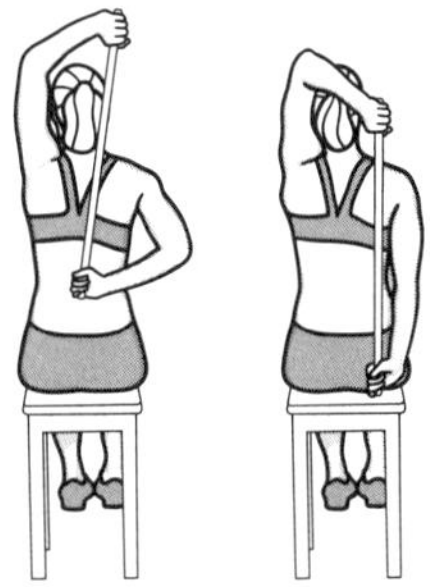

1 Schultermobilisation im Sitzen

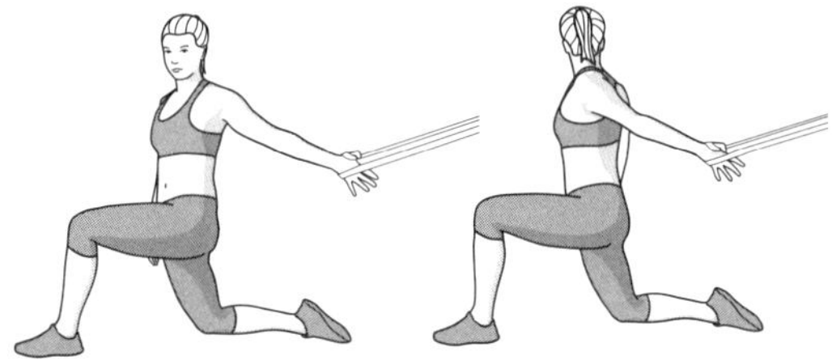

2 Oberkörpermobilisation im halben Kniestand

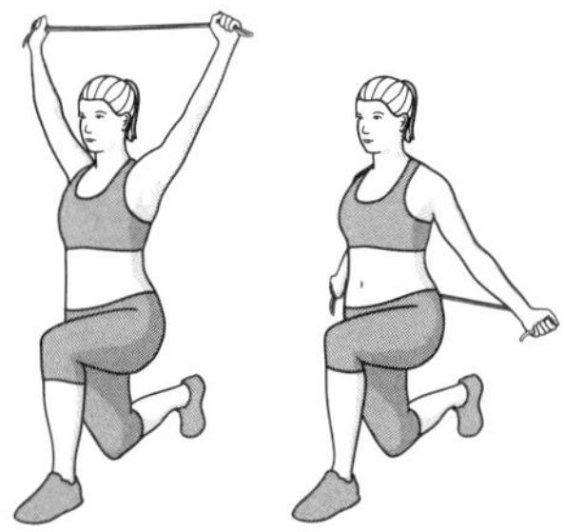

3 Schultermobilisation im halben Kniestand

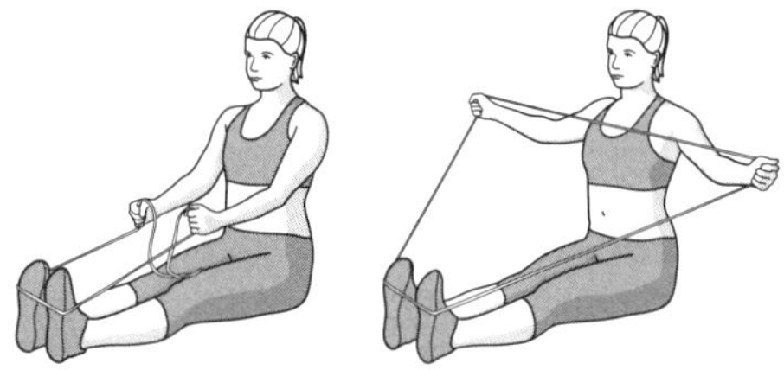

4 Rückwärtiger Butterfly im Langsitz

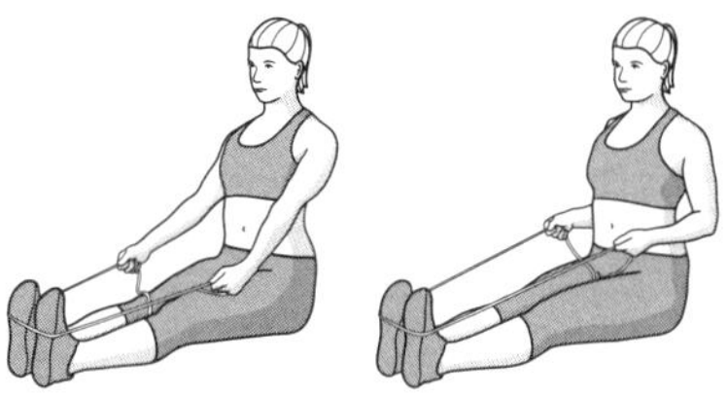

5 Rudern im Langsitz

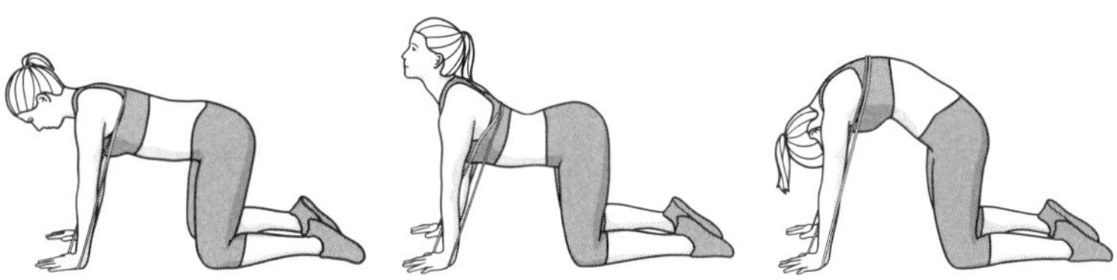

6 Katze und Kuh

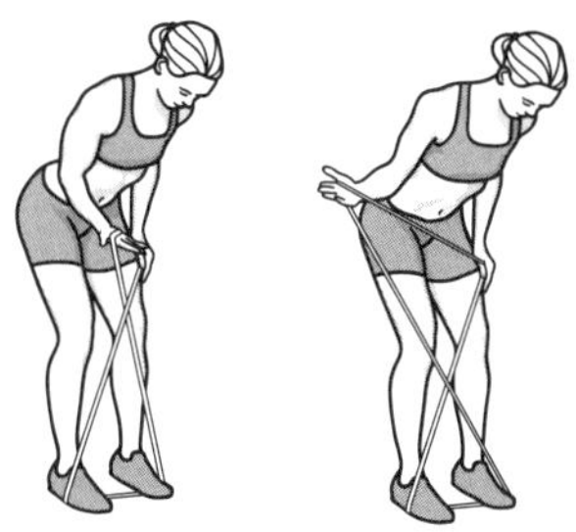

7 Schulteraußenrotation im Stand

23 Beinachsenstabilität – für Einsteiger

1 2 3

Runden: 2
Pause zwischen Runden: ca. 90 Sekunden
Rundendauer: ca. 7 Minuten

	Übungen	Befestigung Fitnessband	Wieder-holungen	Pause zwischen den Übungen in Sekunden	Wiederholungen in Reserve	Seite
1	Hüftaußen-rotation im Stand	mittig	8 pro Seite	30	2–5	117
2	Hüftstreckung aus dem Vierfüßlerstand	–	10 pro Seite	30	2–5	118
3	Chops im halben Kniestand	oben	8 pro Seite	30	2–5	128
4	Überkopfknie-beuge aus dem Parallelstand	–	8	30	2–5	119
5	Kreuzheben	–	8	30	2–5	118
6	Rumpfrotation im Stand	mittig	10 pro Seite	30	2–5	130

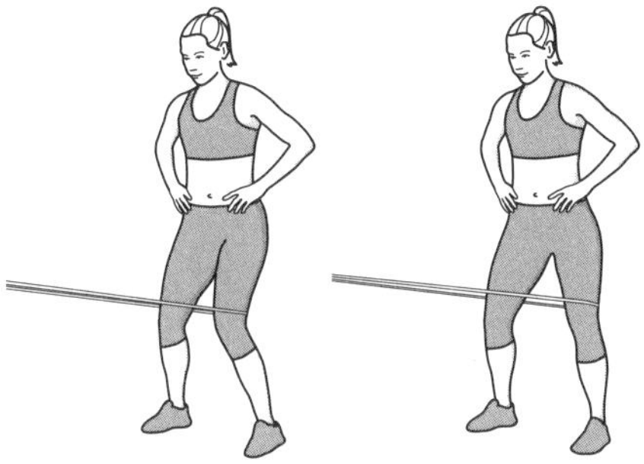

1 Hüftaußenrotation im Stand

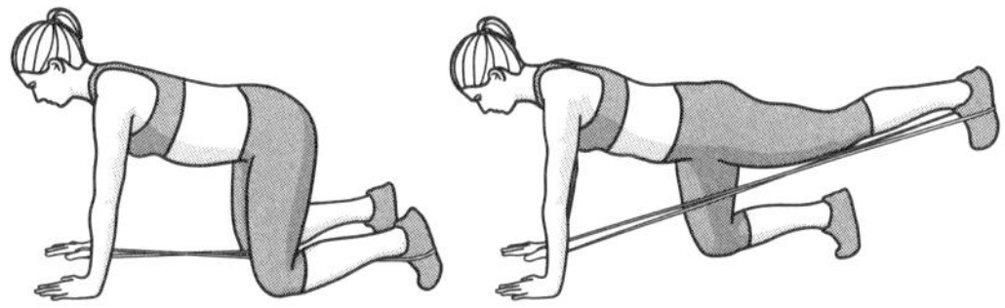

2 Hüftstreckung aus dem Vierfüßlerstand

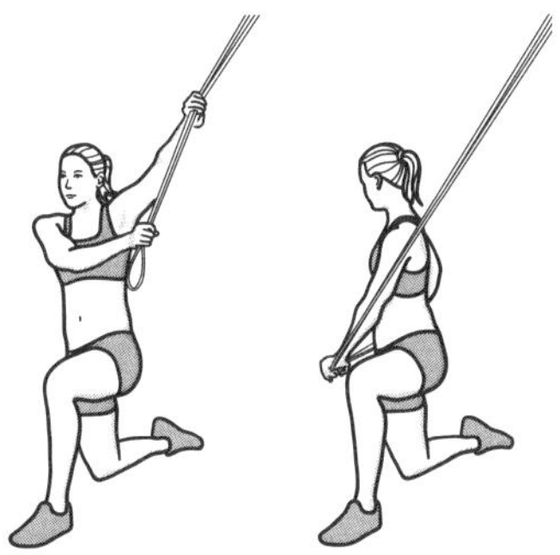

3 Chops im halben Kniestand

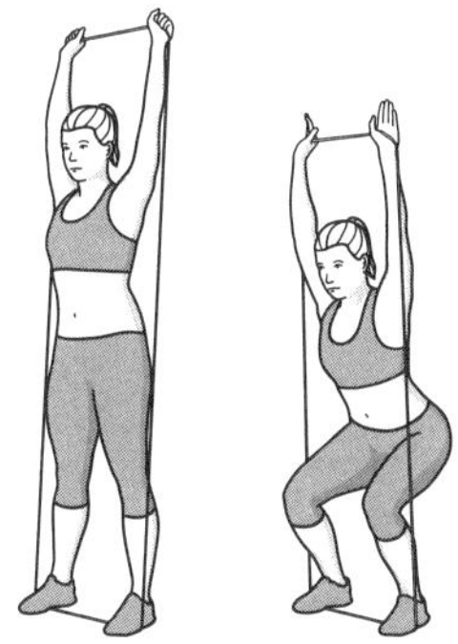

4 Überkopfkniebeuge aus dem Parallelstand

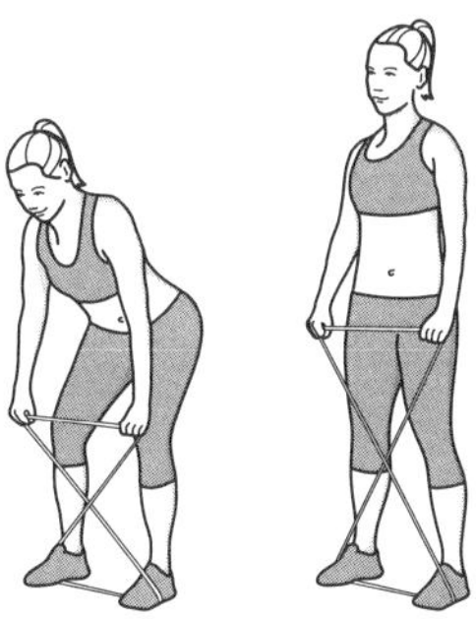

5 Kreuzheben

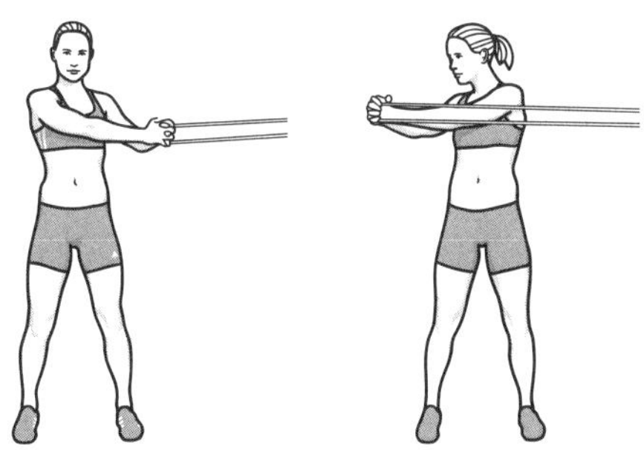

6 Rumpfrotation im Stand

24 Beinachsenstabilität – für Fortgeschrittene

1 **2** 3

Runden: 2–3
Pause zwischen Runden: ca. 60 Sekunden
Rundendauer: ca. 11 Minuten

	Übungen	Befestigung Fitnessband	Wieder-holungen	Pause zwischen den Übungen in Sekunden	Wiederholungen in Reserve	Seite
1	Hüftstreckung aus dem Vierfüßlerstand	–	12 pro Seite	20	2–3	118
2	Brücke	–	10	20	2–3	119
3	Seitliches Gehen mit gestreckten Knien	–	12 pro Seite	20	2–3	117
4	Seitlicher Sprung mit Ausfallschritt	mittig	10 pro Seite	20	2–3	116
5	Ausfallschritt nach hinten	–	10 pro Seite	20	2–3	119
6	Rumpfrotation in Schrittstellung	mittig	12 pro Seite	20	2–3	130
7	Chops im Kniestand	oben	12 pro Seite	20	2–3	128
8	Seitliche Sprünge	mittig	10 pro Seite	20	2–3	117

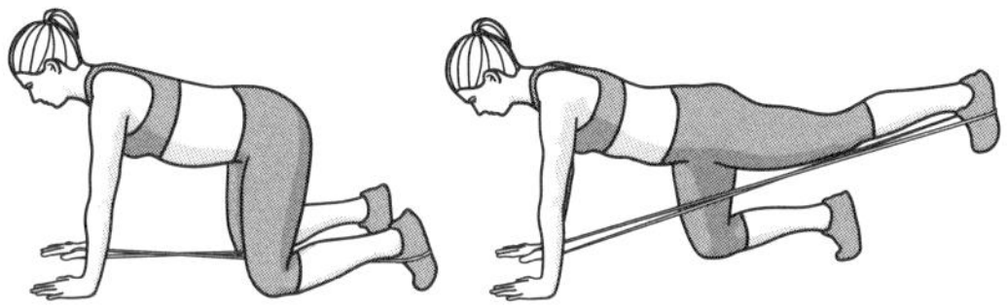

1 Hüftstreckung aus dem Vierfüßlerstand

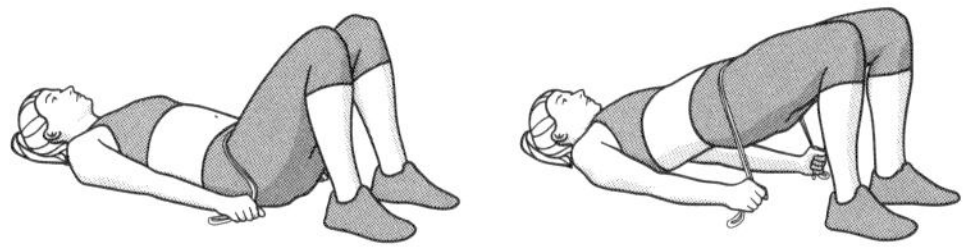

2 Brücke

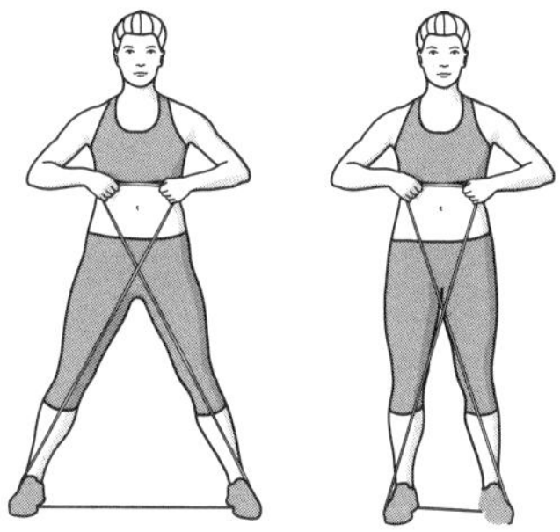

3 Seitliches Gehen mit gestreckten Knien

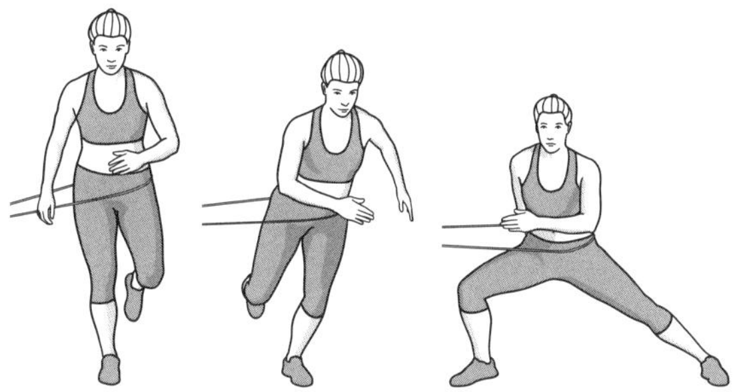

4 Seitlicher Sprung mit Ausfallschritt

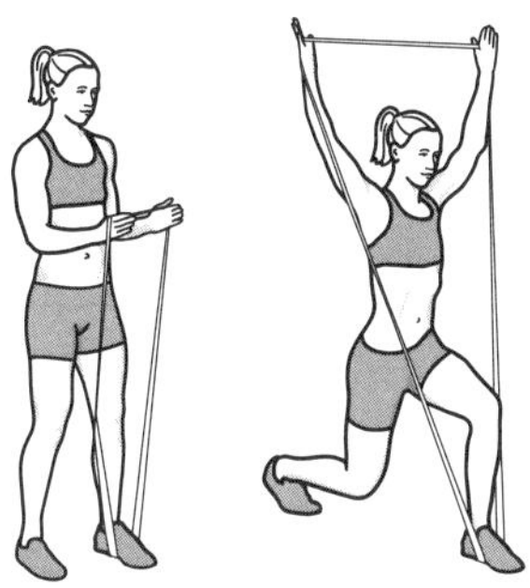

5 Ausfallschritt nach hinten

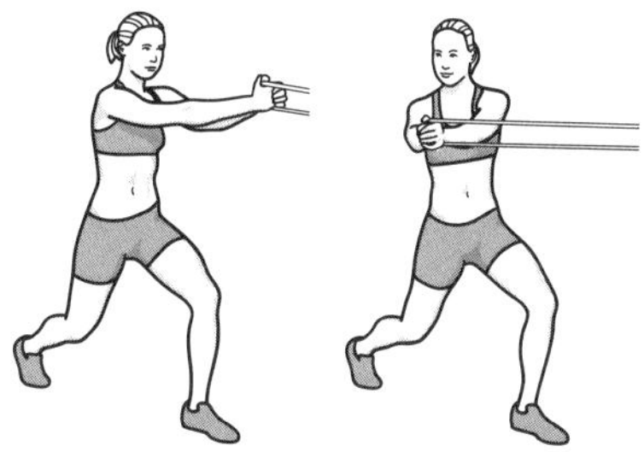

6 Rumpfrotation in Schrittstellung

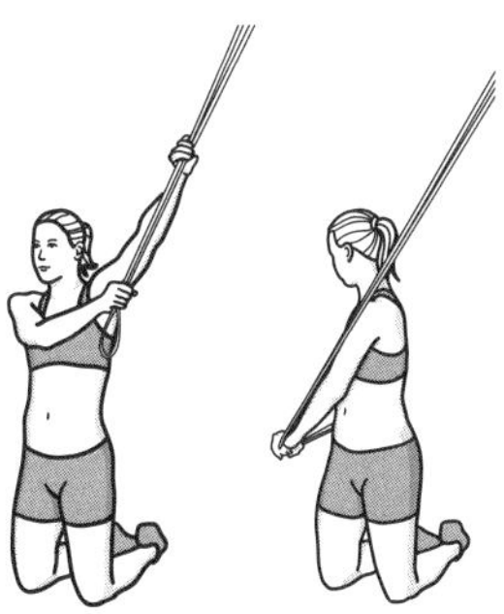

7 Chops im Kniestand

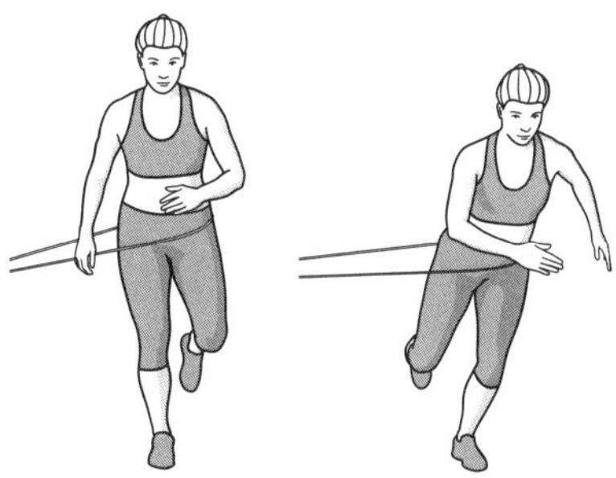

8 Seitliche Sprünge

25 Beinachsenstabilität – für Profis

1 2 **3**

Runden: 2–3
Pause zwischen Runden: ca. 45 Sekunden
Rundendauer: ca. 15 Minuten

	Übungen	Befestigung Fitnessband	Wiederholungen	Pause zwischen den Übungen in Sekunden	Wiederholungen in Reserve	Seite
1	Seitlicher Ausfallschritt	mittig	15 pro Seite	20	1–2	116
2	Seitliche Sprünge	mittig	12 pro Seite	20	1–2	117
3	Seitliches Gehen mit gebeugten Knien	–	15 pro Seite	20	1–2	118
4	Abbremsender Ausfallschritt	mittig	10 pro Seite	20	1–2	122
5	Hüftstreckung aus dem Vierfüßlerstand	–	15 pro Seite	20	1–2	118
6	Ausfallschritt nach hinten	–	12 pro Seite	20	1–2	119
7	Ausfallschritt rückwärts mit Rumpfrotation	mittig	12 pro Seite	20	1–2	131
8	Lifts im Kniestand	unten	15 pro Seite	20	1–2	129

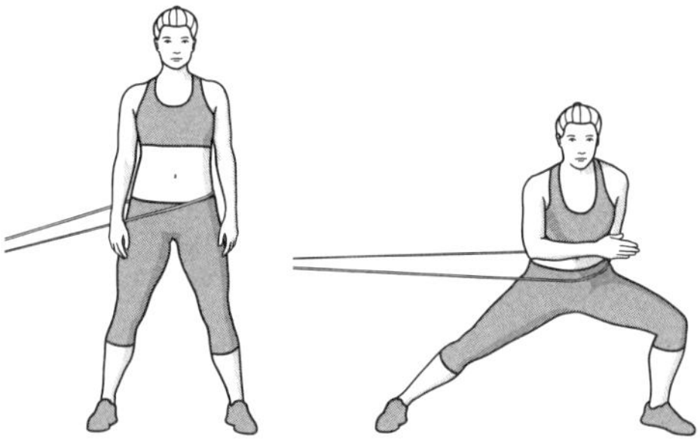

1 Seitlicher Ausfallschritt

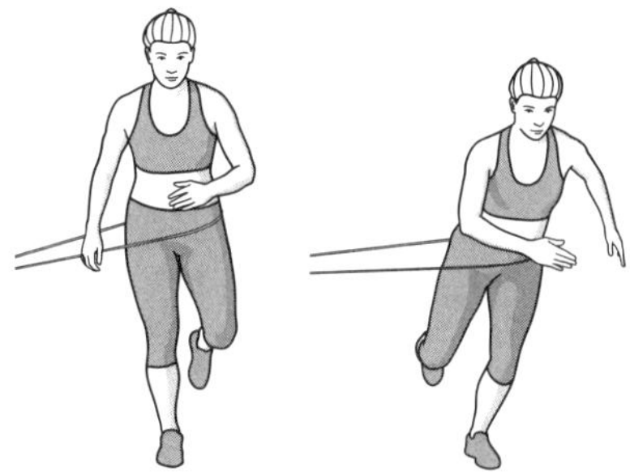

2 Seitliche Sprünge

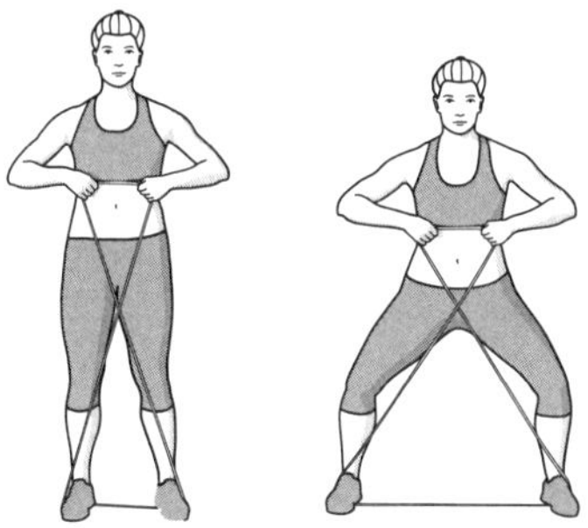

3 Seitliches Gehen mit gebeugten Knien

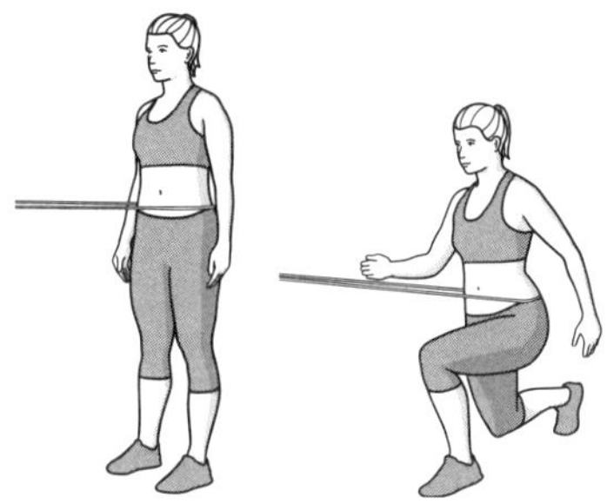

4 Abbremsender Ausfallschritt

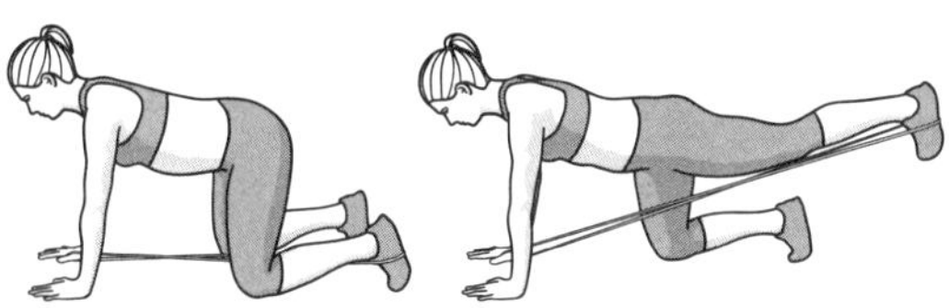

5 Hüftstreckung aus dem Vierfüßlerstand

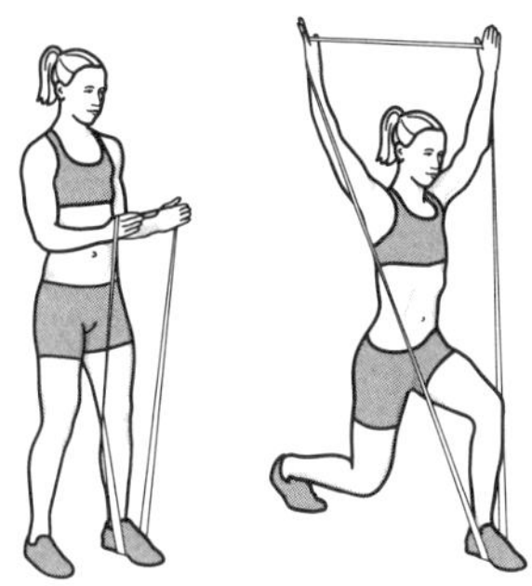

6 Ausfallschritt nach hinten

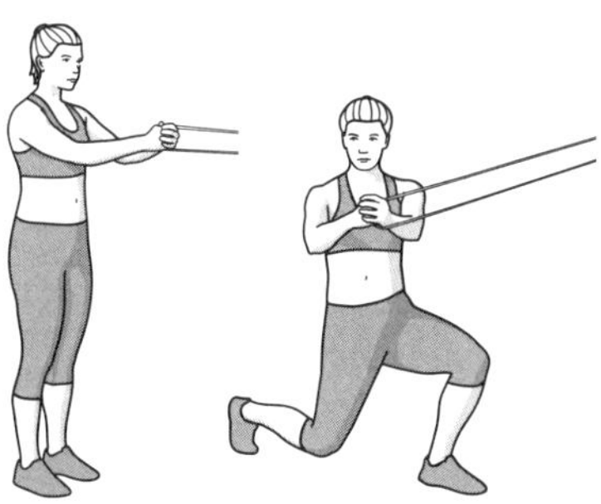

7 Ausfallschritt rückwärts mit Rumpfrotation

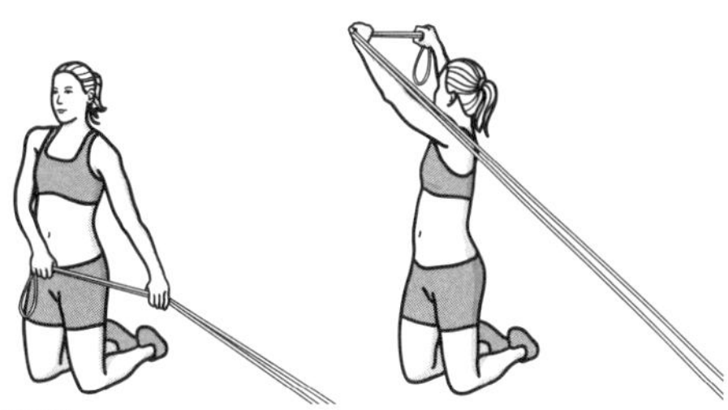

8 Lifts im Kniestand

26 Kraftausdauer und Cardio für den ganzen Körper 2 – für Einsteiger

1 2 3

Runden: 2
Pause zwischen Runden: ca. 120 Sekunden
Rundendauer: ca. 10 Minuten

	Übungen	Befestigung Fitnessband	Dauer in Sekunden	Pause zwischen den Übungen in Sekunden	Wiederholungen in Reserve	Seite
1	Latzug in Bauchlage	–	20	45	2–5	126
2	Überkopfkniebeuge in Schrittstellung	–	20 pro Seite	45	2–5	121
3	Beidseitiger Butterfly im Stehen	mittig	30	45	2–5	135
4	Seitliches Gehen mit gestreckten Knien	–	30 pro Seite	45	2–5	117
5	Überkopfdrücken im Stehen	–	20	45	2–5	133
6	Brücke	–	20	45	2–5	119
7	Trizepsdrücken im Stehen	–	20 pro Seite	45	2–5	132
8	Schulteraktivierung im Stehen	–	30	45	2–5	133

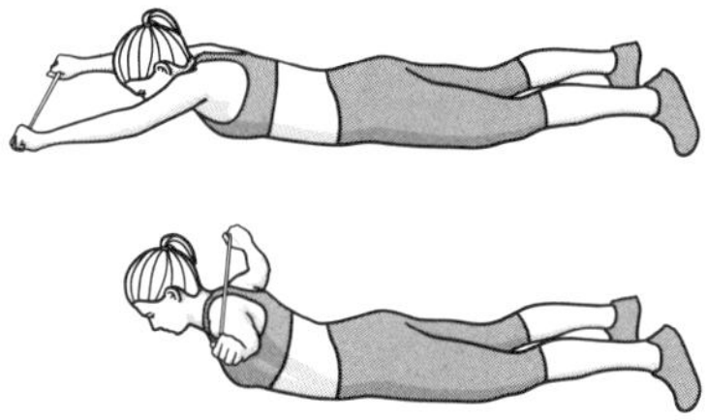

1 Latzug in Bauchlage

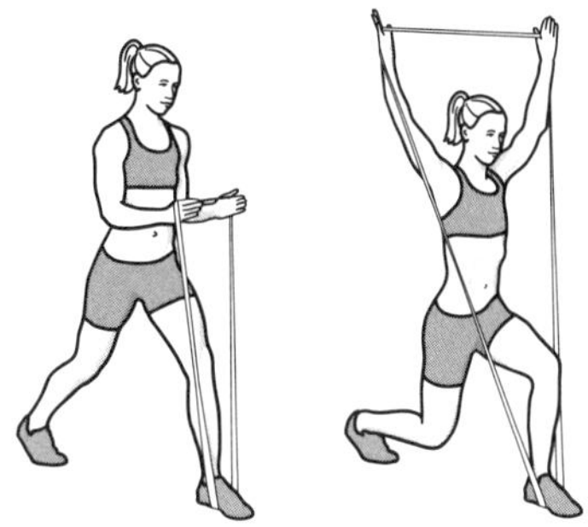

2 Überkopfkniebeuge in Schrittstellung

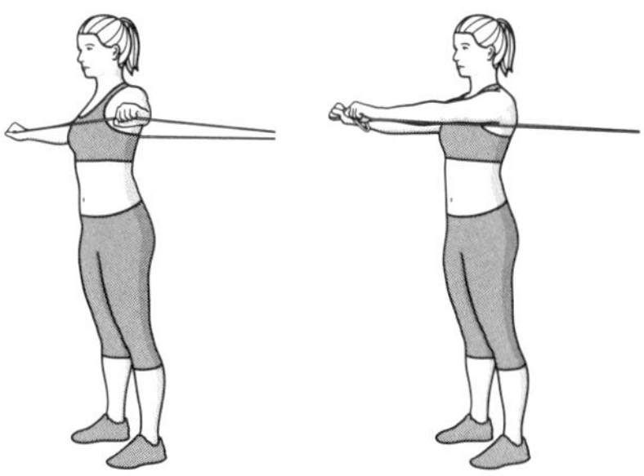

3 Beidseitiger Butterfly im Stehen

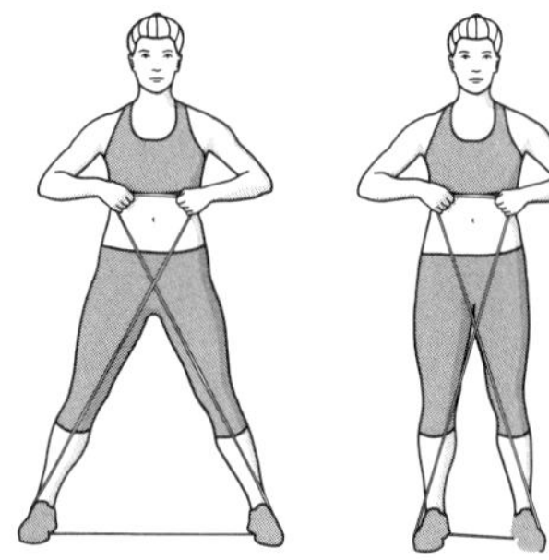

4 Seitliches Gehen mit gestreckten Knien

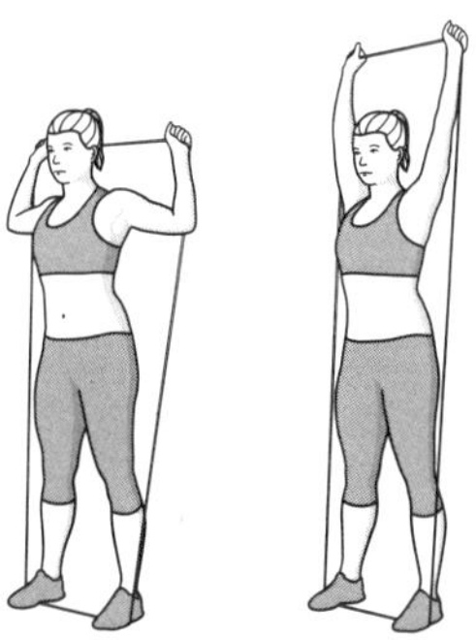

5 Überkopfdrücken im Stehen

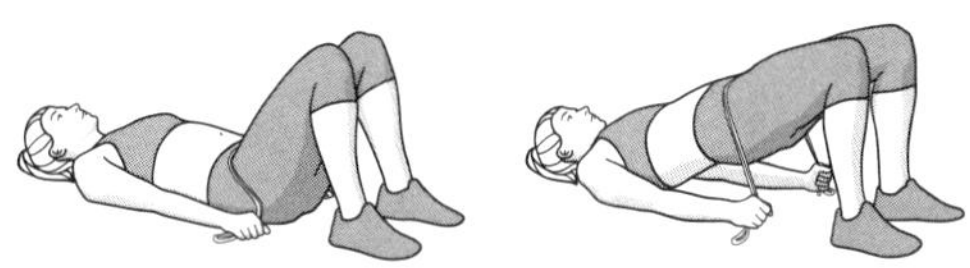

6 Brücke

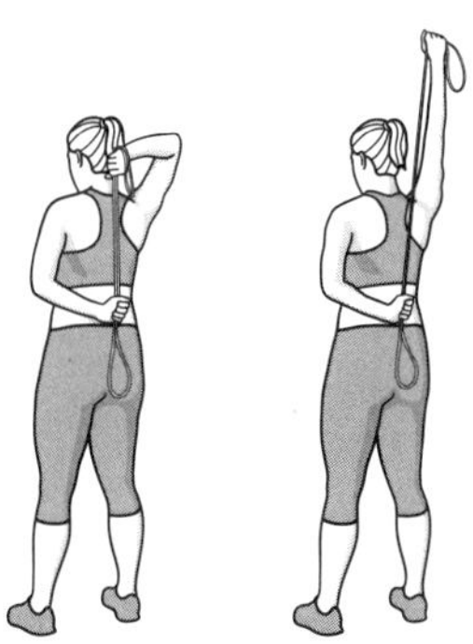

7 Trizepsdrücken im Stehen

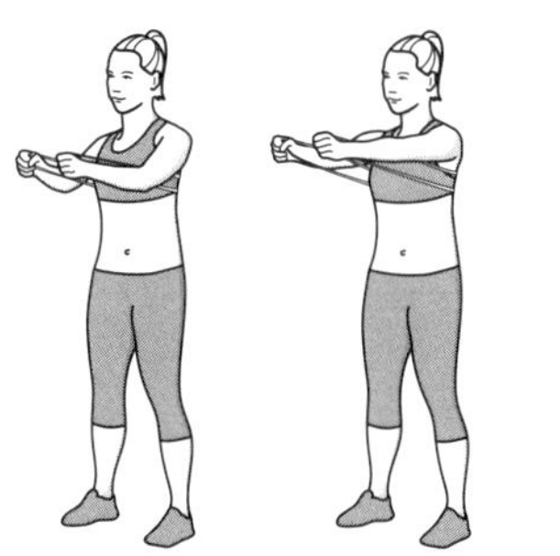

8 Schulteraktivierung im Stehen

27 Kraftausdauer und Cardio für den ganzen Körper 2 – für Fortgeschrittene

1 2 3

Runden: 2
Pause zwischen Runden: ca. 90 Sekunden
Rundendauer: ca. 8 Minuten

	Übungen	Befestigung Fitnessband	Dauer in Sekunden	Pause zwischen den Übungen in Sekunden	Wiederholungen in Reserve	Seite
1	Rumpfrotation im Stand	mittig	30 pro Seite	30	2–5	130
2	Lifts im Kniestand	unten	20 pro Seite	30	2–5	129
3	Breites Latziehen aus dem halben Kniestand	oben	30	30	2–5	126
4	Ausfallschritt nach vorne	mittig	20 pro Seite	30	2–5	122
5	Chops im Kniestand	oben	30 pro Seite	30	2–5	128
6	Frontstütz mit Rudern	unten	20 pro Seite	30	2–5	120
7	Gestrecktes Latziehen in Schrittstellung	oben	30	30	2–5	132
8	Rückwärtiger Butterfly im Langsitz	–	30	30	2–5	125

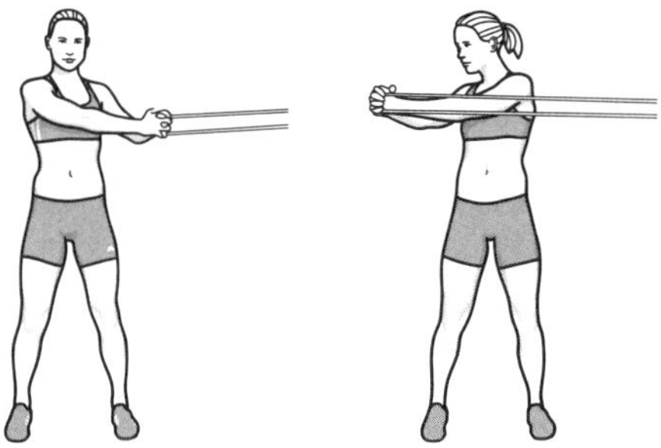

1 Rumpfrotation im Stand

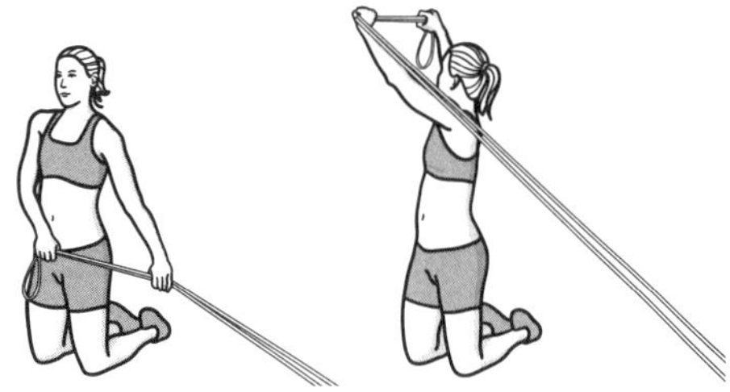

2 Lifts im Kniestand

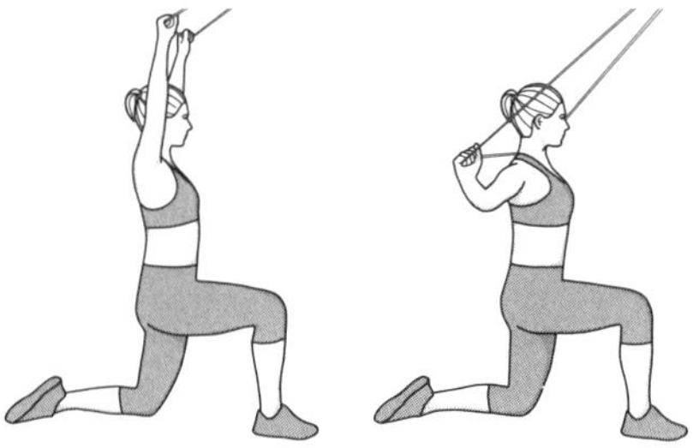

3 Breites Latziehen aus dem halben Kniestand

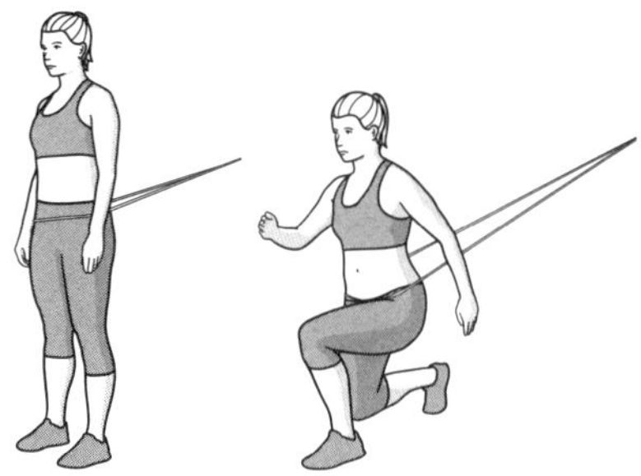

4 Ausfallschritt nach vorne

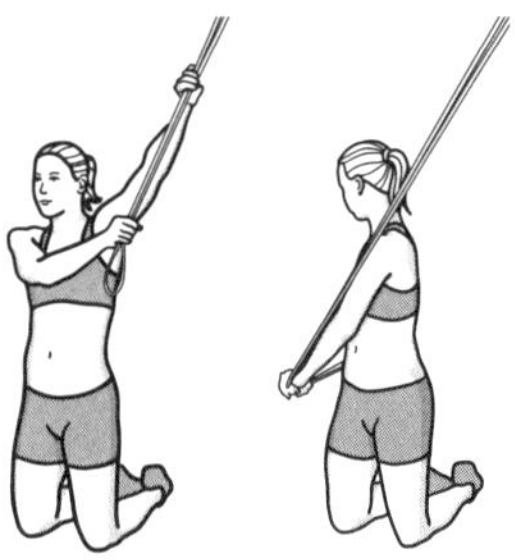

5 Chops im Kniestand

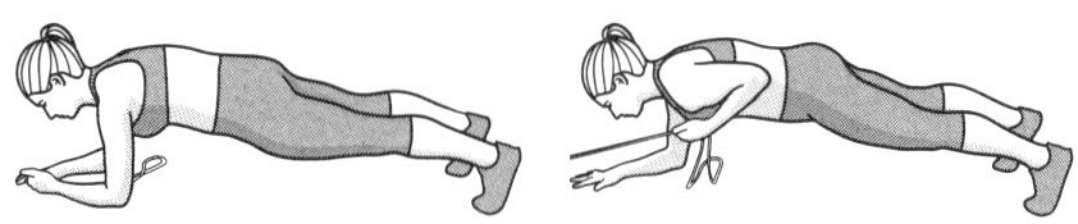

6 Frontstütz mit Rudern

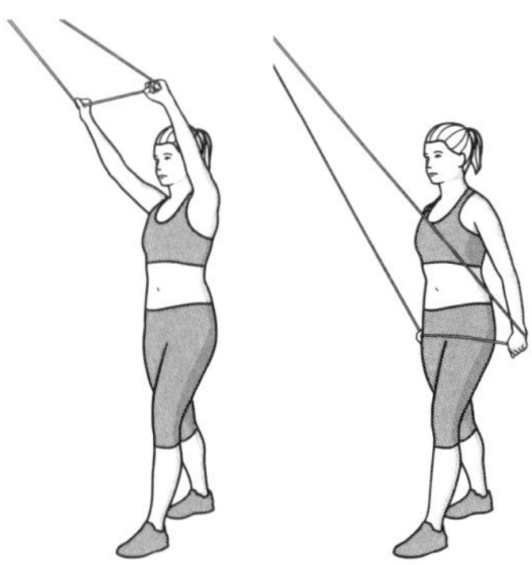

7 Gestrecktes Latziehen in Schrittstellung

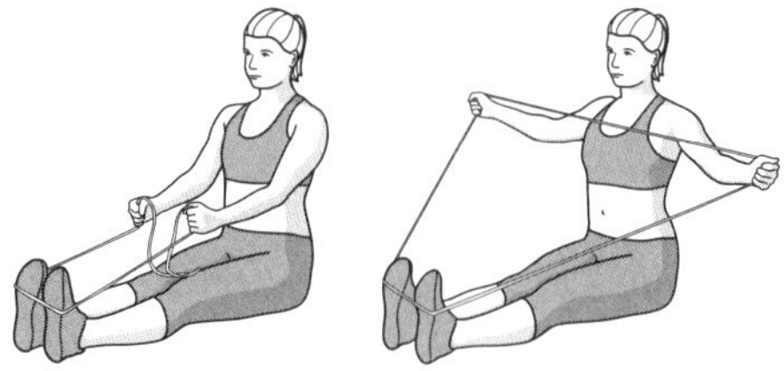

8 Rückwärtiger Butterfly im Langsitz

28 Kraftausdauer und Cardio für den ganzen Körper 2 – für Profis

1 2 **3**

Runden: 2–4
Pause zwischen Runden: ca. 60 Sekunden
Rundendauer: ca. 10 Minuten

	Übungen	**Befestigung Fitnessband**	**Dauer in Sekunden**	**Pause zwischen den Übungen in Sekunden**	**Wiederholungen in Reserve**	**Seite**
1	Lifts im Ausfallschritt	unten	30 pro Seite	30	2–5	130
2	Gestrecktes Latziehen im Kniestand	oben	30	30	2–5	127
3	Abbremsender Ausfallschritt	mittig	20 pro Seite	30	2–5	122
4	Rumpfrotation in Schrittstellung	mittig	30 pro Seite	30	2–5	130
5	Kurzer Seitstütz mit Frontalzug	mittig	20 pro Seite	30	2–5	120
6	Hüftstreckung aus dem Vierfüßlerstand	–	30 pro Seite	30	2–5	118
7	Chops im Ausfallschritt	oben	30 pro Seite	30	2–5	129
8	Trizepsdrücken im Kniestand	oben	30	30	2–5	133

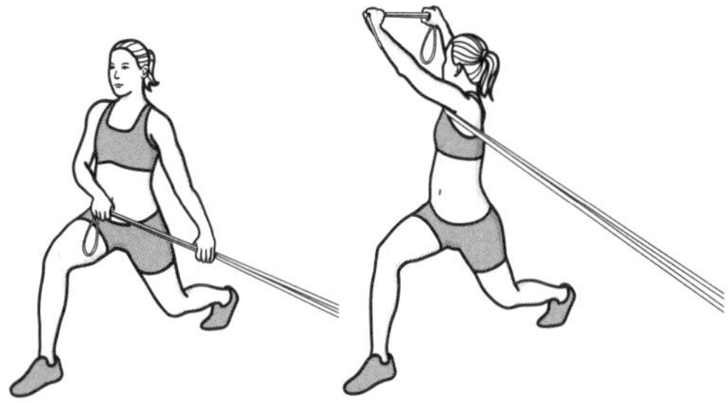

1 Lifts im Ausfallschritt

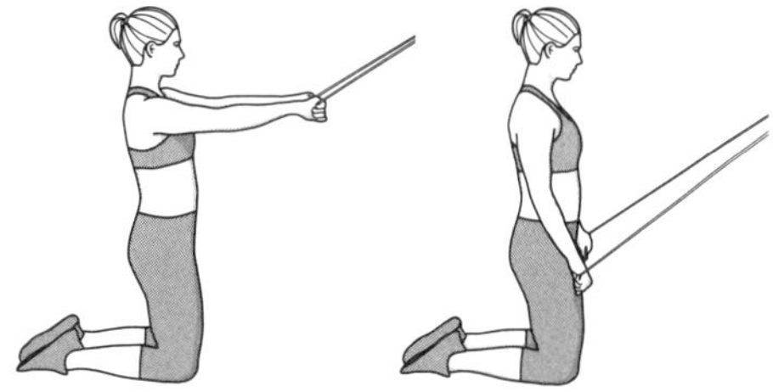

2 Gestrecktes Latziehen im Kniestand

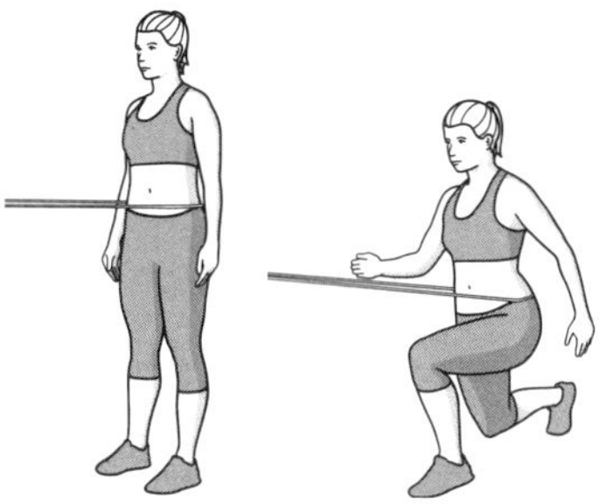

3 Abbremsender Ausfallschritt

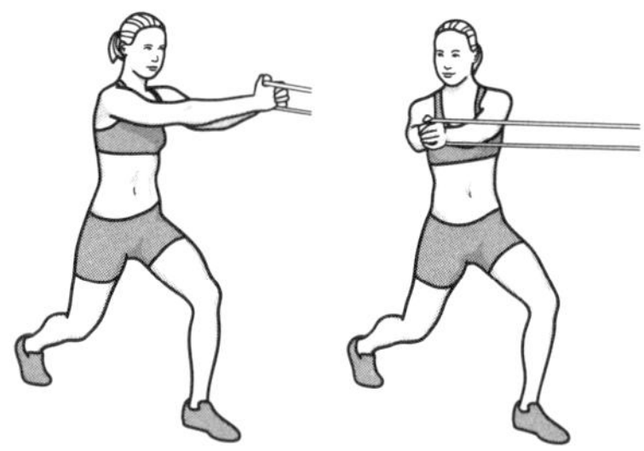

4 Rumpfrotation in Schrittstellung

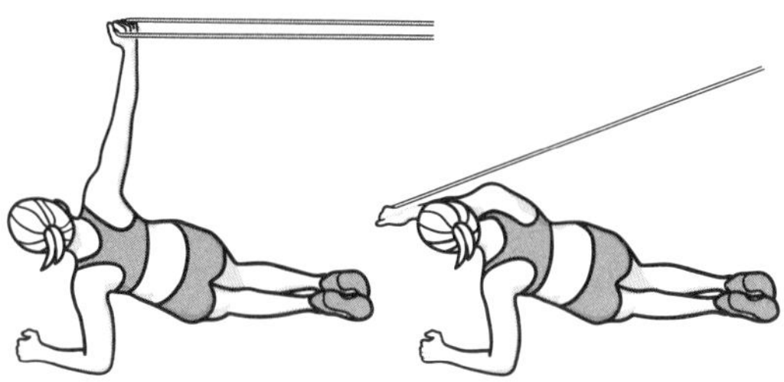

5 Kurzer Seitstütz mit Frontalzug

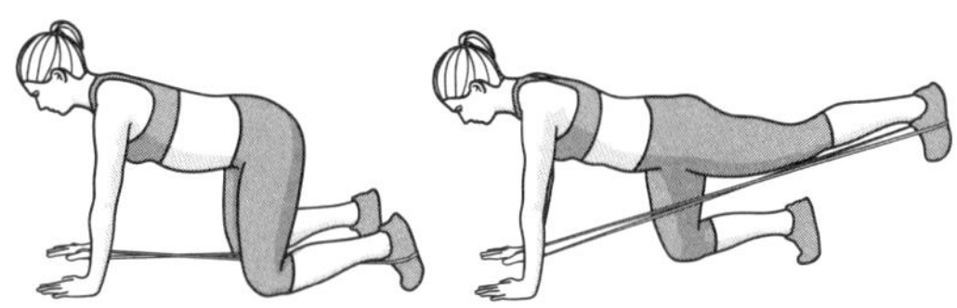

6 Hüftstreckung aus dem Vierfüßlerstand

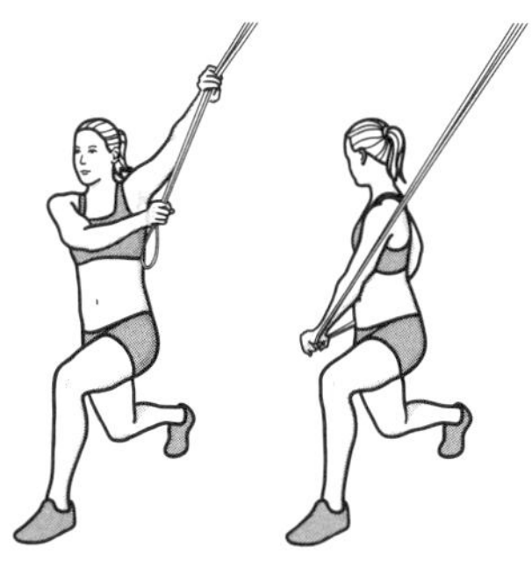

7 Chops im Ausfallschritt

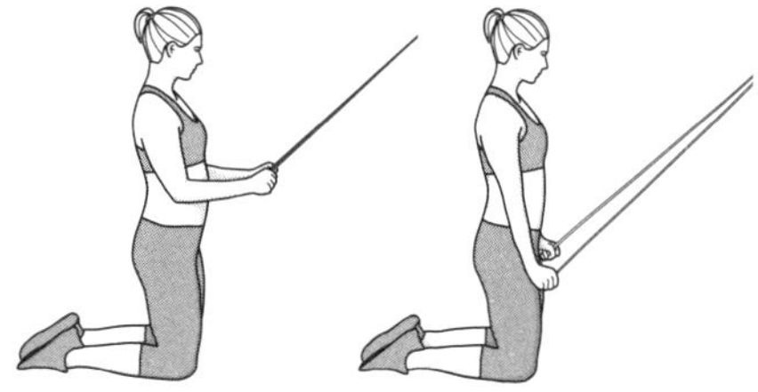

8 Trizepsdrücken im Kniestand

29 Muskelaufbau und Maximalkraft für den ganzen Körper 2 – für Fortgeschrittene

1 **2** 3

Runden: 2–4
Pause zwischen Runden: ca. 180 Sekunden
Rundendauer: ca. 7 Minuten

	Übungen	**Befestigung Fitnessband**	**Dauer in Sekunden**	**Pause zwischen den Übungen in Sekunden**	**Wiederholungen in Reserve**	**Seite**
1	Ausfallschritt nach vorne	mittig	25 pro Seite	30	2–5	122
2	Gestrecktes Latziehen in Schrittstellung	oben	20	30	2–5	132
3	Liegestütz	–	15	30	2–5	134
4	Bizeps-Curl im Stand	–	15	30	2–5	123
5	Gegenseitige Zug-Druck-Kombination im halben Kniestand	mittig	20 pro Seite	30	2–5	131
6	Kniebeuge mit Armstreckung	–	15	30	2–5	120
7	Breites Latziehen aus dem halben Kniestand	oben	20	30	2–5	126
8	Einarmiges Rudern im Stehen	–	15 pro Seite	30	2–5	124

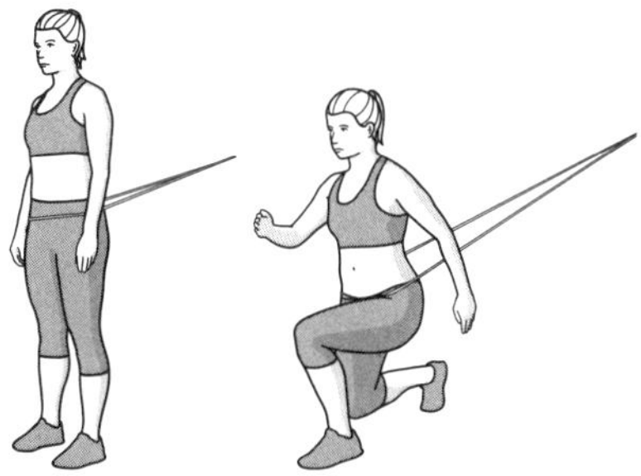

1 Ausfallschritt nach vorne

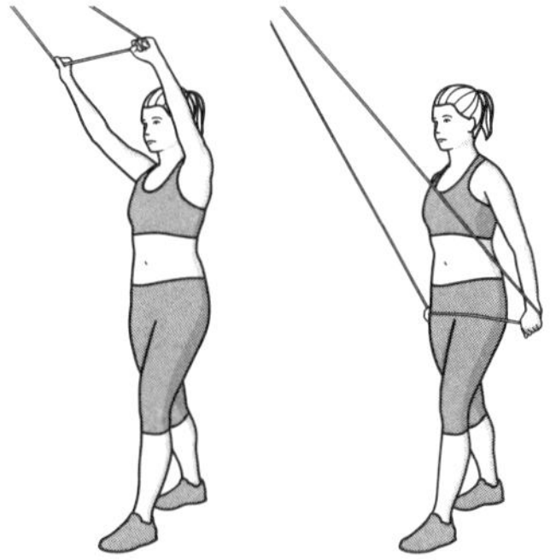

2 Gestrecktes Latziehen in Schrittstellung

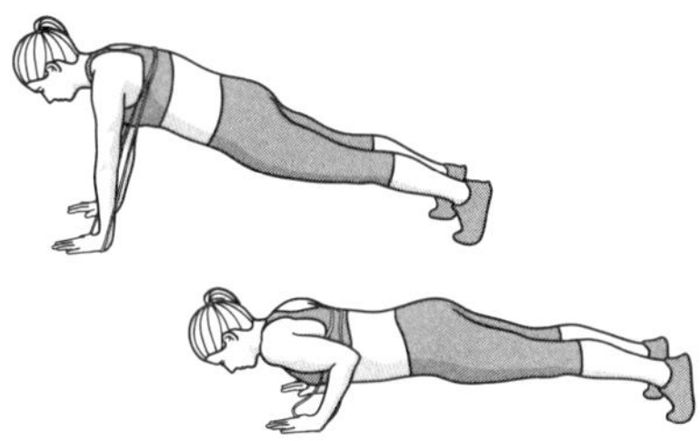

3 Liegestütz

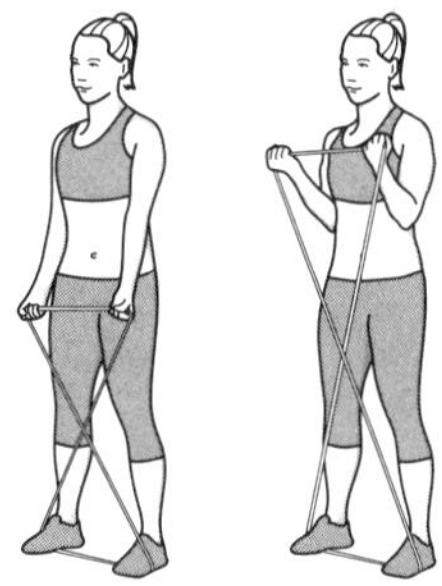

4 Bizeps-Curl im Stand

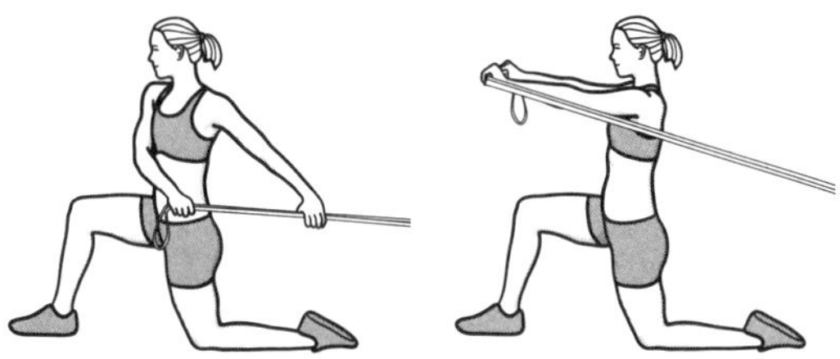

5 Gegenseitige Zug-Druck-Kombination im halben Kniestand

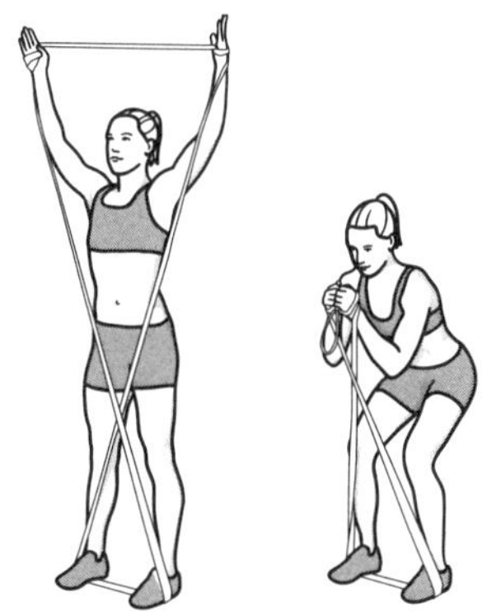

6 Kniebeuge mit Armstreckung

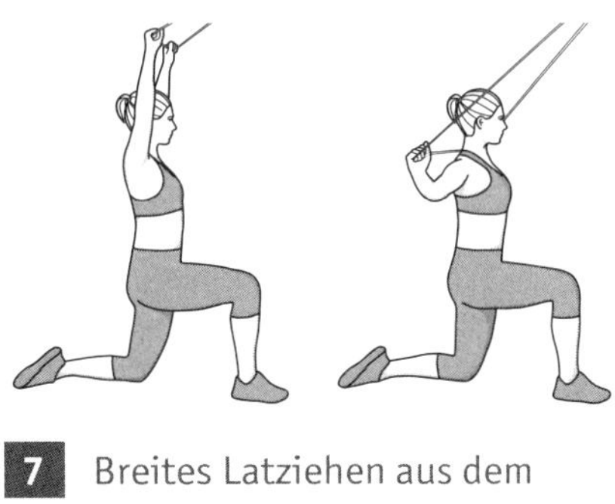

7 Breites Latziehen aus dem halben Kniestand

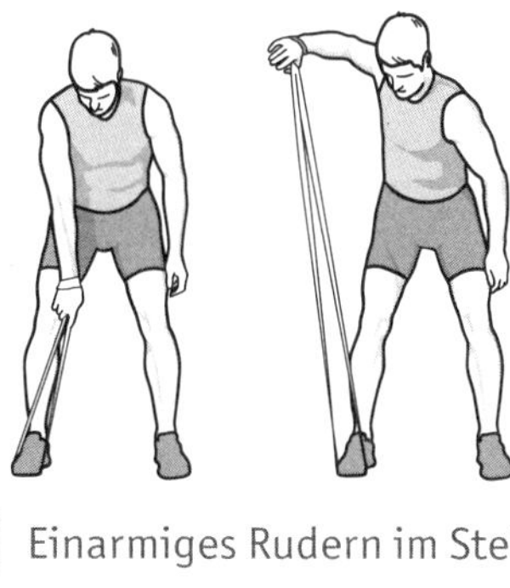

8 Einarmiges Rudern im Stehen

30 Muskelaufbau und Maximalkraft für den ganzen Körper 2 – für Profis

1 2 **3**

Runden: 2–4
Pause zwischen Runden: ca. 180 Sekunden
Rundendauer: ca. 10 Minuten

	Übungen	Befestigung Fitnessband	Dauer in Sekunden	Pause zwischen den Übungen in Sekunden	Wiederholungen in Reserve	Seite
1	Latzug in Bauchlage	–	15	45	2–5	126
2	Seitliches Gehen mit gebeugten Knien	–	15 pro Seite	45	2–5	118
3	Abbremsender Ausfallschritt	mittig	10 pro Seite	45	2–5	122
4	Schulter-aktivierung im Stehen	–	15	45	2–5	133
5	Trizepsdrücken im Kniestand	oben	10	45	2–5	133
6	Zug-Druck-Kombination im Kniestand	mittig	15 pro Seite	45	2–5	132
7	Brücke	–	15	45	2–5	119
8	Einseitiger Butterfly im Stehen	mittig	15 pro Seite	45	2–5	135
9	Chops im Kniestand	oben	15 pro Seite	45	2–5	128
10	Liegestütz		10	45	2–5	134

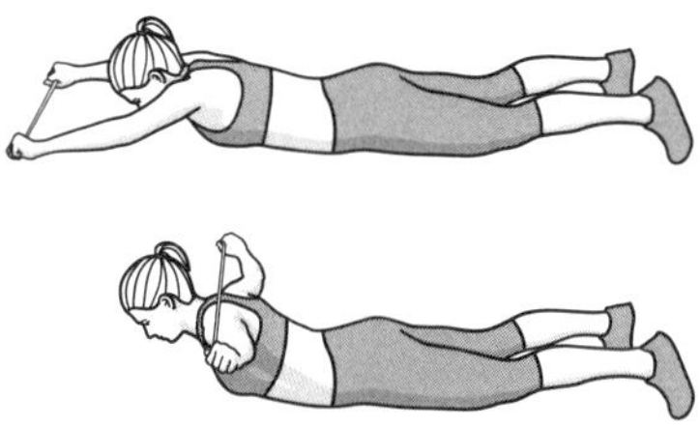

1 Latzug in Bauchlage

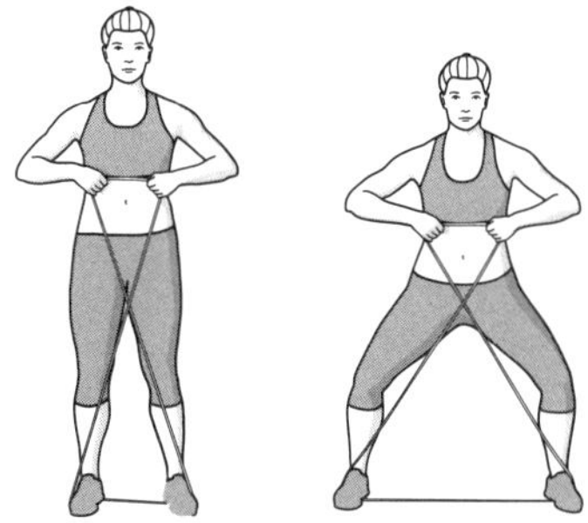

2 Seitliches Gehen mit gebeugten Knien

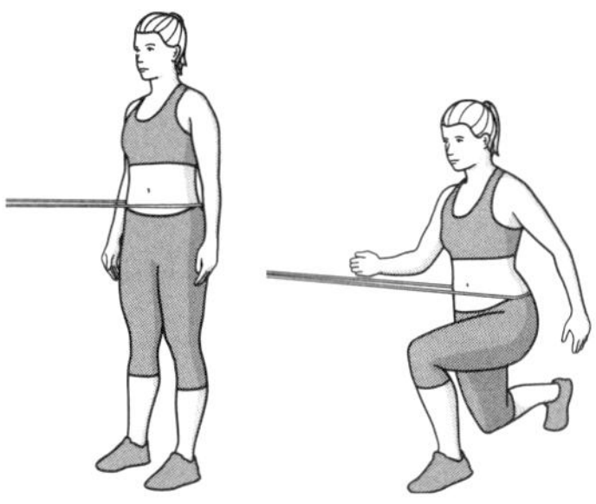

3 Abbremsender Ausfallschritt

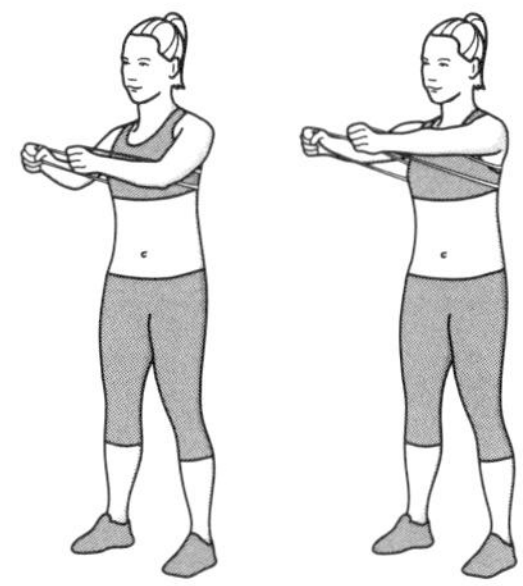

4 Schulteraktivierung im Stehen

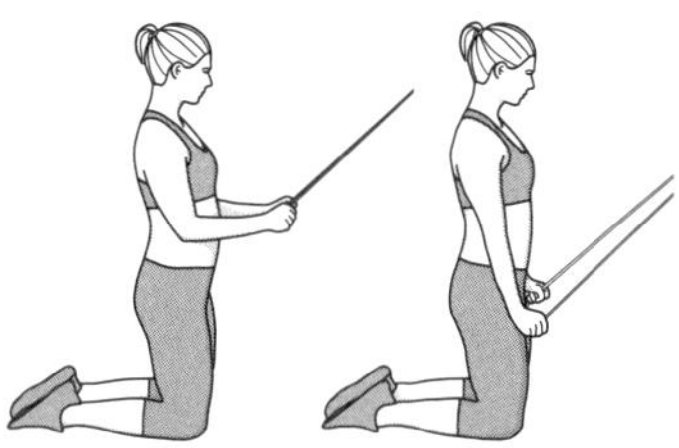

5 Trizepsdrücken im Kniestand

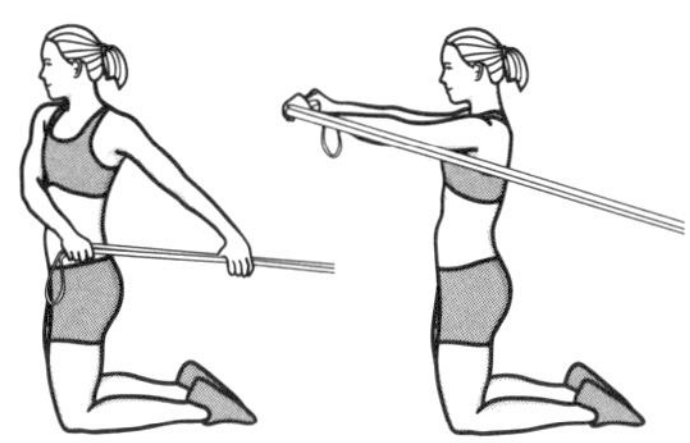

6 Zug-Druck-Kombination im Kniestand

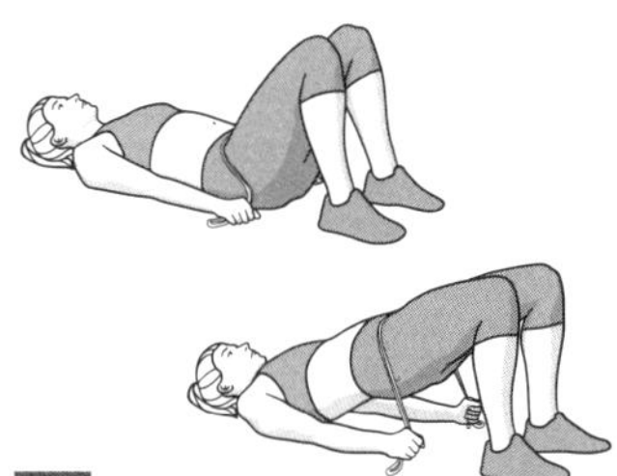

7 Brücke

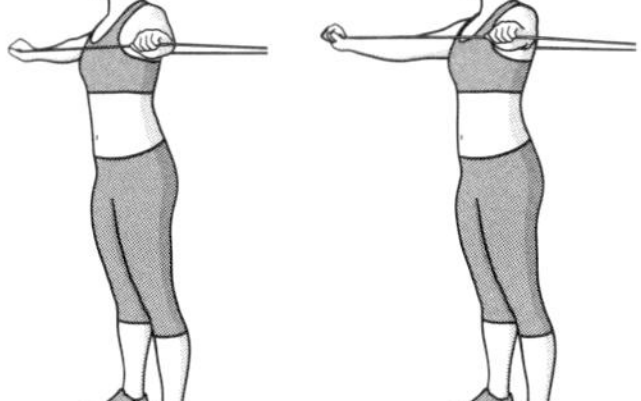

8 Einseitiger Butterfly im Stehen

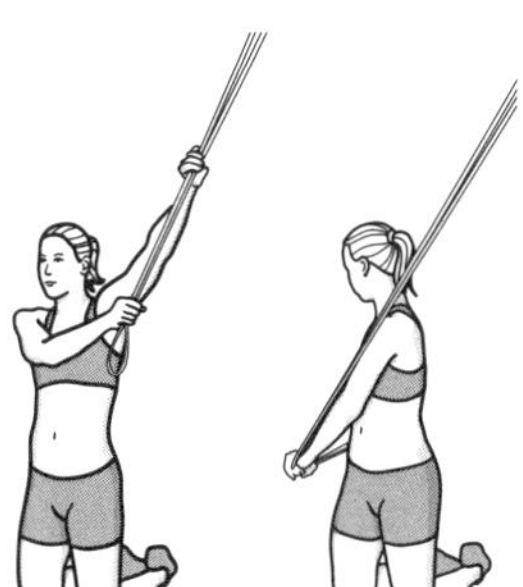

9 Chops im Kniestand

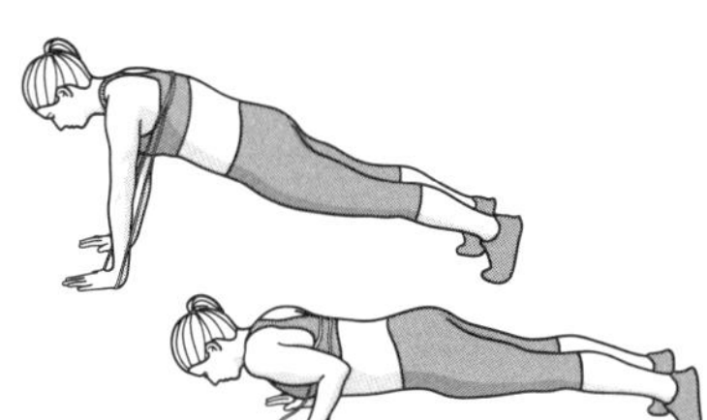

10 Liegestütz

31 Kraftausdauer und Cardio für Schultern und Arme 2 – für Einsteiger

1 2 3

Runden: 2
Pause zwischen Runden: ca. 120 Sekunden
Rundendauer: ca. 9 Minuten

	Übungen	Befestigung Fitnessband	Dauer in Sekunden	Pause zwischen den Übungen in Sekunden	Wiederholungen in Reserve	Seite
1	Überkopfdrücken im Stehen	–	20	45	2–5	133
2	Bizeps-Curl im halben Kniestand	–	30	45	2–5	123
3	Trizepsdrücken im Stehen	–	20 pro Seite	45	2–5	132
4	Schulteraktivierung im Stehen	–	20	45	2–5	133
5	Latzug in Bauchlage	–	15	45	2–5	126
6	Gestrecktes Latziehen in Schrittstellung	oben	15	45	2–5	132
7	Lifts im halben Kniestand	oben	20 pro Seite	45	2–5	129
8	Chops im halben Kniestand	oben	20 pro Seite	45	2–5	128

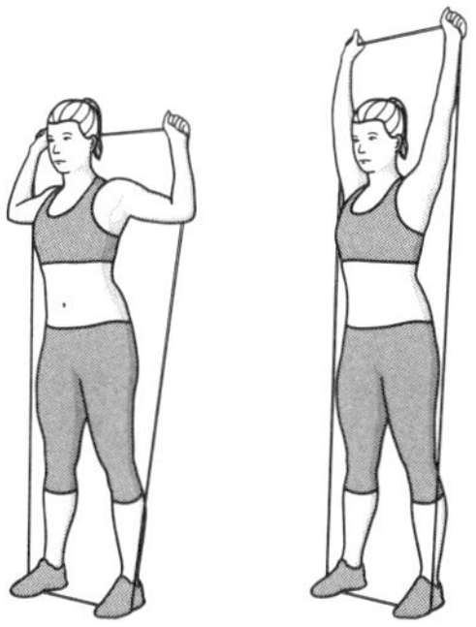

1 Überkopfdrücken im Stehen

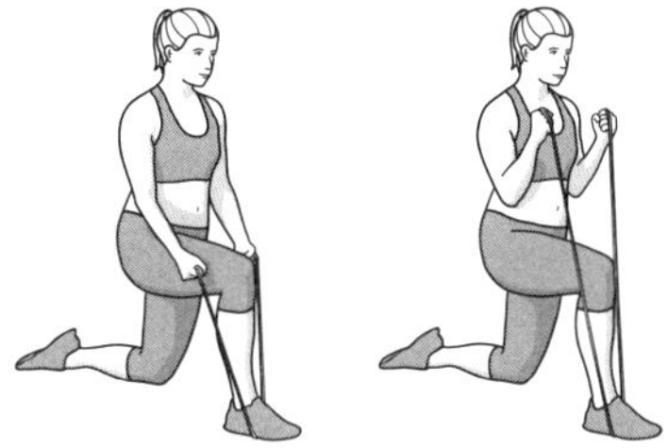

2 Bizeps-Curl im halben Kniestand

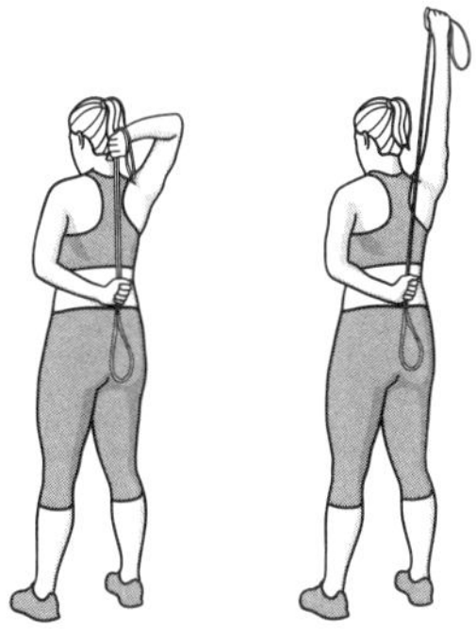

3 Trizepsdrücken im Stehen

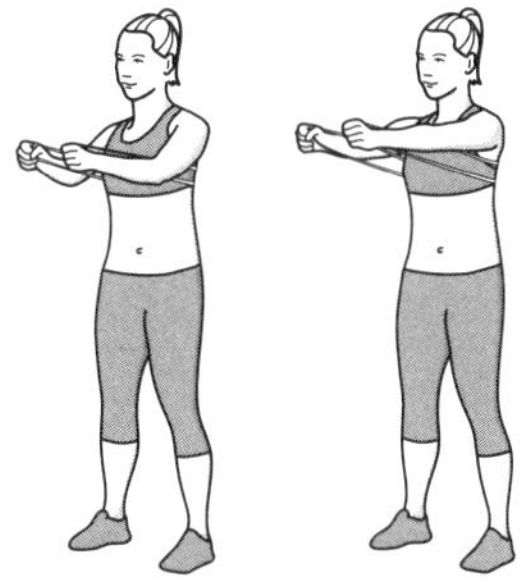

4 Schulteraktivierung im Stehen

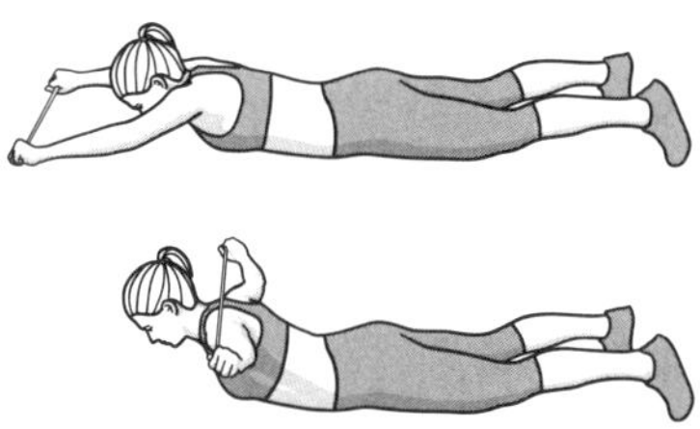

5 Latzug in Bauchlage

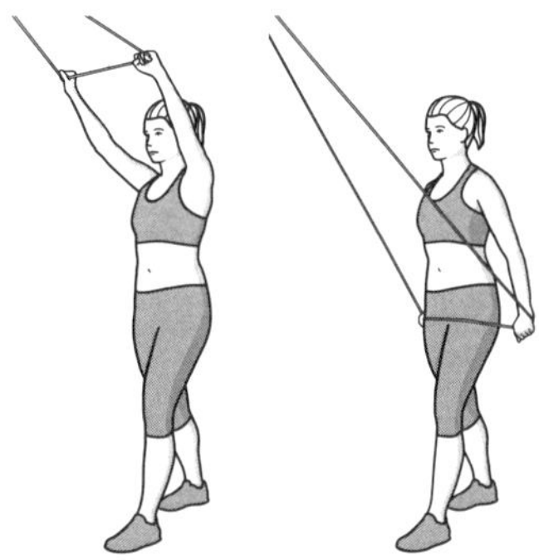

6 Gestrecktes Latziehen in Schrittstellung

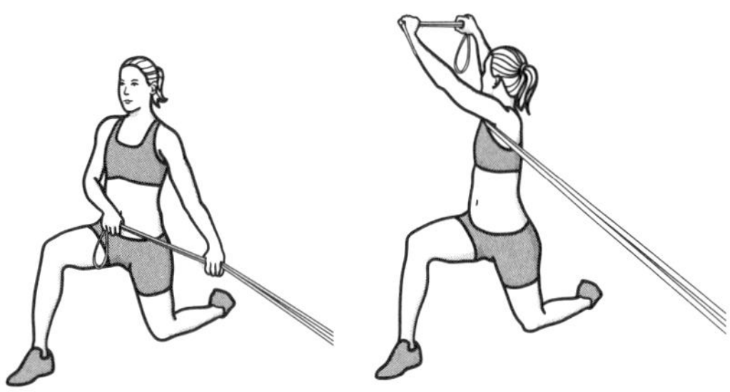

7 Lifts im halben Kniestand

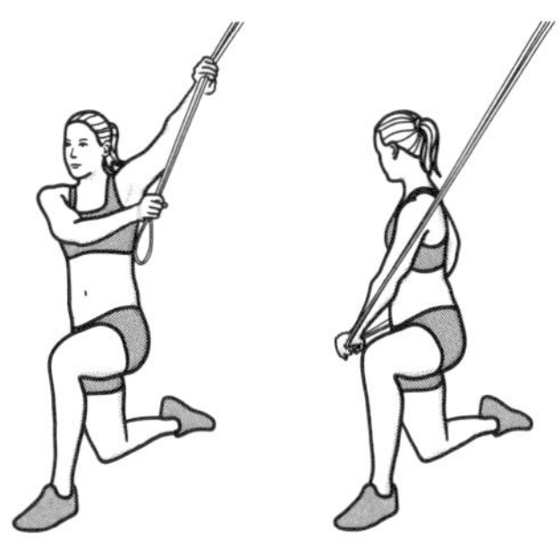

8 Chops im halben Kniestand

32 Kraftausdauer und Cardio für Schultern und Arme 2 – für Fortgeschrittene

1 **2** 3

Runden: 2
Pause zwischen Runden: ca. 90 Sekunden
Rundendauer: ca. 9 Minuten

	Übungen	Befestigung Fitnessband	Dauer in Sekunden	Pause zwischen den Übungen in Sekunden	Wiederholungen in Reserve	Seite
1	Schulteraußenrotation im Stand	–	30 pro Seite	30	2–5	127
2	Liegestütz	–	20	30	2–5	134
3	Bizeps-Curl im Stand	–	30	30	2–5	123
4	Rudern im Langsitz	–	30	30	2–5	124
5	Gestrecktes Latziehen in Schrittstellung	oben	20	30	2–5	132
6	Einseitiges Schulterheben im Stand	unten	20 pro Seite	30	2–5	128
7	Beidseitiger Butterfly im Stehen	mittig	30	30	2–5	135
8	Einarmiges Rudern im Stehen	–	20 pro Seite	30	2–5	124

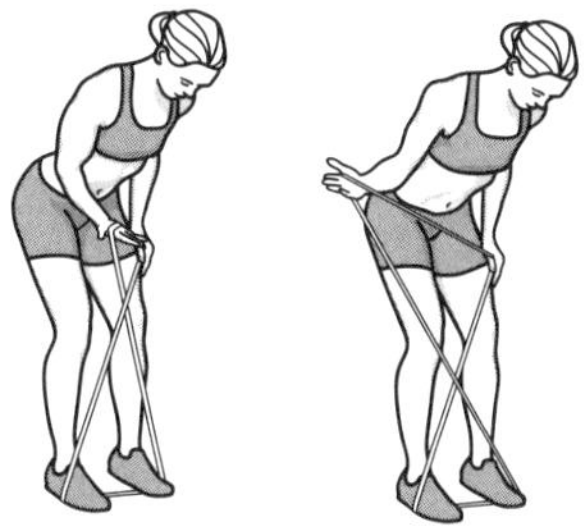

1 Schulteraußenrotation im Stand

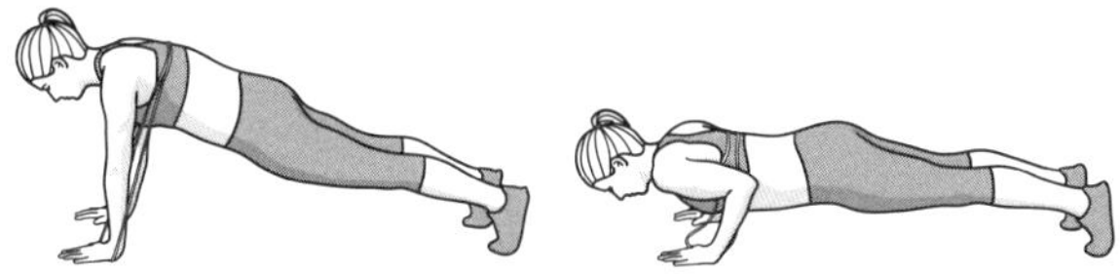

2 Liegestütz

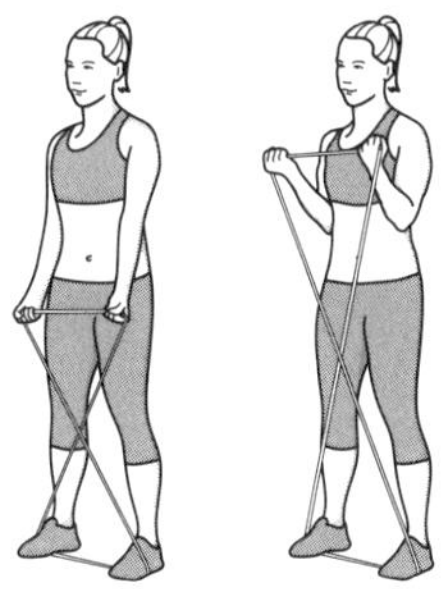

3 Bizeps-Curl im Stand

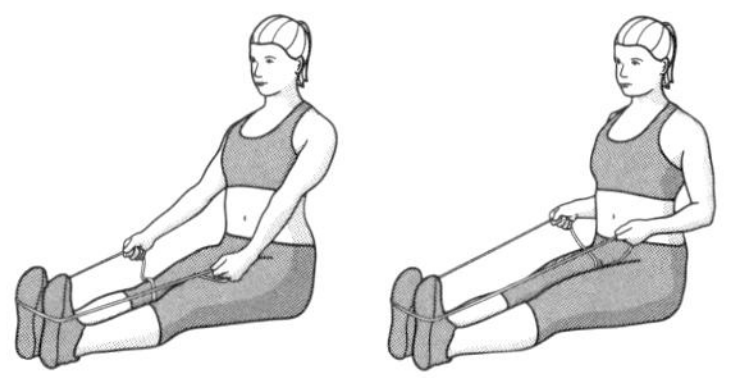

4 Rudern im Langsitz

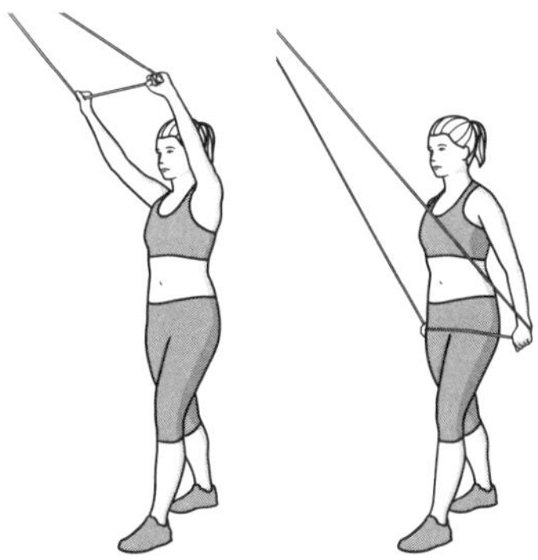

5 Gestrecktes Latziehen in Schrittstellung

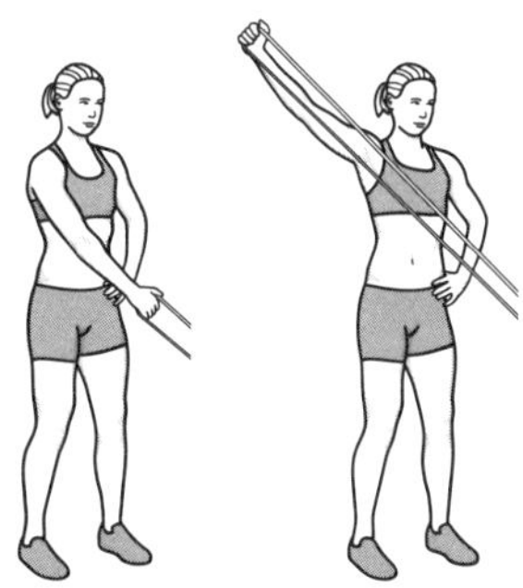

6 Einseitiges Schulterheben im Stand

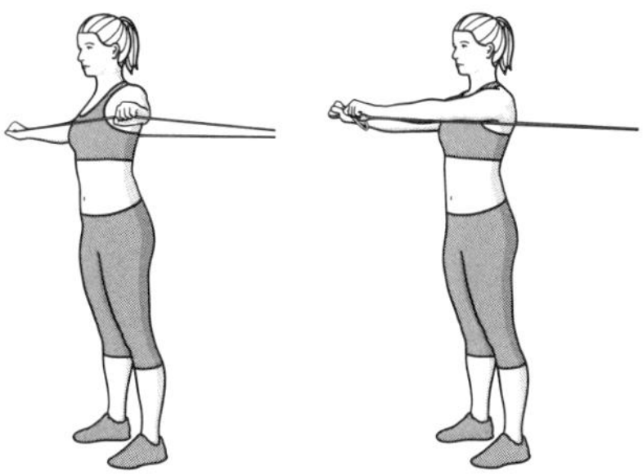

7 Beidseitiger Butterfly im Stehen

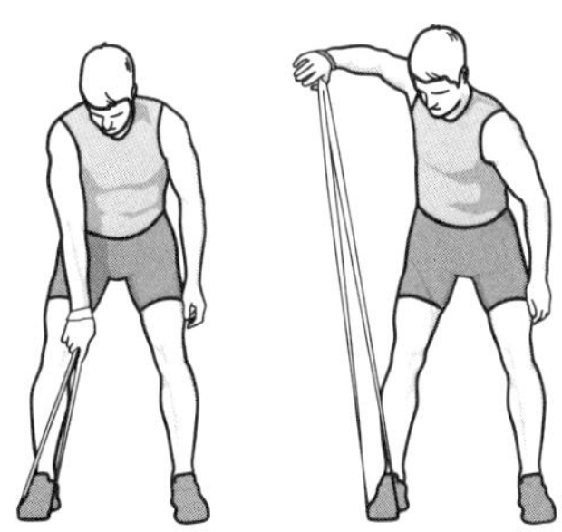

8 Einarmiges Rudern im Stehen

33 Kraftausdauer und Cardio für Schultern und Arme 2 – für Profis

1 2 3

Runden: 2–4
Pause zwischen Runden: ca. 60 Sekunden
Rundendauer: ca. 11 Minuten

	Übungen	Befestigung Fitnessband	Dauer in Sekunden	Pause zwischen den Übungen in Sekunden	Wiederholungen in Reserve	Seite
1	Einseitiger Butterfly im Stehen	mittig	30 pro Seite	30	2–5	135
2	Schulteraußen-rotation im Stand	–	30 pro Seite	30	2–5	127
3	Trizepsdrücken im Kniestand	oben	30	30	2–5	133
4	Einarmiger Bizeps-Curl im Stehen	–	30 pro Seite	30	2–5	124
5	Einarmiges Rudern im halben Kniestand	mittig	30 pro Seite	30	2–5	125
6	Liegestütz	–	20	30	2–5	134
7	Einseitiges Schulterheben im Stand	unten	15 pro Seite	30	2–5	128
8	Rudern im Langsitz	–	30	30	2–5	124
9	Gegenseitige Zug-Druck-Kombination im halben Kniestand	mittig	30 pro Seite	30	2–5	131

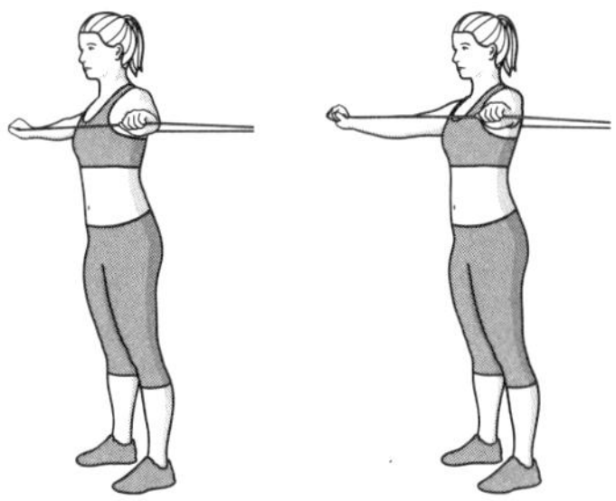

1 Einseitiger Butterfly im Stehen

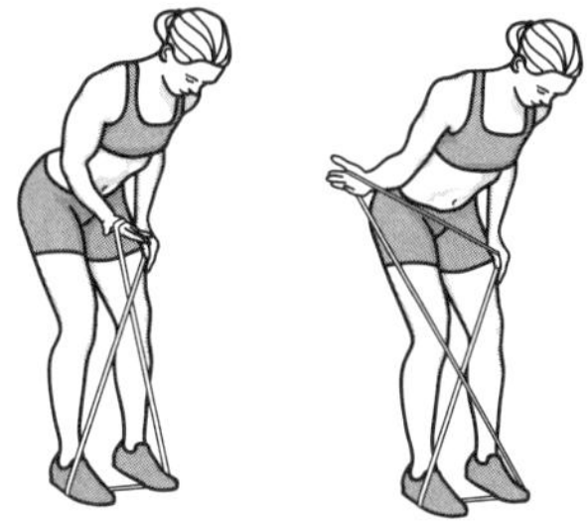

2 Schulteraußenrotation im Stand

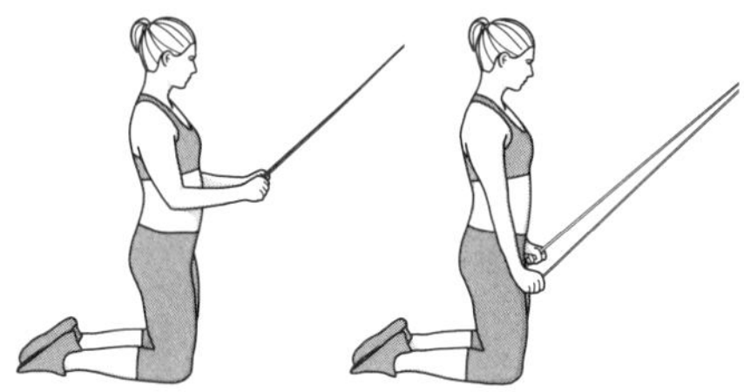

3 Trizepsdrücken im Kniestand

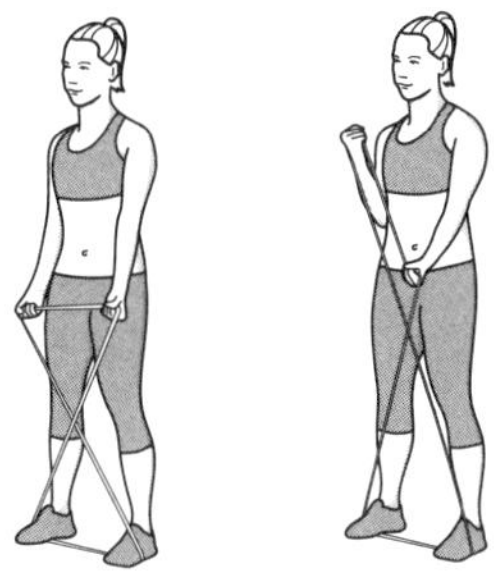

4 Einarmiger Bizeps-Curl im Stehen

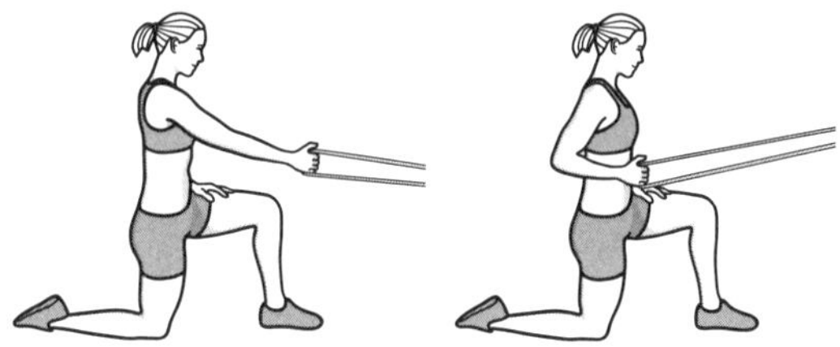

5 Einarmiges Rudern im halben Kniestand

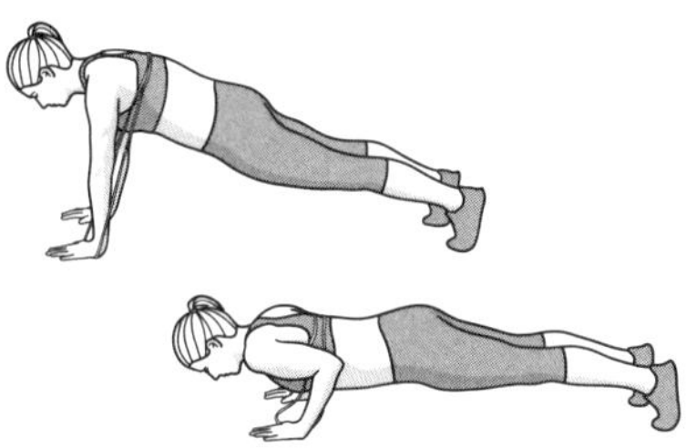

6 Liegestütz

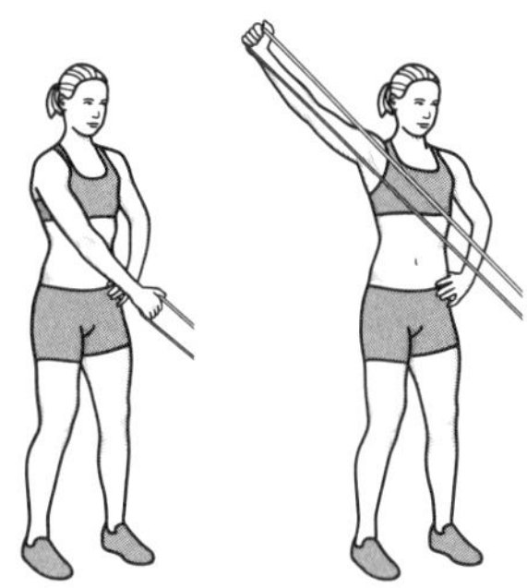

7 Einseitiges Schulterheben im Stand

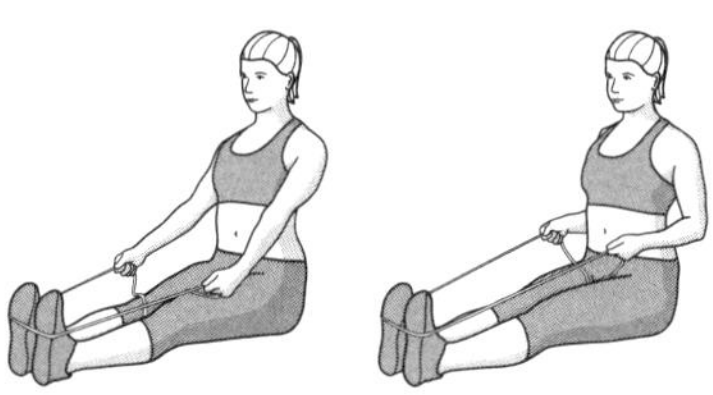

8 Rudern im Langsitz

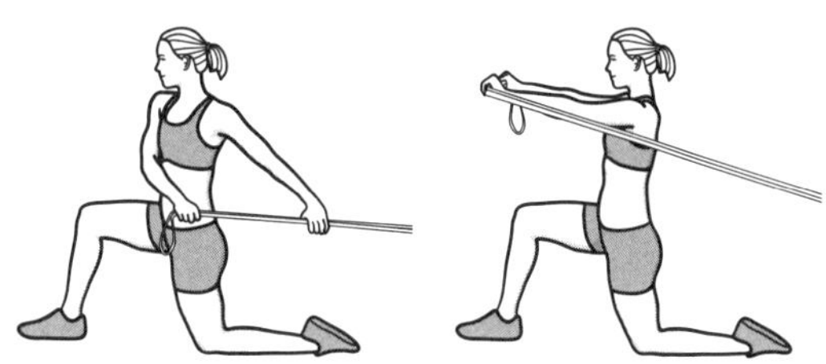

9 Gegenseitige Zug-Druck-Kombination im halben Kniestand

34 Muskelaufbau und Maximalkraft für Schultern und Arme 2 – für Fortgeschrittene

1 **2** 3

Runden: 2–4
Pause zwischen Runden: ca. 180 Sekunden
Rundendauer: ca. 9 Minuten

	Übungen	Befestigung Fitnessband	Dauer in Sekunden	Pause zwischen den Übungen in Sekunden	Wiederholungen in Reserve	Seite
1	Bizeps-Curl im halben Kniestand	–	20	45	2–5	123
2	Latzug in Bauchlage	–	20	45	2–5	126
3	Rudern im Langsitz	–	20	45	2–5	124
4	Trizepsdrücken im Stehen	–	20 pro Seite	45	2–5	132
5	Rumpfrotation im Stand	mittig	30 pro Seite	45	2–5	130
6	Überkopfkniebeuge aus dem Parallelstand	–	30	45	2–5	119
7	Kreuzheben	–	20	45	2–5	118
8	Horizontaladduktion im Stehen	–	20	45	2–5	134

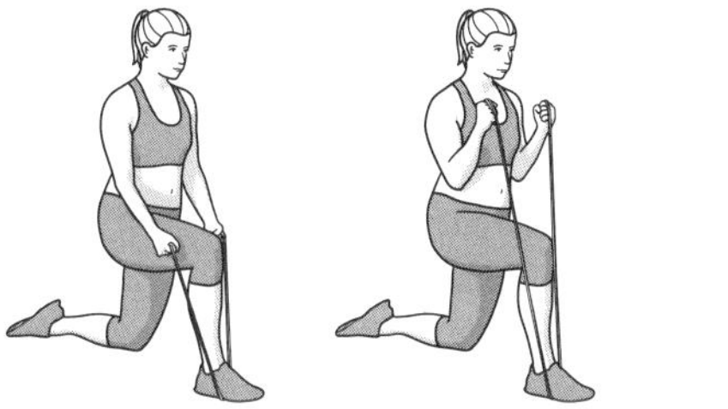

1 Bizeps-Curl im halben Kniestand

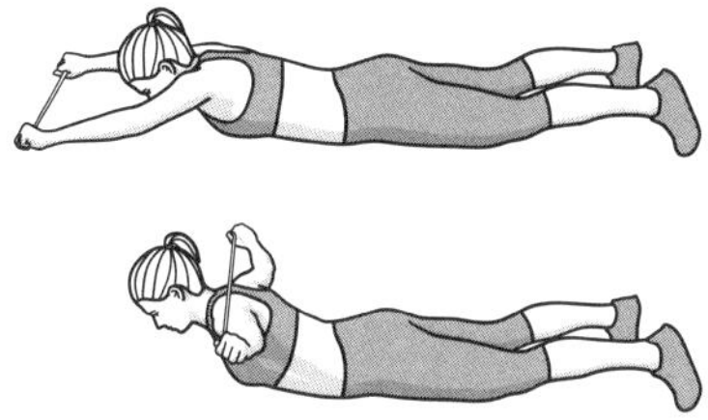

2 Latzug in Bauchlage

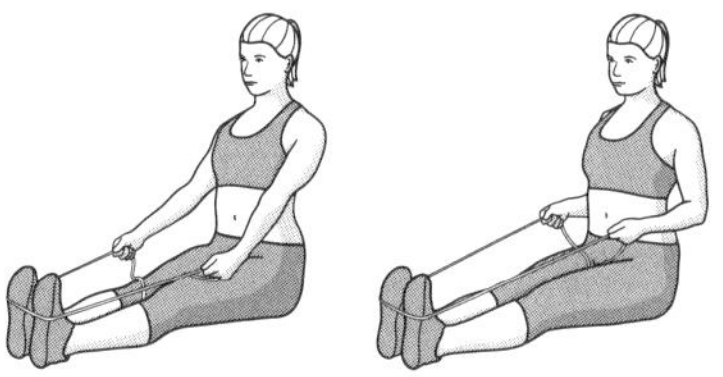

3 Rudern im Langsitz

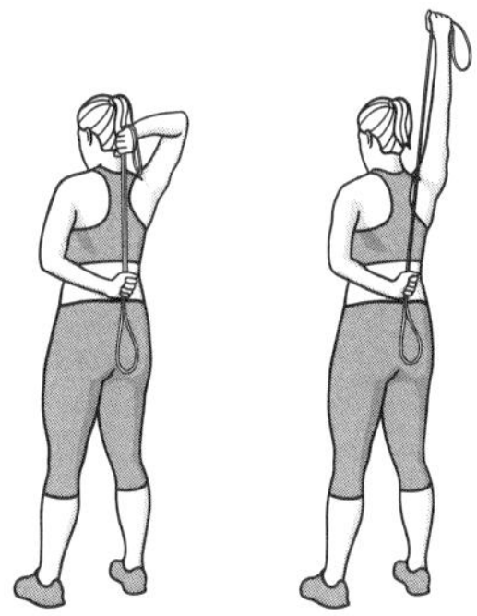

4 Trizepsdrücken im Stehen

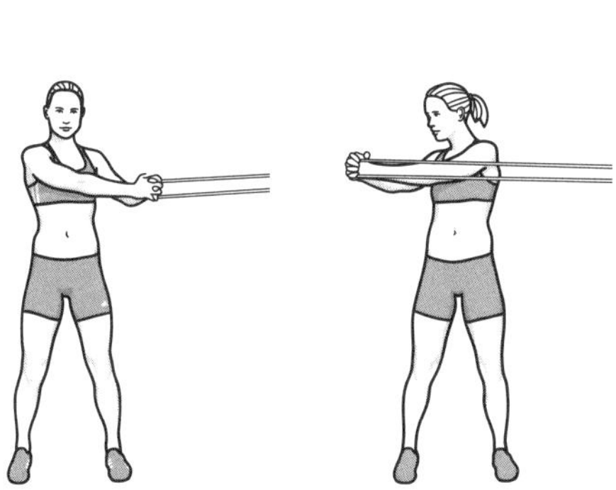

5 Rumpfrotation im Stand

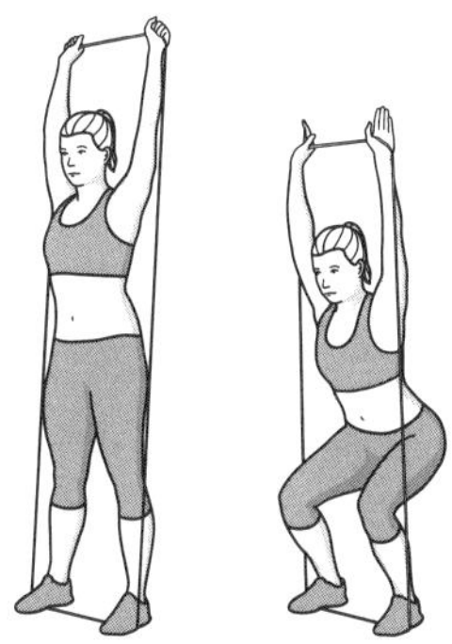

6 Überkopfkniebeuge aus dem Parallelstand

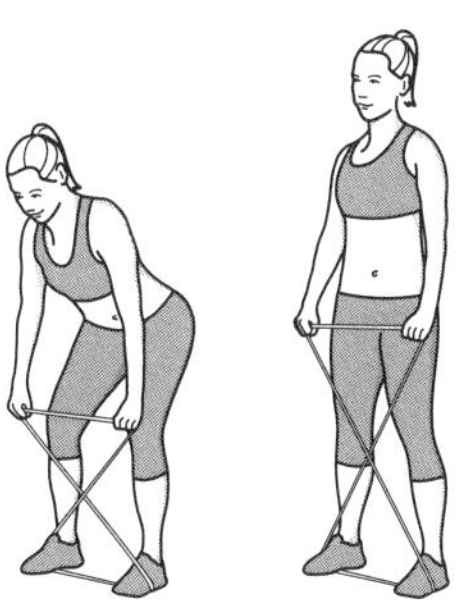

7 Kreuzheben

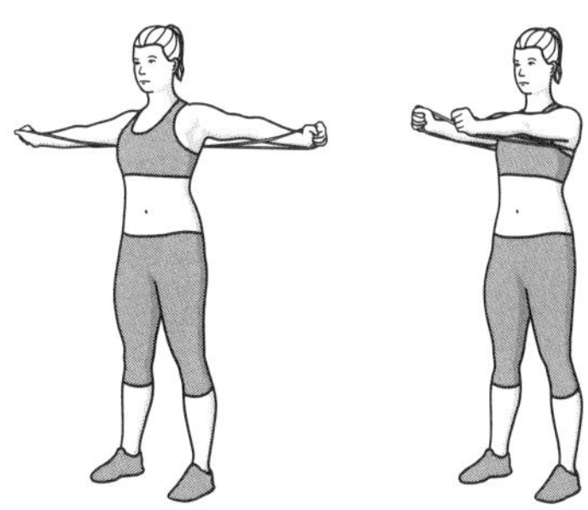

8 Horizontaladduktion im Stehen

35 Muskelaufbau und Maximalkraft für Schultern und Arme – für Profis

1 2 **3**

Runden: 2–4
Pause zwischen Runden: ca. 180 Sekunden
Rundendauer: ca. 11 Minuten

	Übungen	Befestigung Fitnessband	Dauer in Sekunden	Pause zwischen den Übungen in Sekunden	Wiederholungen in Reserve	Seite
1	Schulterblatt-aktivierung im Langsitz	–	15	60	2–5	125
2	Rudern im Langsitz	–	10	60	2–5	124
3	Einarmiger Bizeps-Curl im Stehen	–	15 pro Seite	60	2–5	124
4	Trizepsdrücken im Kniestand	oben	10	60	2–5	133
5	Schulteraußen-rotation im Stand	–	20 pro Seite	60	2–5	127
6	Rumpfrotation in Schrittstellung	mittig	20 pro Seite	60	2–5	130
7	Liegestütz	–	10	60	2–5	134
8	Einarmiges Rudern im Stehen	–	15 pro Seite	60	2–5	124
9	Beidseitiger Butterfly im Stehen	mittig	10	60	2–5	135

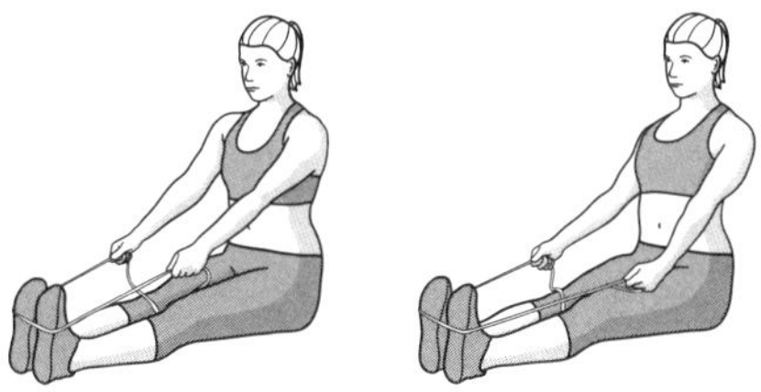

1 Schulterblattaktivierung im Langsitz

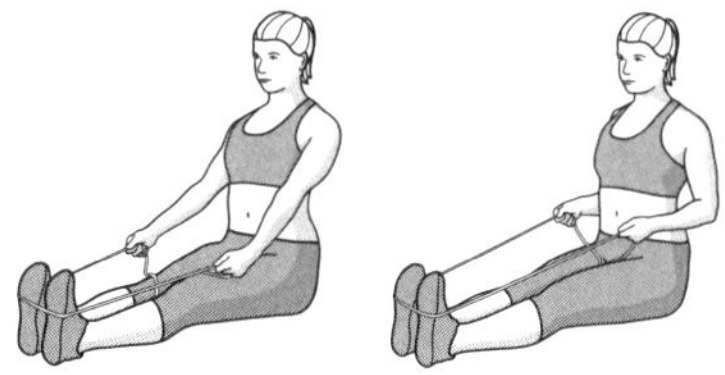

2 Rudern im Langsitz

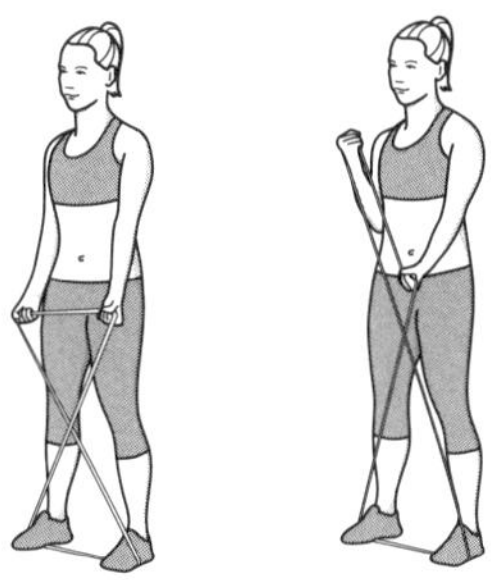

3 Einarmiger Bizeps-Curl im Stehen

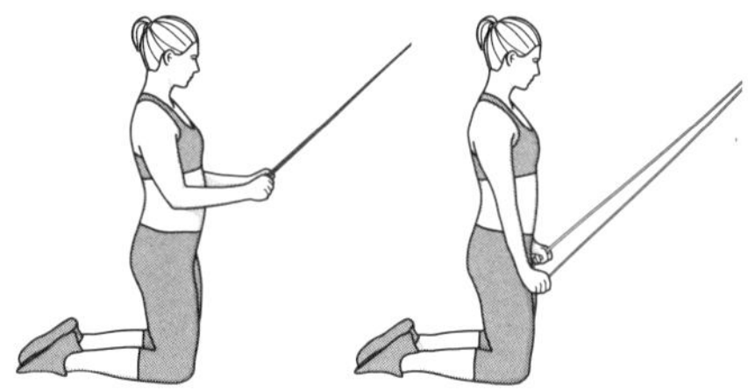

4 Trizepsdrücken im Kniestand

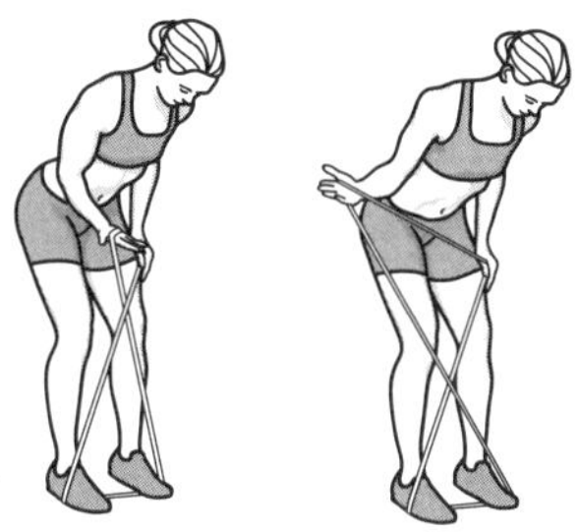

5 Schulteraußenrotation im Stand

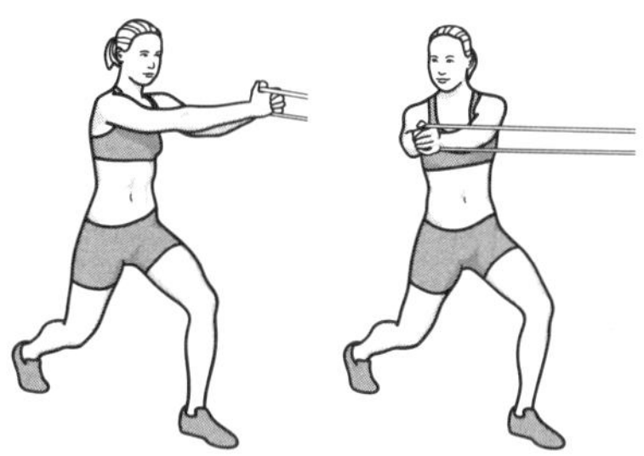

6 Rumpfrotation in Schrittstellung

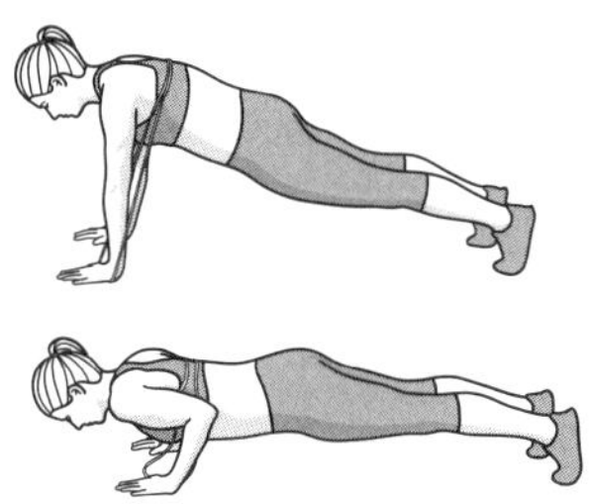

7 Liegestütz

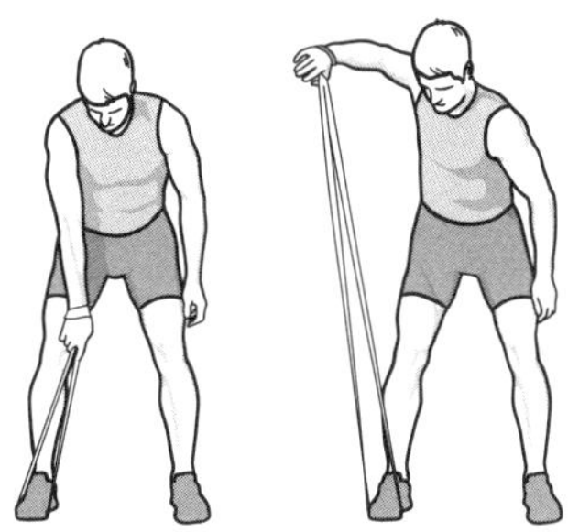

8 Einarmiges Rudern im Stehen

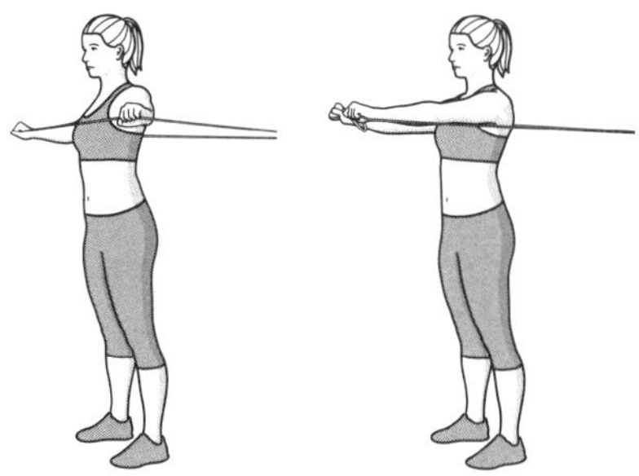

9 Beidseitiger Butterfly im Stehen

36 Rumpfstabilität 2 – für Einsteiger

Runden: 2
Pause zwischen Runden: ca. 120 Sekunden
Rundendauer: ca. 8 Minuten

❶❷❸

	Übungen	Befestigung Fitnessband	Dauer in Sekunden	Pause zwischen den Übungen in Sekunden	Wiederholungen in Reserve	Seite
1	Frontstütz mit Rudern	unten	15 pro Seite	45	2–5	120
2	Kreuzheben	–	15	45	2–5	118
3	Einarmiges Rudern im Stehen	–	10 pro Seite	45	2–5	124
4	Seitlicher Ausfallschritt	mittig	10 pro Seite	45	2–5	116
5	Rumpfrotation in Schrittstellung	mittig	15 pro Seite	45	2–5	130
6	Brücke	–	15	45	2–5	119
7	Zug-Druck-Kombination im Kniestand	mittig	15 pro Seite	45	2–5	132
8	Seitliches Gehen mit gebeugten Knien	–	15 pro Seite	45	2–5	118

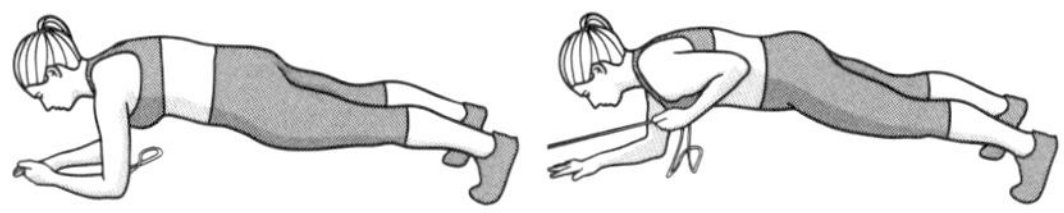

1 Frontstütz mit Rudern

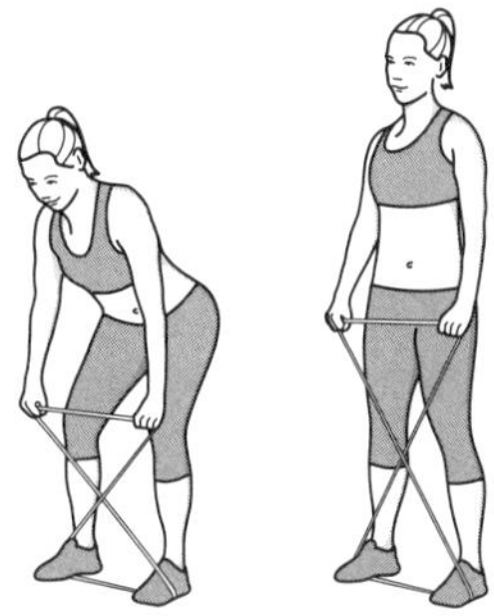

2 Kreuzheben

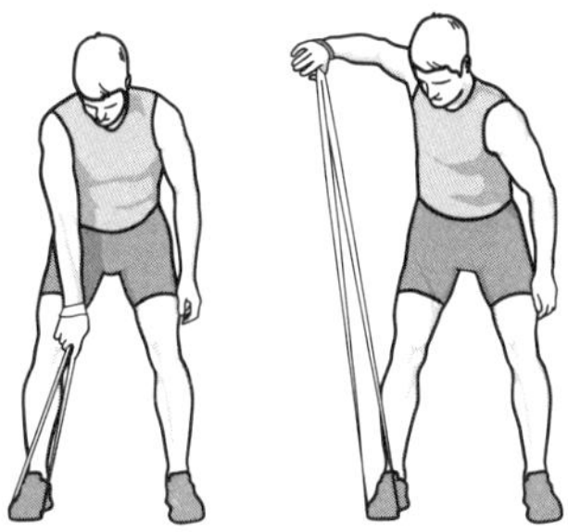

3 Einarmiges Rudern im Stehen

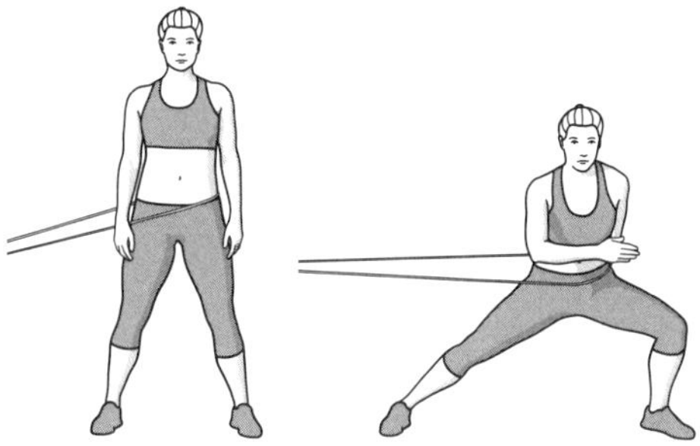

4 Seitlicher Ausfallschritt

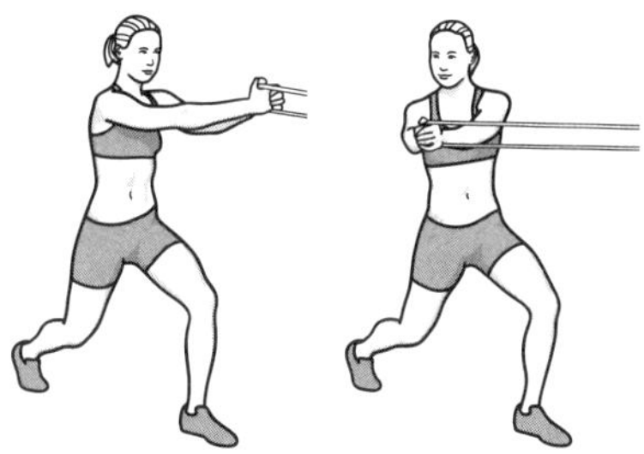

5 Rumpfrotation in Schrittstellung

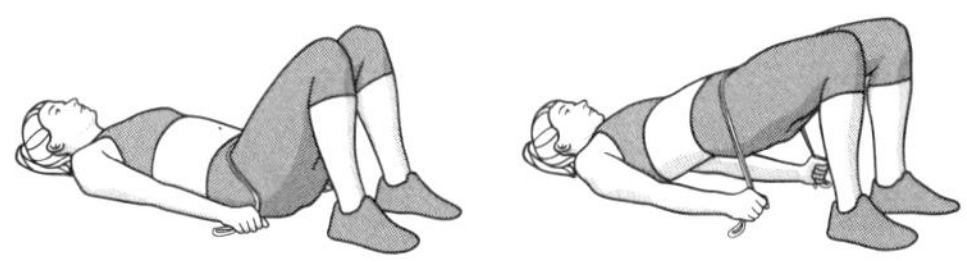

6 Brücke

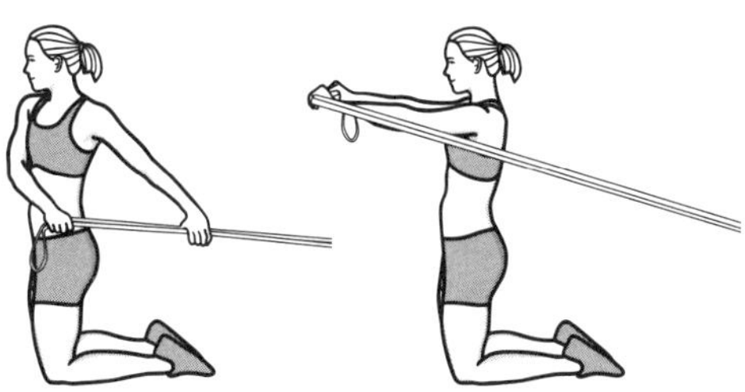

7 Zug-Druck-Kombination im Kniestand

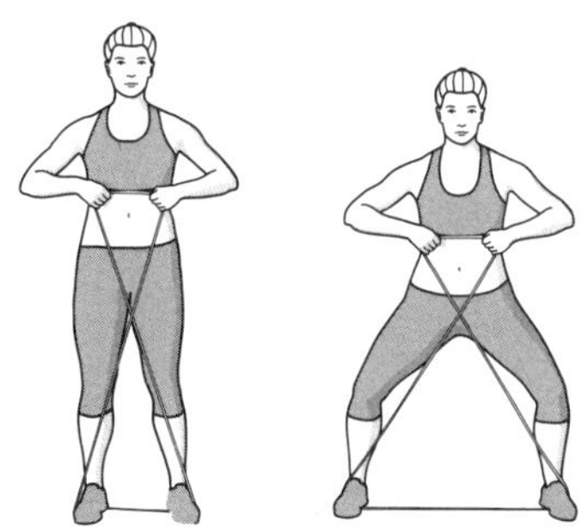

8 Seitliches Gehen mit gebeugten Knien

37 Rumpfstabilität 2 – für Fortgeschrittene

1 **2** 3

Runden: 2
Pause zwischen Runden: ca. 90 Sekunden
Rundendauer: ca. 10 Minuten

	Übungen	Befestigung Fitnessband	Dauer in Sekunden	Pause zwischen den Übungen in Sekunden	Wiederholungen in Reserve	Seite
1	Gegenseitige Zug-Druck-Kombination im halben Kniestand	mittig	30 pro Seite	30	2–5	131
2	Einseitiger Butterfly im Stehen	mittig	20 pro Seite	30	2–5	135
3	Seitlicher Sprung mit Ausfallschritt	mittig	15 pro Seite	30	2–5	116
4	Frontstütz mit Rudern	unten	20 pro Seite	30	2–5	120
5	Einarmiges Rudern im halben Kniestand	mittig	15 pro Seite	30	2–5	125
6	Ausfallschritt nach hinten	–	20 pro Seite	30	2–5	119
7	Kurzer Seitstütz mit Frontalzug	mittig	15 pro Seite	30	2–5	120
8	Ausfallschritt rückwärts mit Rumpfrotation	mittig	20 pro Seite	30	2–5	131
9	Seitstütz mit Schulterziehen	unten	15 pro Seite	30	2–5	121

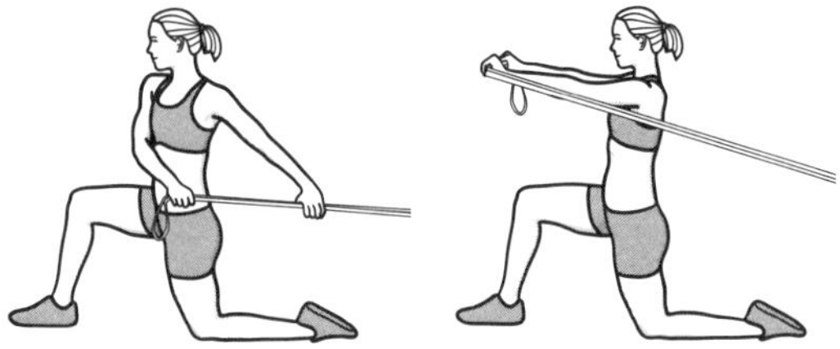

1 Gegenseitige Zug-Druck-Kombination im halben Kniestand

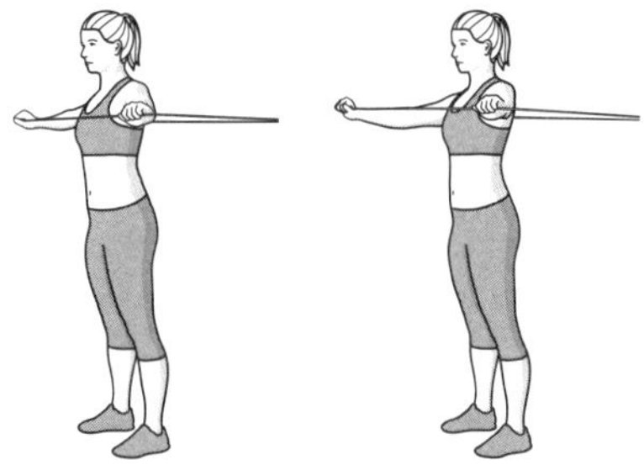

2 Einseitiger Butterfly im Stehen

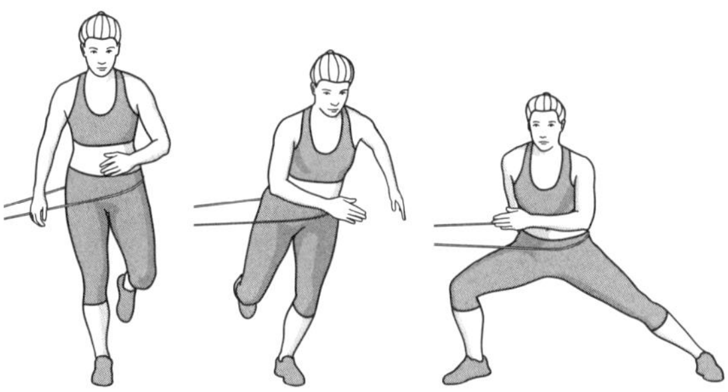

3 Seitlicher Sprung mit Ausfallschritt

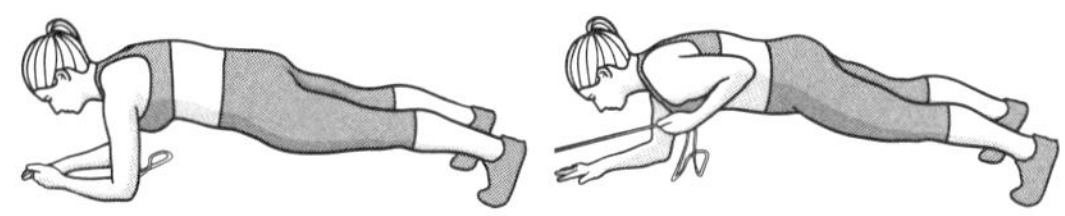

4 Frontstütz mit Rudern

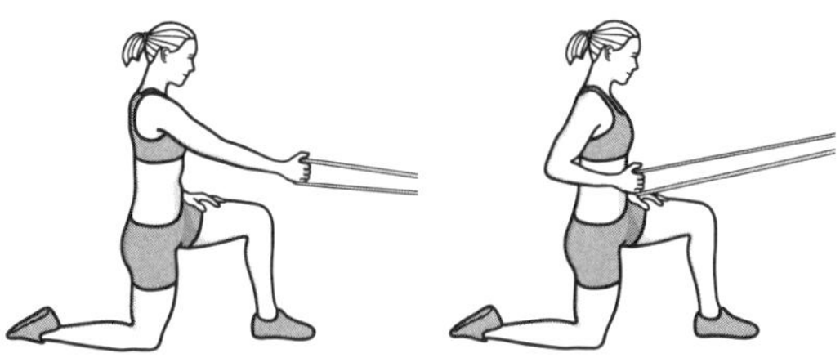

5 Einarmiges Rudern im halben Kniestand

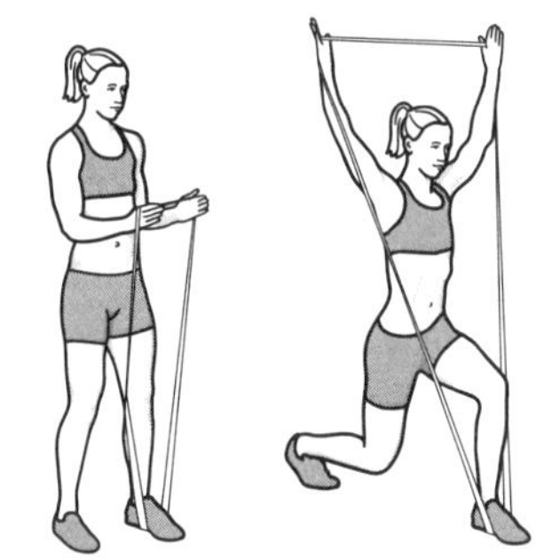

6 Ausfallschritt nach hinten

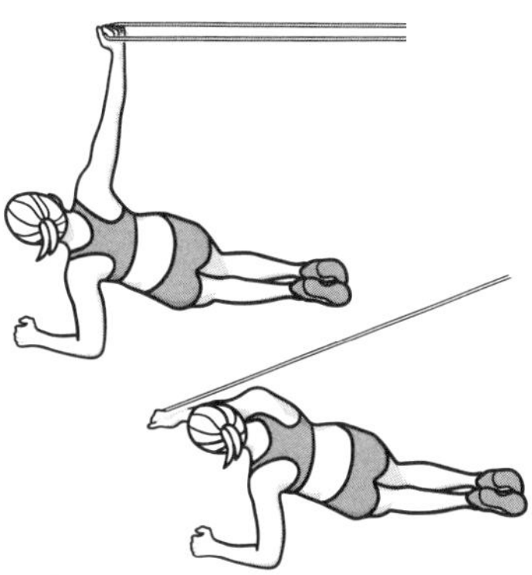

7 Kurzer Seitstütz mit Frontalzug

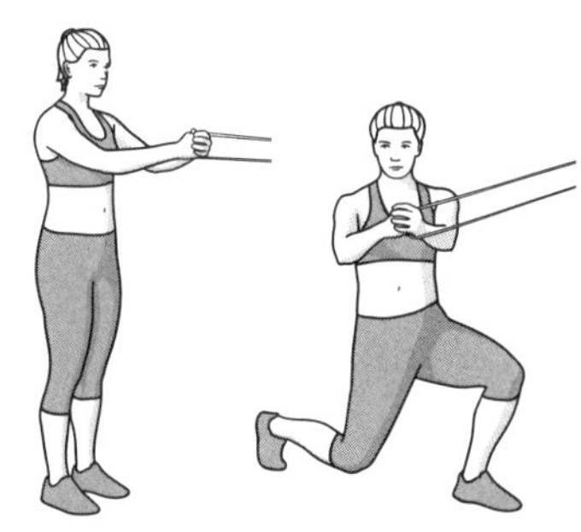

8 Ausfallschritt rückwärts mit Rumpfrotation

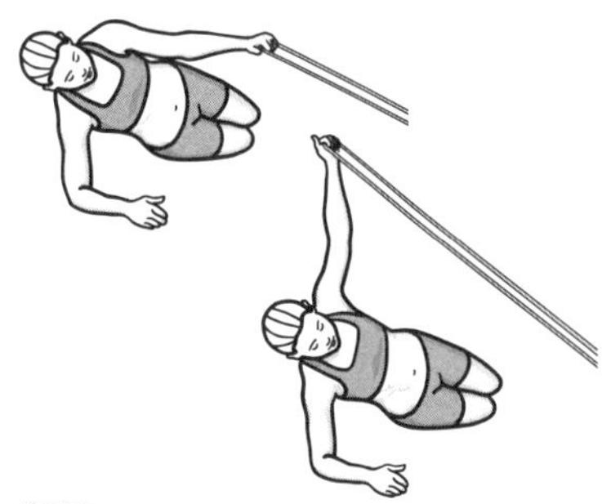

9 Seitstütz mit Schulterziehen

38 Rumpfstabilität 2 – für Profis

1 2 **3**

Runden: 2–4
Pause zwischen Runden: ca. 60 Sekunden
Rundendauer: ca. 10 Minuten

	Übungen	Befestigung Fitnessband	Dauer in Sekunden	Pause zwischen den Übungen in Sekunden	Wiederholungen in Reserve	Seite
1	Frontstütz mit Rudern	unten	20 pro Seite	30	2–5	120
2	Seitliche Sprünge	mittig	20 pro Seite	30	2–5	117
3	Ausfallschritt rückwärts mit Rumpfrotation	mittig	30 pro Seite	30	2–5	131
4	Kniebeuge mit Armstreckung	–	20	30	2–5	120
5	Chops im Ausfallschritt	oben	20 pro Seite	30	2–5	129
6	Zug-Druck-Kombination im Kniestand	mittig	30 pro Seite	30	2–5	132
7	Seitstütz mit Schulterziehen	unten	20 pro Seite	30	2–5	121
8	Lifts im Ausfallschritt	unten	20 pro Seite	30	2–5	130
9	Kurzer Seitstütz mit Frontalzug	mittig	30 pro Seite	30	2–5	120

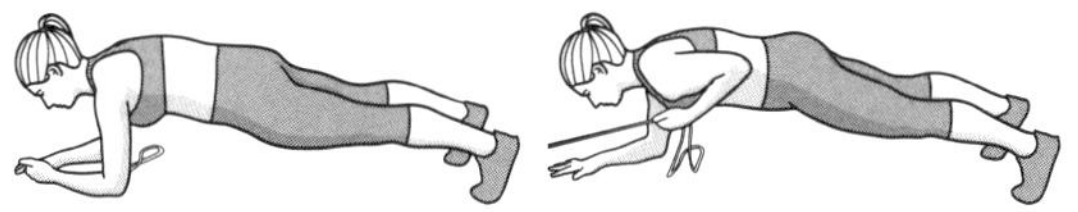

1 Frontstütz mit Rudern

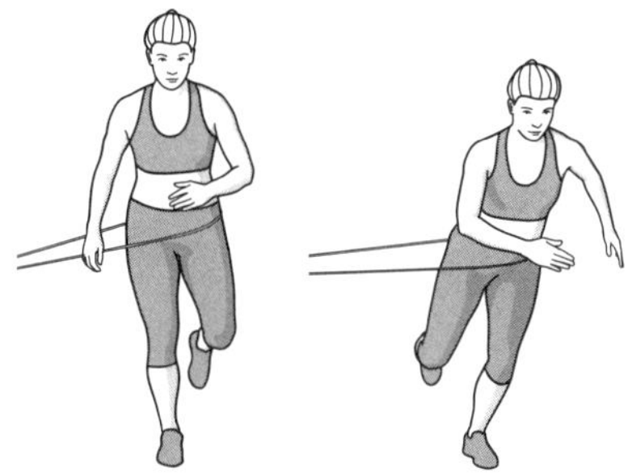

2 Seitliche Sprünge

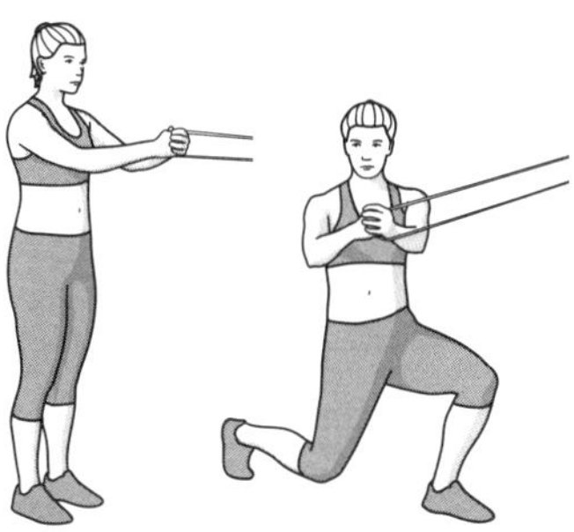

3 Ausfallschritt rückwärts mit Rumpfrotation

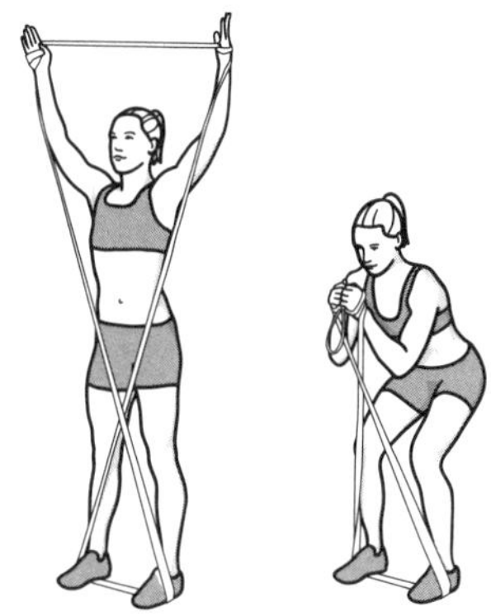

4 Kniebeuge mit Armstreckung

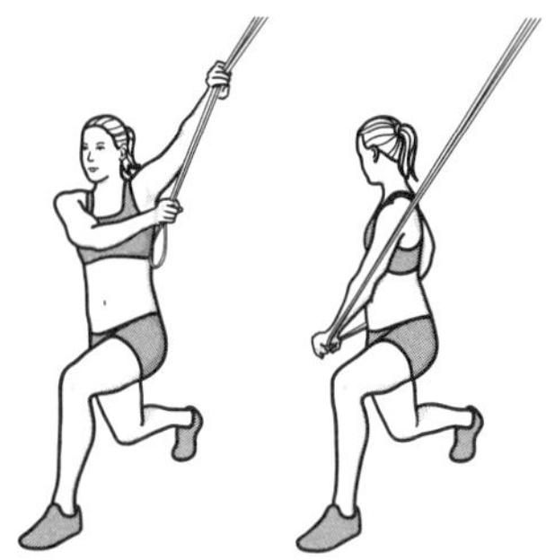

5 Chops im Ausfallschritt

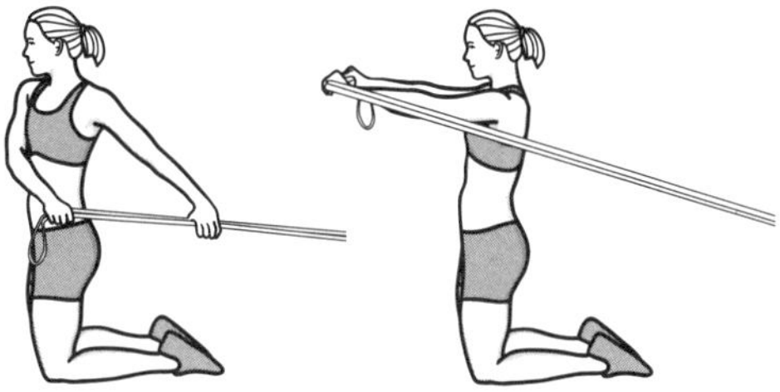

6 Zug-Druck-Kombination im Kniestand

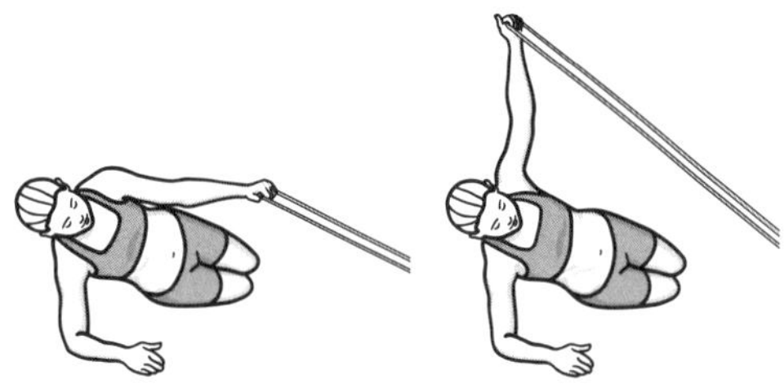

7 Seitstütz mit Schulterziehen

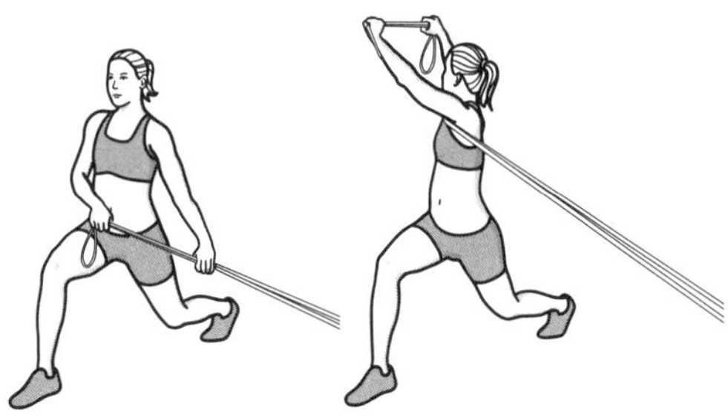

8 Lifts im Ausfallschritt

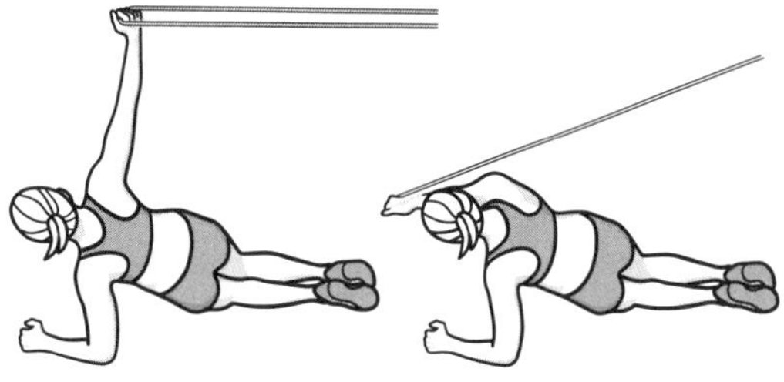

9 Kurzer Seitstütz mit Frontalzug

39 Kraftausdauer und Cardio für Hüfte und Beine 2 – für Einsteiger

1 2 3

Runden: 2
Pause zwischen Runden: ca. 120 Sekunden
Rundendauer: ca. 9 Minuten

	Übungen	Befestigung Fitnessband	Dauer in Sekunden	Pause zwischen den Übungen in Sekunden	Wiederholungen in Reserve	Seite
1	Hüftstreckung aus dem Vierfüßlerstand	–	20 pro Seite	45	2–5	118
2	Hüftaußen-rotation im Stand	mittig	20 pro Seite	45	2–5	117
3	Seitlicher Ausfallschritt	mittig	10 pro Seite	45	2–5	116
4	Überkopf-kniebeuge in Schrittstellung	–	10 pro Seite	45	2–5	121
5	Überkopfknie-beuge aus dem Parallelstand	–	10	45	2–5	119
6	Brücke	–	20	45	2–5	119
7	Seitliches Gehen mit gebeugten Knien	–	20 pro Seite	45	2–5	118
8	Chops im Ausfallschritt	oben	15 pro Seite	45	2–5	129

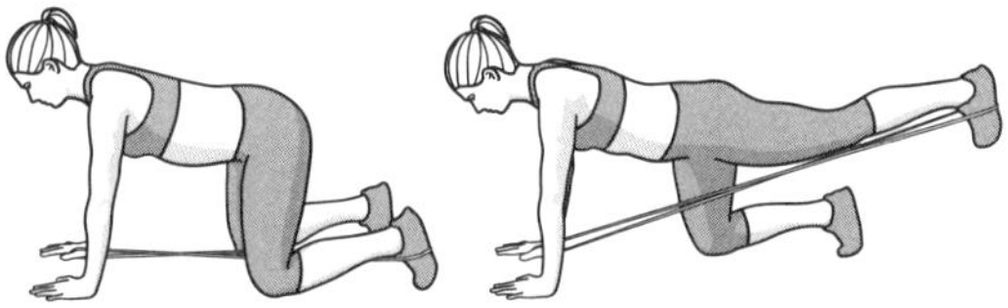

1 Hüftstreckung aus dem Vierfüßlerstand

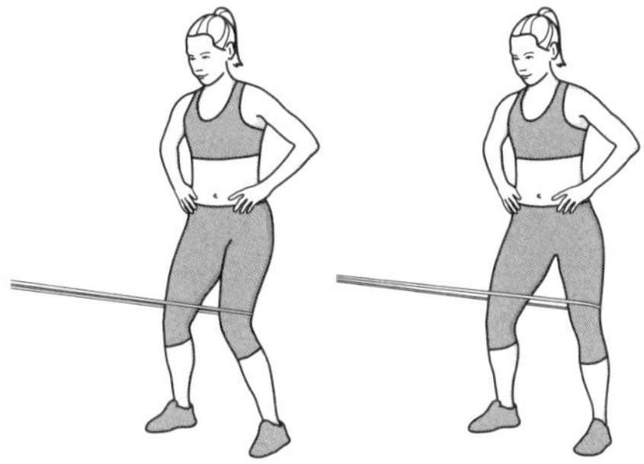

2 Hüftaußenrotation im Stand

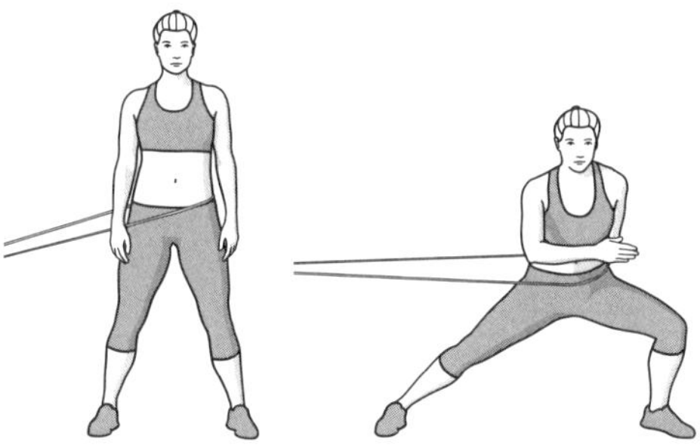

3 Seitlicher Ausfallschritt

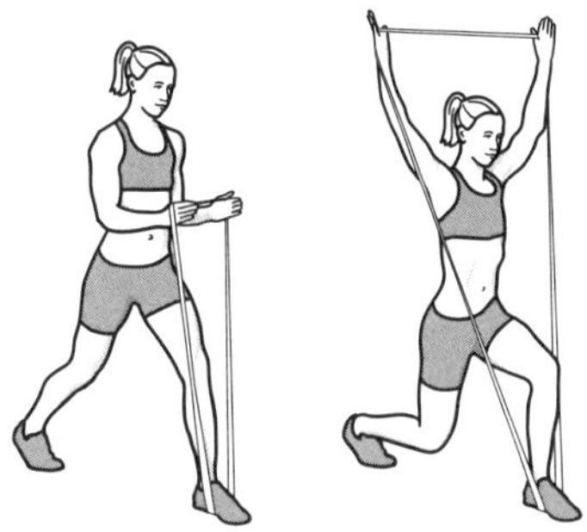

4 Überkopfkniebeuge in Schrittstellung

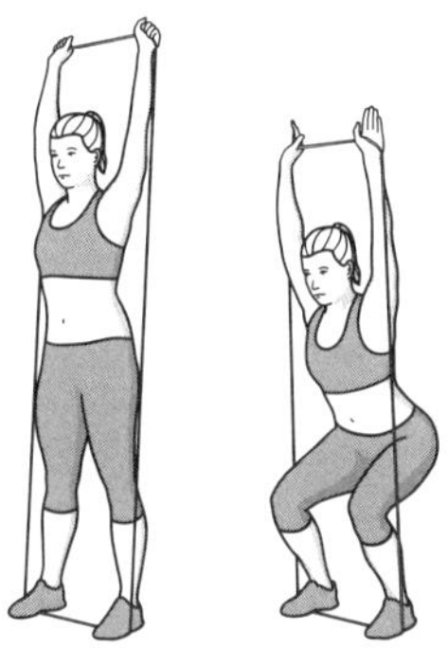

5 Überkopfkniebeuge aus dem Parallelstand

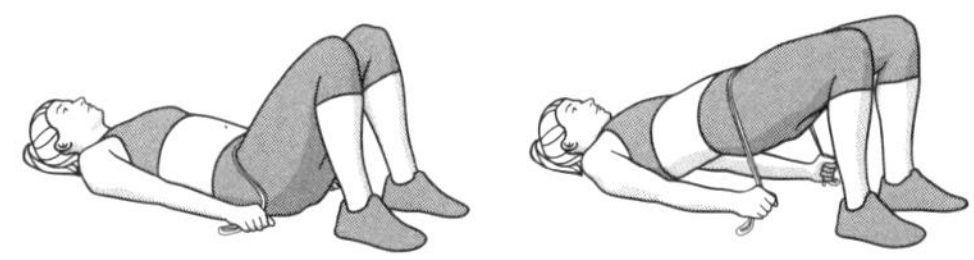

6 Brücke

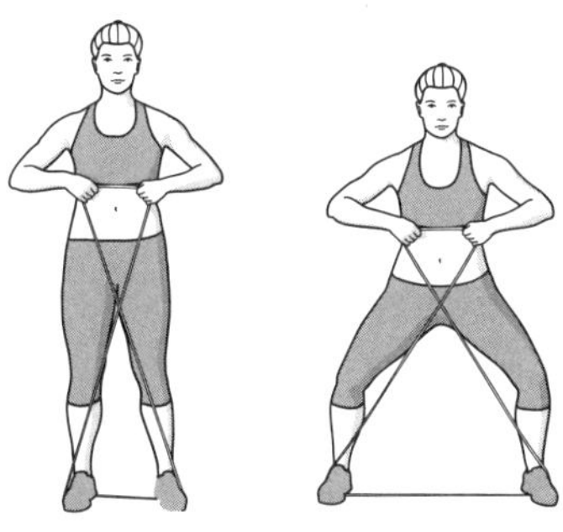

7 Seitliches Gehen mit gebeugten Knien

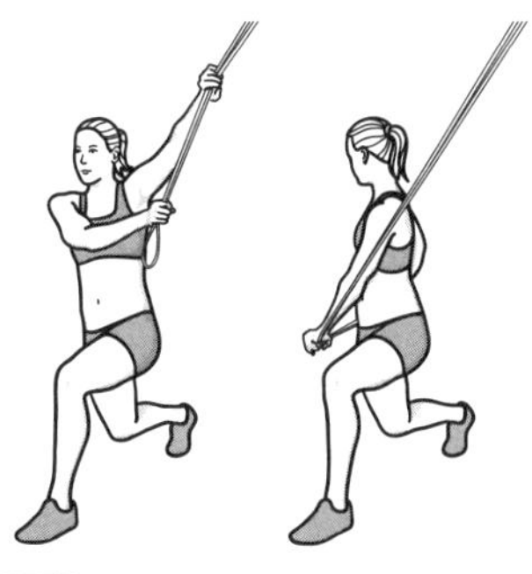

8 Chops im Ausfallschritt

40 Kraftausdauer und Cardio für Hüfte und Beine 2 – für Fortgeschrittene

1 **2** 3

Runden: 2–4
Pause zwischen Runden: ca. 90 Sekunden
Rundendauer: ca. 7 Minuten

	Übungen	Befestigung Fitnessband	Dauer in Sekunden	Pause zwischen den Übungen in Sekunden	Wiederholungen in Reserve	Seite
1	Seitliches Gehen mit gestreckten Knien	–	20 pro Seite	30	2–5	117
2	Seitlicher Ausfallschritt	mittig	10 pro Seite	30	2–5	116
3	Kreuzheben	–	15	30	2–5	118
4	Chops im Kniestand	oben	15 pro Seite	30	2–5	128
5	Seitliche Sprünge	mittig	10 pro Seite	30	2–5	117
6	Ausfallschritt nach vorne	mittig	15 pro Seite	30	2–5	122
7	Lifts im Kniestand	unten	20 pro Seite	30	2–5	129
8	Überkopfkniebeuge aus dem Parallelstand	–	15	30	2–5	119

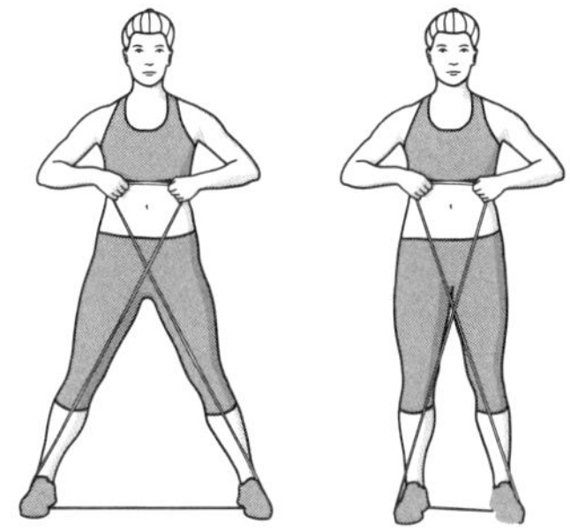

1 Seitliches Gehen mit gestreckten Knien

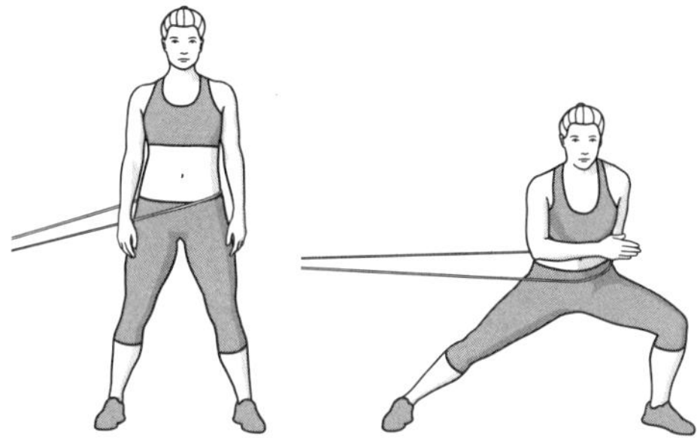

2 Seitlicher Ausfallschritt

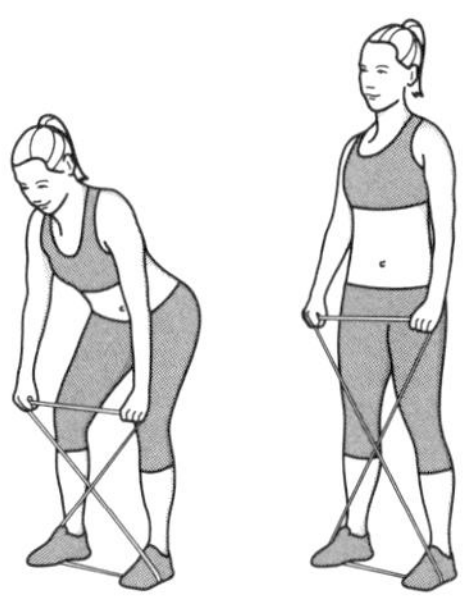

3 Kreuzheben

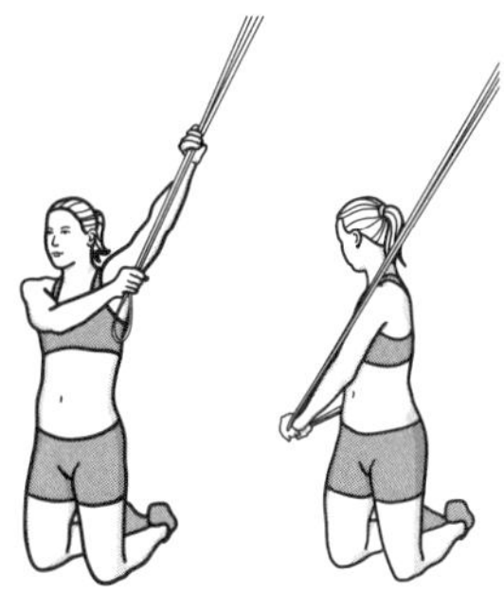

4 Chops im Kniestand

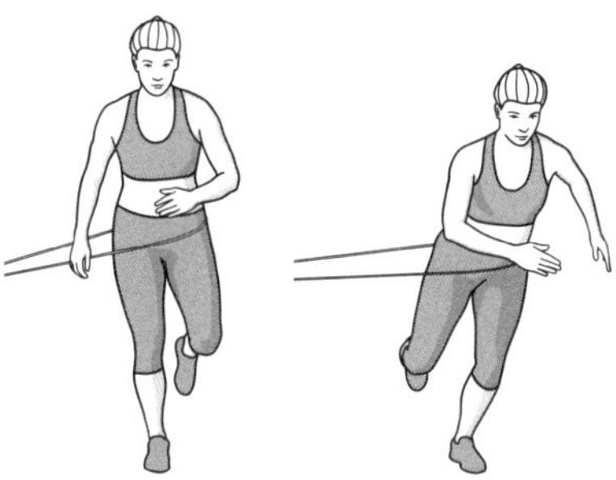

5 Seitliche Sprünge

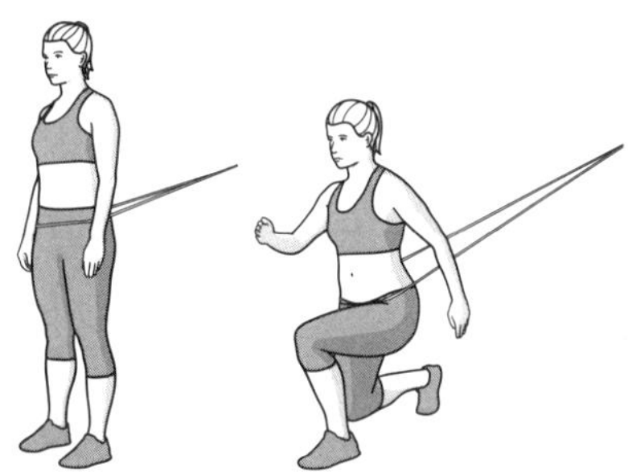

6 Ausfallschritt nach vorne

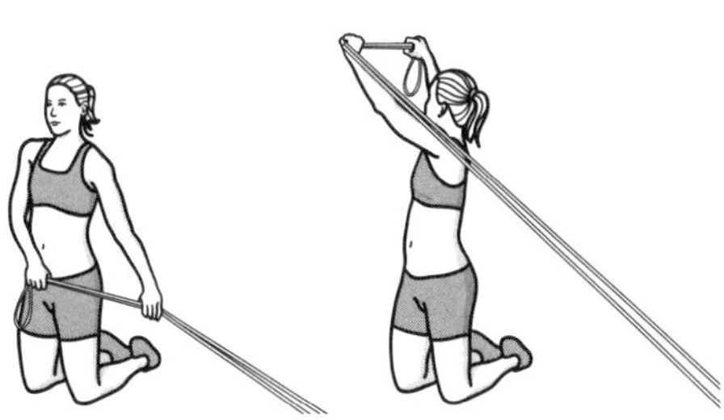

7 Lifts im Kniestand

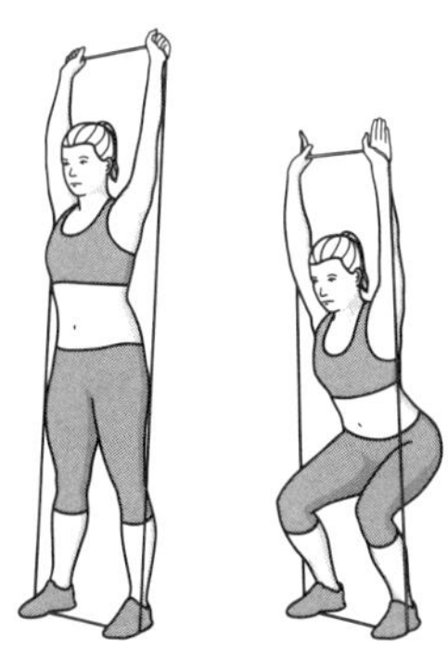

8 Überkopfkniebeuge aus dem Parallelstand

41 Kraftausdauer und Cardio für Hüfte und Beine 2 – für Profis

1 2 **3**

Runden: 2–4
Pause zwischen Runden: ca. 60 Sekunden
Rundendauer: ca. 12 Minuten

	Übungen	Befestigung Fitnessband	Dauer in Sekunden	Pause zwischen den Übungen in Sekunden	Wiederholungen in Reserve	Seite
1	Seitlicher Ausfallschritt	mittig	30 pro Seite	30	2–5	116
2	Ausfallschritt nach hinten	–	20 pro Seite	30	2–5	119
3	Seitliche Sprünge	mittig	20 pro Seite	30	2–5	117
4	Abbremsender Ausfallschritt	mittig	20 pro Seite	30	2–5	122
5	Seitliches Gehen mit gebeugten Knien	–	30 pro Seite	30	2–5	118
6	Chops im Kniestand	oben	30 pro Seite	30	2–5	128
7	Überkopfkniebeuge aus dem Parallelstand	–	20	30	2–5	119
8	Ausfallschritt nach vorne	mittig	20 pro Seite	30	2–5	122
9	Lifts im Kniestand	unten	30 pro Seite	30	2–5	129
10	Chops im Ausfallschritt	oben	30 pro Seite	30	2–5	129

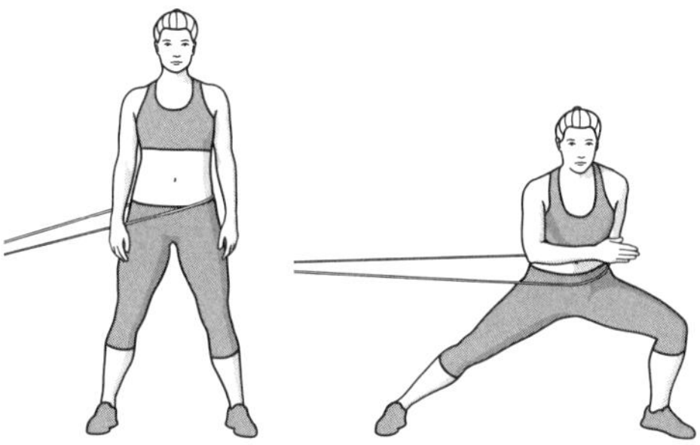

1 Seitlicher Ausfallschritt

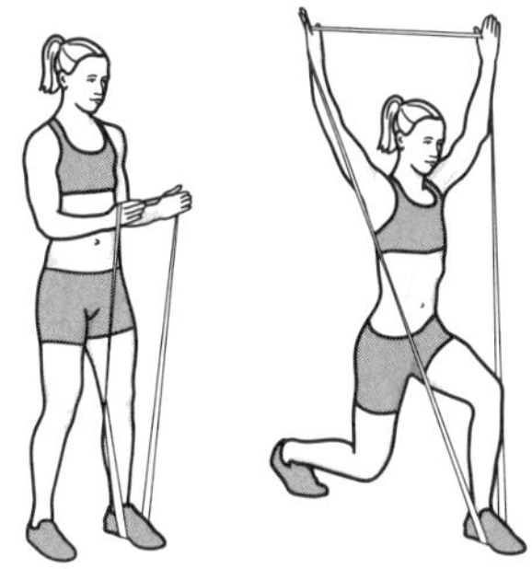

2 Ausfallschritt nach hinten

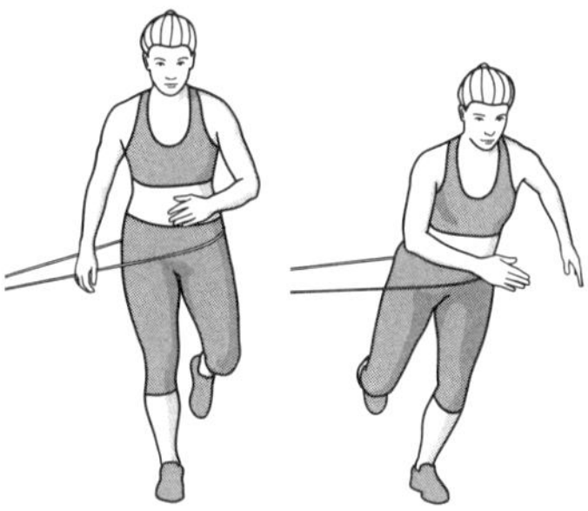

3 Seitliche Sprünge

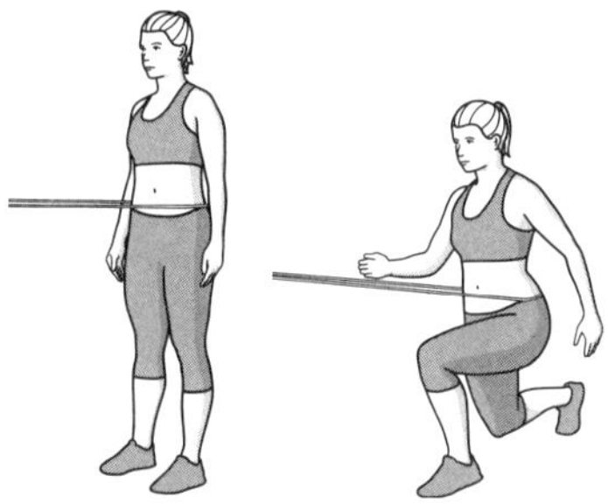

4 Abbremsender Ausfallschritt

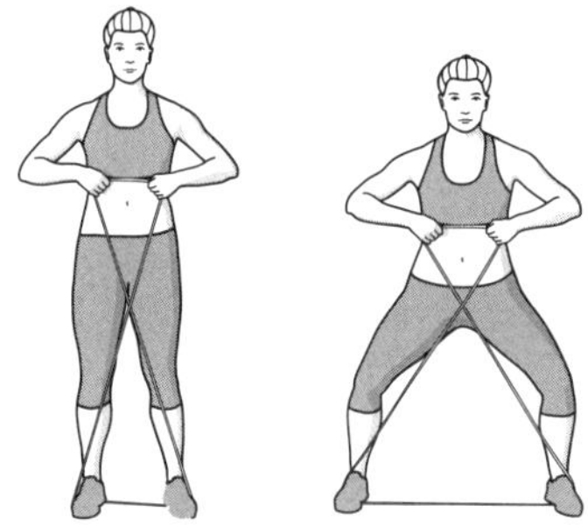

5 Seitliches Gehen mit gebeugten Knien

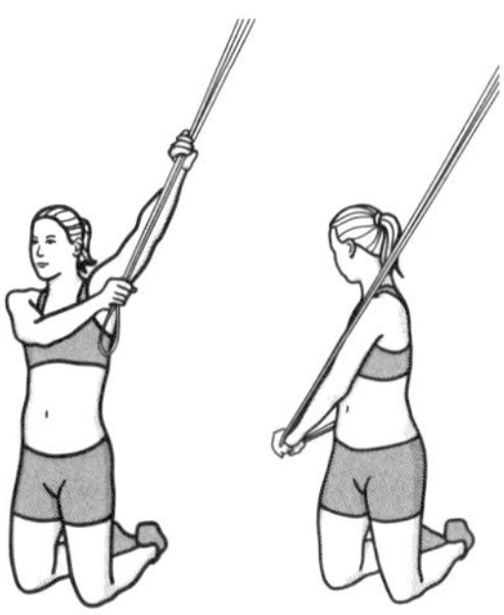

6 Chops im Kniestand

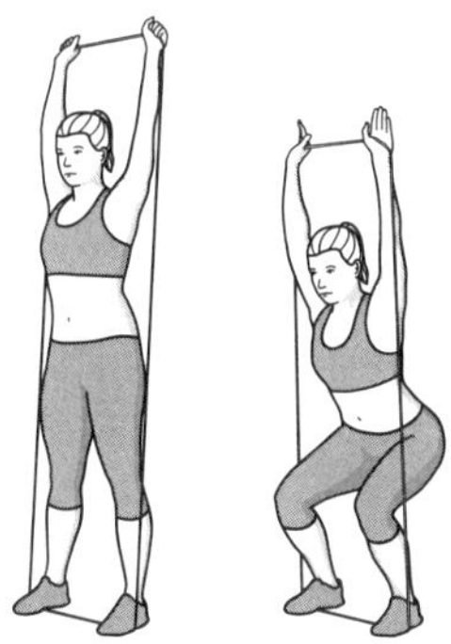

7 Überkopfkniebeuge aus dem Parallelstand

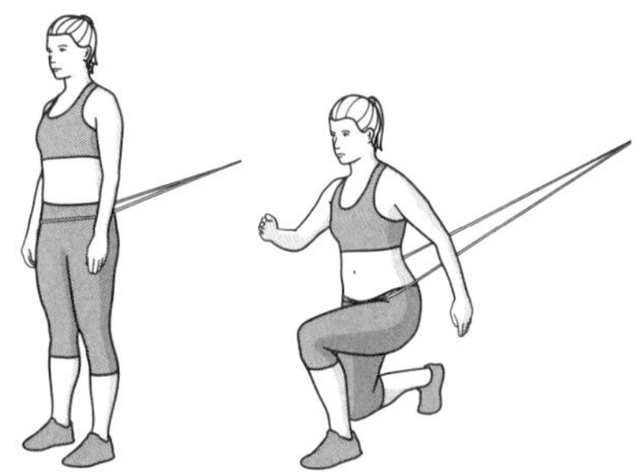

8 Ausfallschritt nach vorne

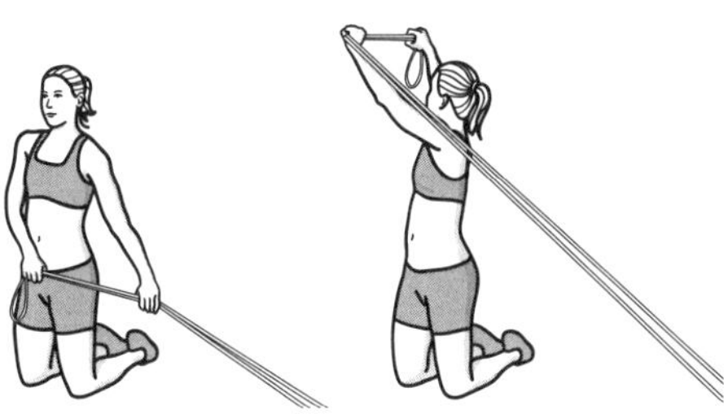

9 Lifts im Kniestand

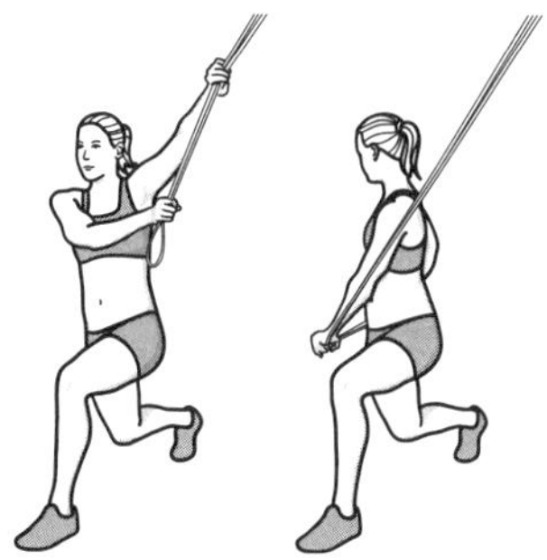

10 Chops im Ausfallschritt

42 Muskelaufbau und Maximalkraft für Hüfte und Beine 2 – für Fortgeschrittene

1 **2** 3

Runden: 2–4
Pause zwischen Runden: ca. 120 Sekunden
Rundendauer: ca. 6 Minuten

	Übungen	Befestigung Fitnessband	Dauer in Sekunden	Pause zwischen den Übungen in Sekunden	Wiederholungen in Reserve	Seite
1	Seitlicher Ausfallschritt	mittig	15 pro Seite	30	2–5	116
2	Brücke	–	10	30	2–5	119
3	Ausfallschritt nach hinten	–	10 pro Seite	30	2–5	119
4	Überkopfkniebeuge in Schrittstellung	–	10 pro Seite	30	2–5	121
5	Kreuzheben	–	15	30	2–5	118
6	Hüftaußenrotation im Stand	mittig	15 pro Seite	30	2–5	117
7	Kniebeuge mit Armstreckung	–	10	30	2–5	120
8	Seitliches Gehen mit gebeugten Knien	–	10 pro Seite	30	2–5	118

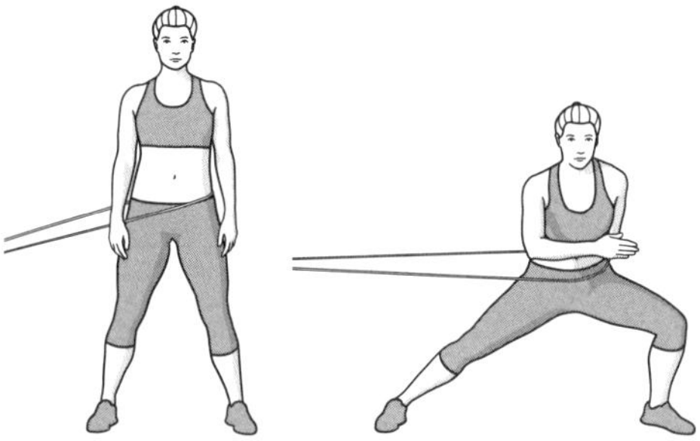

1 Seitlicher Ausfallschritt

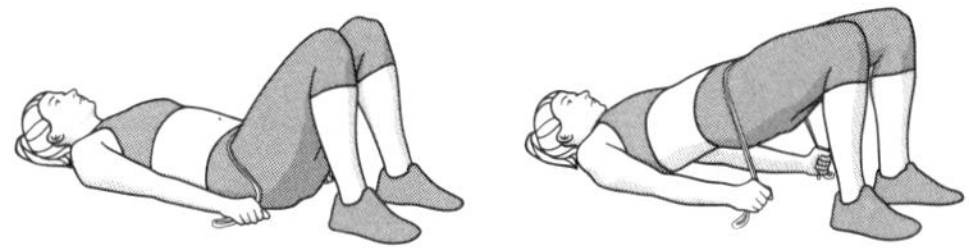

2 Brücke

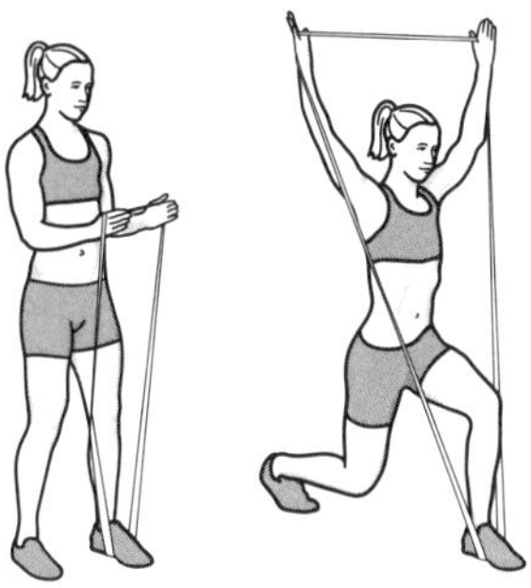

3 Ausfallschritt nach hinten

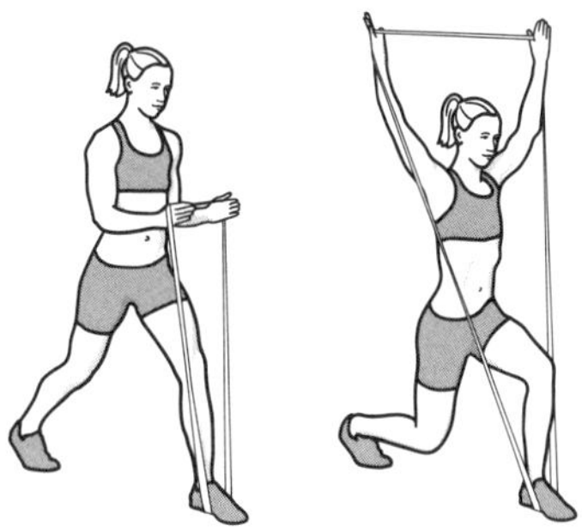

4 Überkopfkniebeuge in Schrittstellung

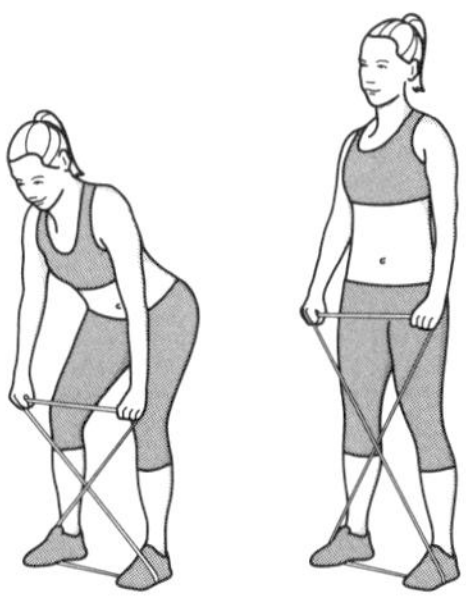

5 Kreuzheben

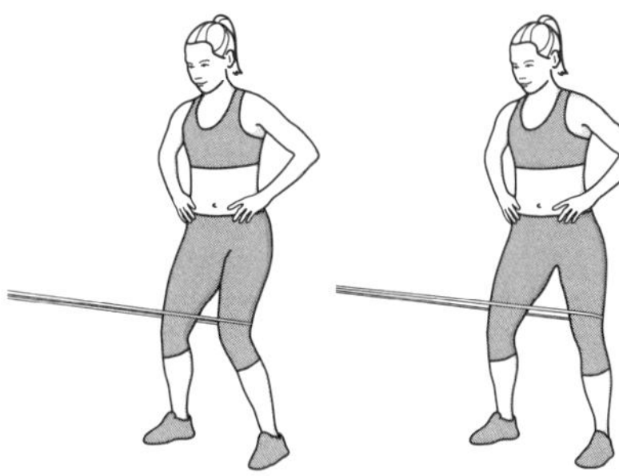

6 Hüftaußenrotation im Stand

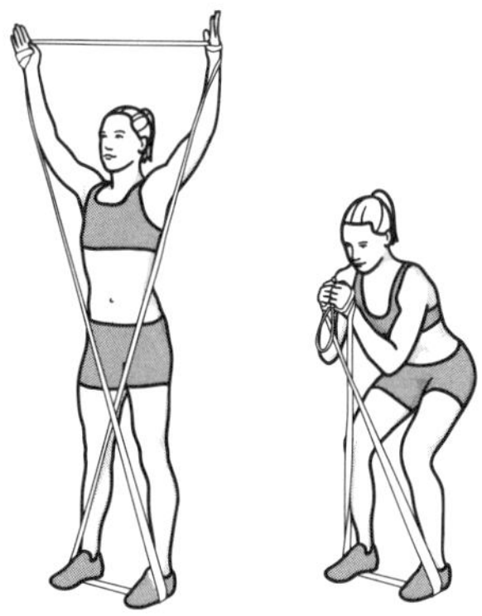

7 Kniebeuge mit Armstreckung

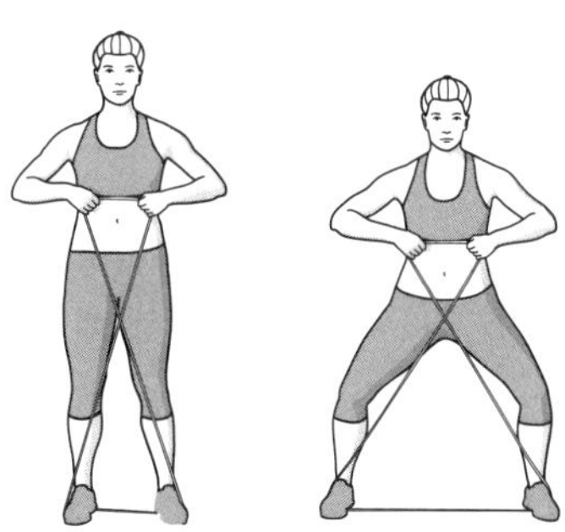

8 Seitliches Gehen mit gebeugten Knien

43 Muskelaufbau und Maximalkraft für Hüfte und Beine 2 – für Profis

1 2 3

Runden: 2–4
Pause zwischen Runden: ca. 120 Sekunden
Rundendauer: ca. 8 Minuten

	Übungen	**Befestigung Fitnessband**	**Dauer in Sekunden**	**Pause zwischen den Übungen in Sekunden**	**Wiederholungen in Reserve**	**Seite**
1	Ausfallschritt nach hinten	–	15 pro Seite	45	2–5	119
2	Seitliches Gehen mit gestreckten Knien	–	10 pro Seite	45	2–5	117
3	Kreuzheben	–	10	45	2–5	118
4	Kniebeuge mit Armstreckung	–	10	45	2–5	120
5	Brücke	–	10	45	2–5	119
6	Seitlicher Sprung mit Ausfallschritt	mittig	15 pro Seite	45	2–5	116
7	Seitlicher Ausfallschritt	mittig	10 pro Seite	45	2–5	116
8	Abbremsender Ausfallschritt	mittig	8 pro Seite	45	2–5	122

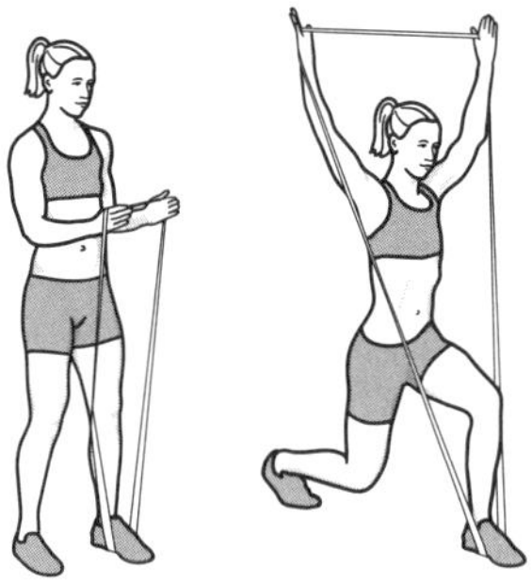

1 Ausfallschritt nach hinten

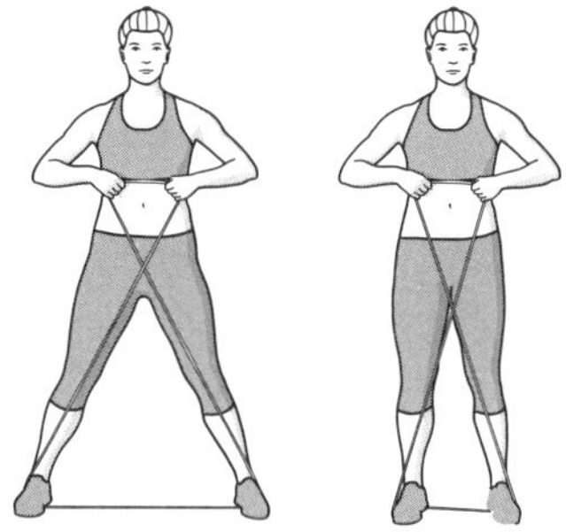

2 Seitliches Gehen mit gestreckten Knien

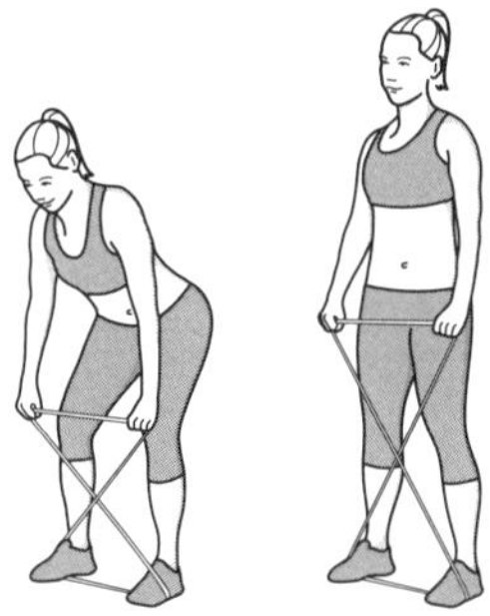

3 Kreuzheben

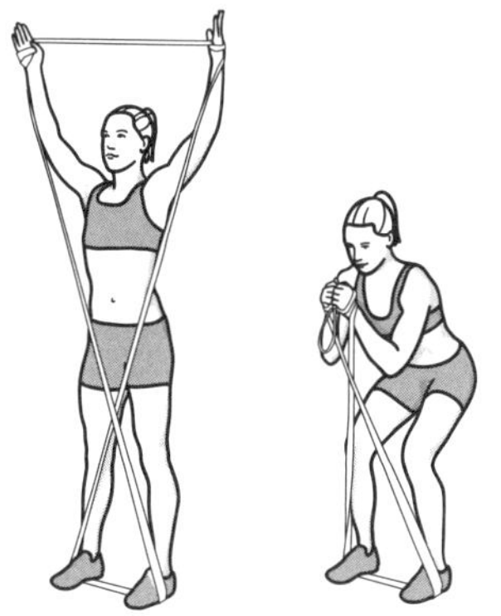

4 Kniebeuge mit Armstreckung

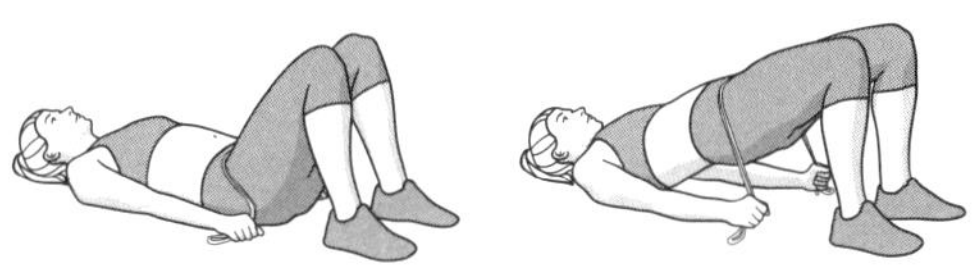

5 Brücke

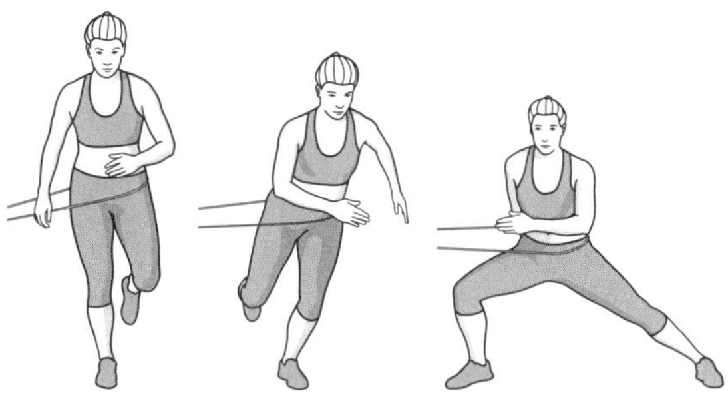

6 Seitlicher Sprung mit Ausfallschritt

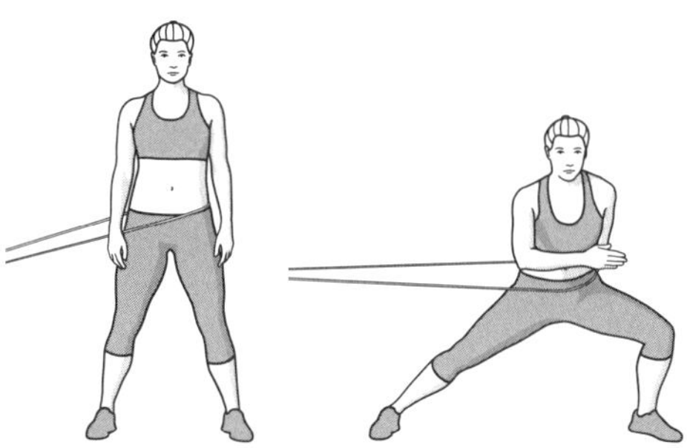

7 Seitlicher Ausfallschritt

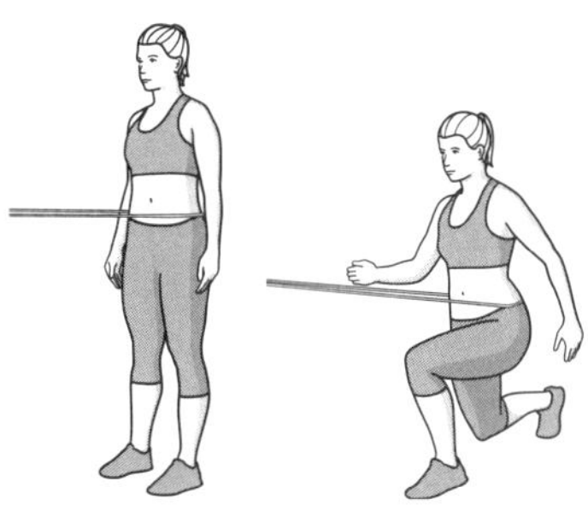

8 Abbremsender Ausfallschritt

44 Plan für Läufer

Runden: 2–4
Pause zwischen Runden: ca. 120 Sekunden
Zusatzequipment: Stuhl
Rundendauer: ca. 16 Minuten

1 2 3

	Übungen	Befestigung Fitnessband	Wieder-holungen	Pause zwischen den Übungen in Sekunden	Wiederholungen in Reserve	Seite
1	Seitlicher Ausfallschritt	mittig	12 pro Seite	20–30	2–5	116
2	Kurzer Seitstütz mit Frontalzug	mittig	10 pro Seite	20–30	2–5	120
3	Hüftstreckung aus dem Vierfüßlerstand	–	15 pro Seite	20–30	2–5	118
4	Ausfallschritt nach hinten	–	20 pro Seite	20–30	2–5	119
5	Seitstütz mit Schulterziehen	unten	10 pro Seite	20–30	2–5	121
6	Rumpfrotation in Schrittstellung	mittig	20 pro Seite	20–30	2–5	130
7	Rudern im Langsitz	–	15	20–30	2–5	124
8	Sprunggelenks-mobilisation	–	12 pro Seite	20–30	2–5	138
9	Aktives Beindehnen in Rückenlage	–	10 pro Seite	20–30	2–5	138
10	Schultermobili-sation im halben Kniestand	–	8	20–30	2–5	139

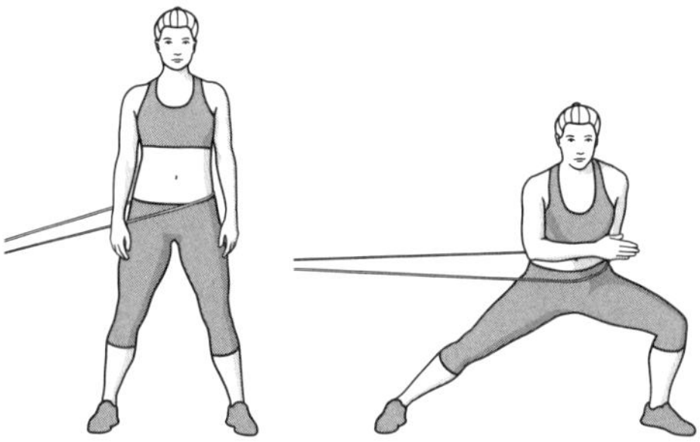

1 Seitlicher Ausfallschritt

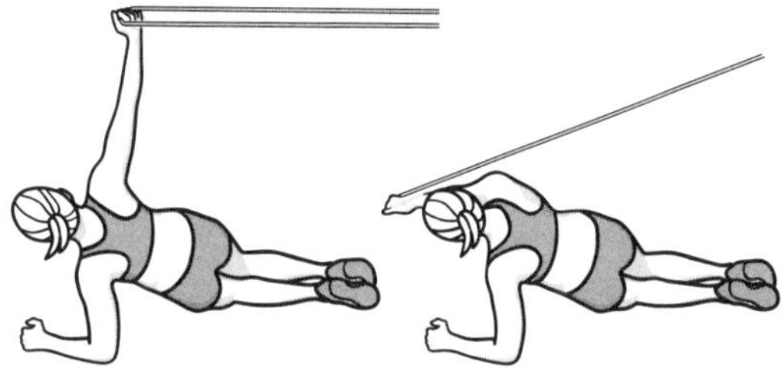

2 Kurzer Seitstütz mit Frontalzug

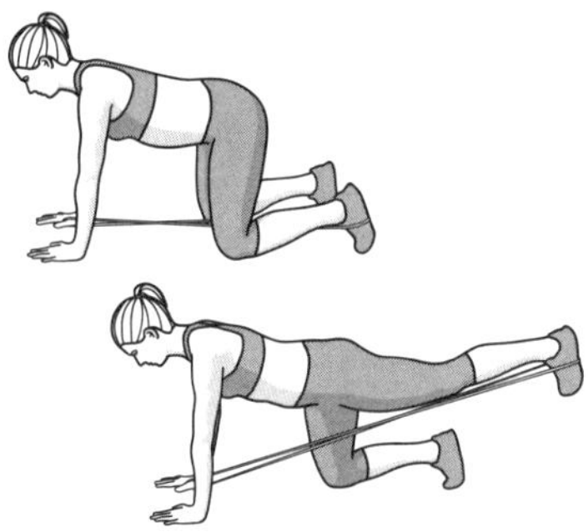

3 Hüftstreckung aus dem Vierfüßlerstand

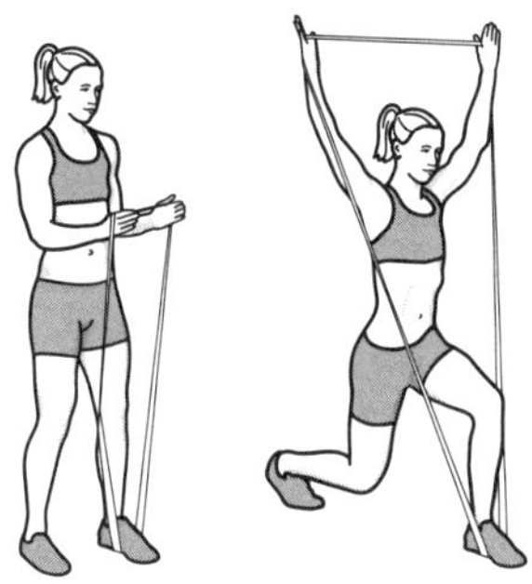

4 Ausfallschritt nach hinten

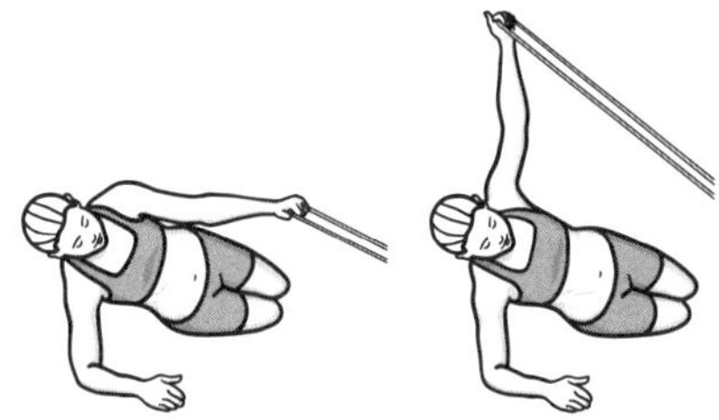

5 Seitstütz mit Schulterziehen

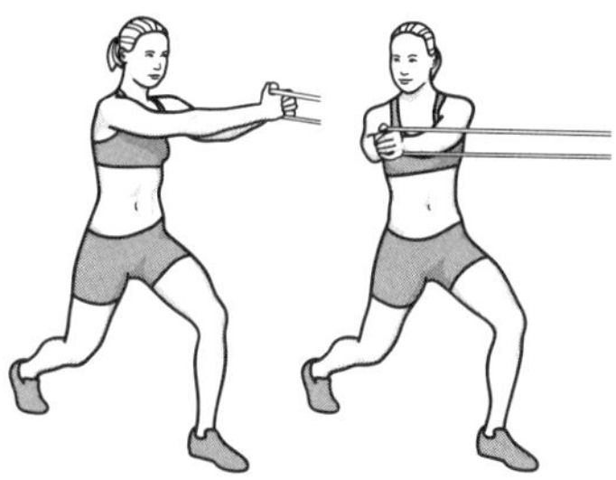

6 Rumpfrotation in Schrittstellung

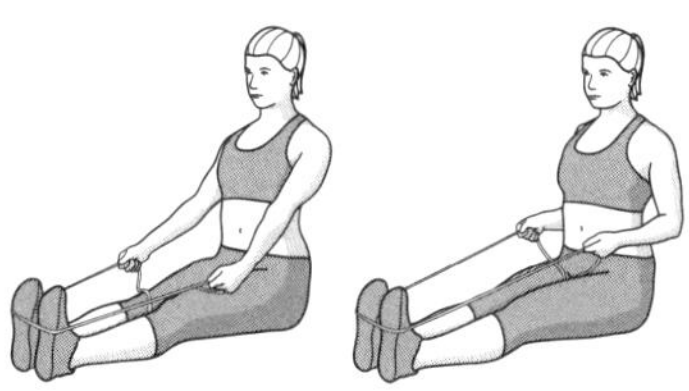

7 Rudern im Langsitz

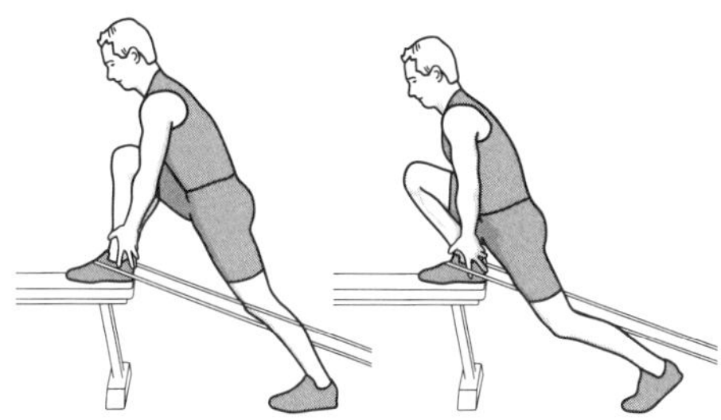

8 Sprunggelenksmobilisation

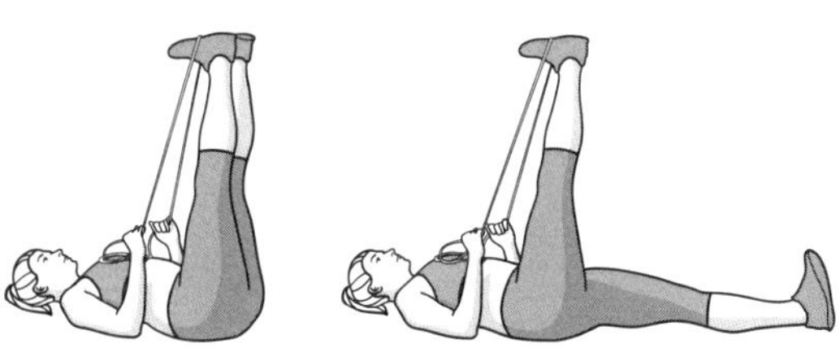

9 Aktives Beindehnen in Rückenlage

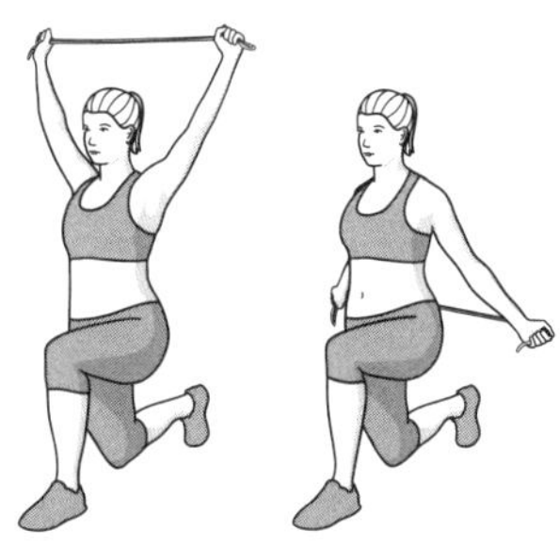

10 Schultermobilisation im halben Kniestand

45 Plan für Fußballer

Runden: 2–4
Pause zwischen Runden: ca. 120 bis 180 Sekunden
Rundendauer: ca. 14 Minuten

1 2 **3**

	Übungen	**Befestigung Fitnessband**	**Wieder-holungen/ Dauer**	**Pause zwischen den Übungen in Sekunden**	**Wiederholungen in Reserve**	**Seite**
1	Lifts im halben Kniestand	oben	10 Wdh. pro Seite	30	2–5	129
2	Seitlicher Ausfallschritt	mittig	12 Wdh. pro Seite	30	2–5	116
3	Seitliche Sprünge	mittig	15 Wdh. pro Seite	30	2–5	117
4	Ausfallschritt rückwärts mit Rumpfrotation	mittig	8 Wdh. pro Seite	30	2–5	131
5	Ausfallschritt nach hinten	–	12 Wdh. pro Seite	30	2–5	119
6	Hüftaußenro-tation im Stand	mittig	15 Wdh. pro Seite	30	2–5	117
7	Abbremsender Ausfallschritt	mittig	8 Wdh. pro Seite	30	2–5	122
8	Sprunggelenks-mobilisation	–	10 Wdh. pro Seite	30	2–5	138
9	Hüftdehnung im halben Kniestand	unten	12 Sek. pro Seite	30	2–5	137
10	Schulter-mobilisation im halben Kniestand	–	8 Wdh.	30	2–5	139

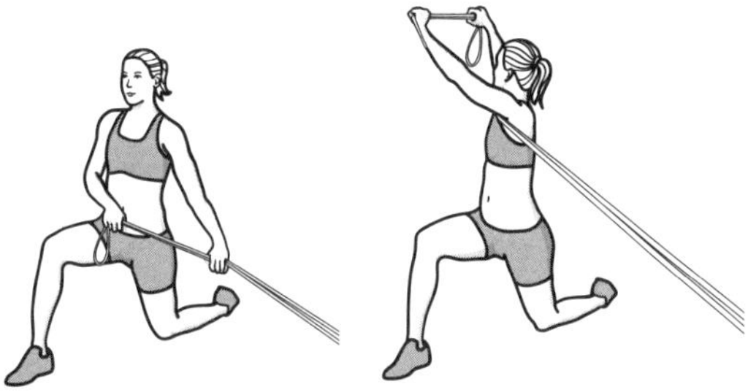

1 Lifts im halben Kniestand

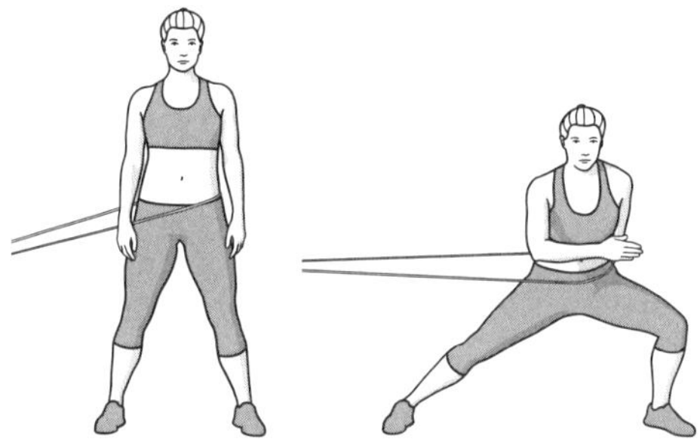

2 Seitlicher Ausfallschritt

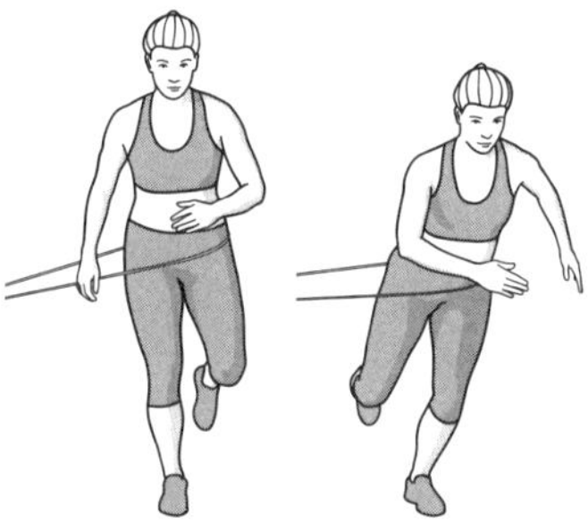

3 Seitliche Sprünge

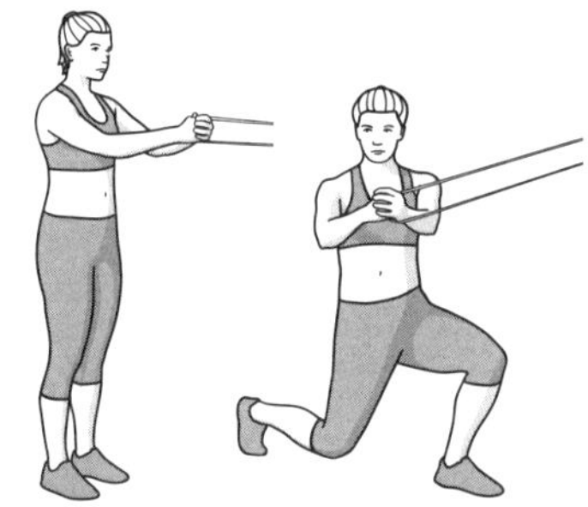

4 Ausfallschritt rückwärts mit Rumpfrotation

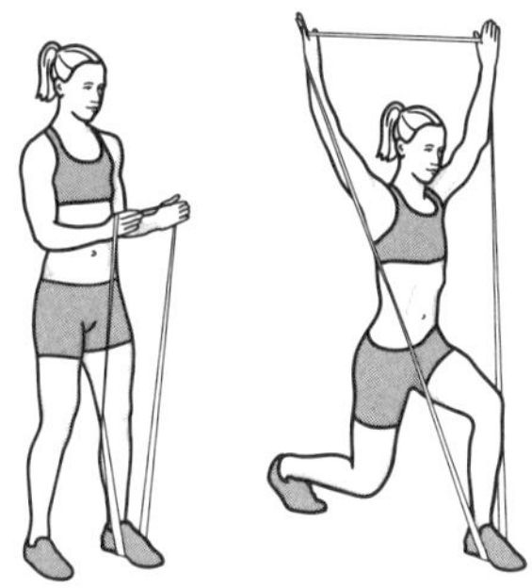

5 Ausfallschritt nach hinten

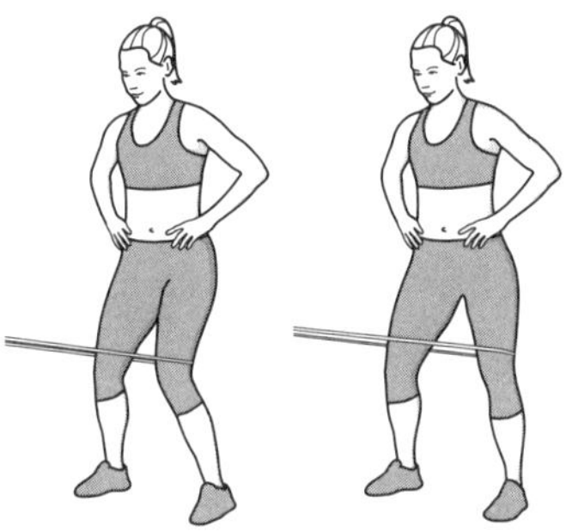

6 Hüftaußenrotation im Stand

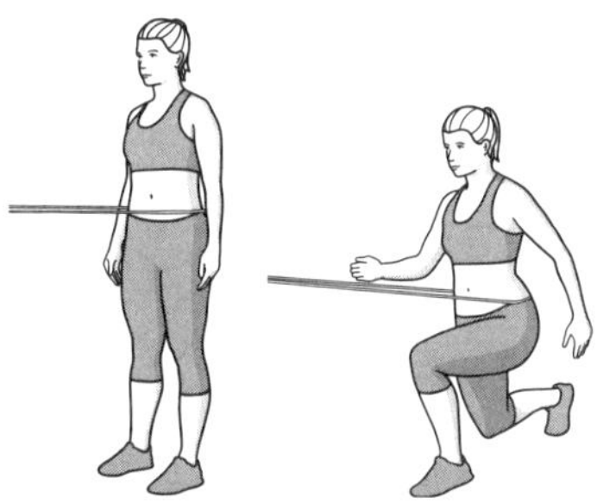

7 Abbremsender Ausfallschritt

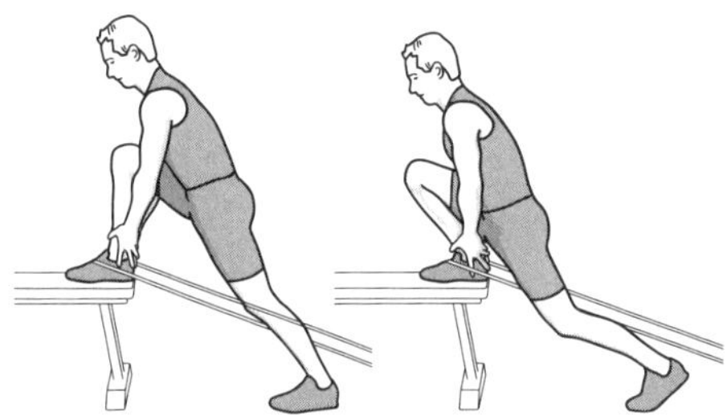

8 Sprunggelenksmobilisation

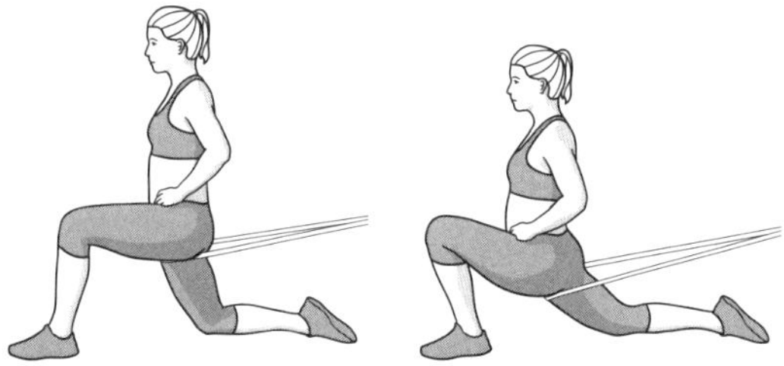

9 Hüftdehnung im halben Kniestand

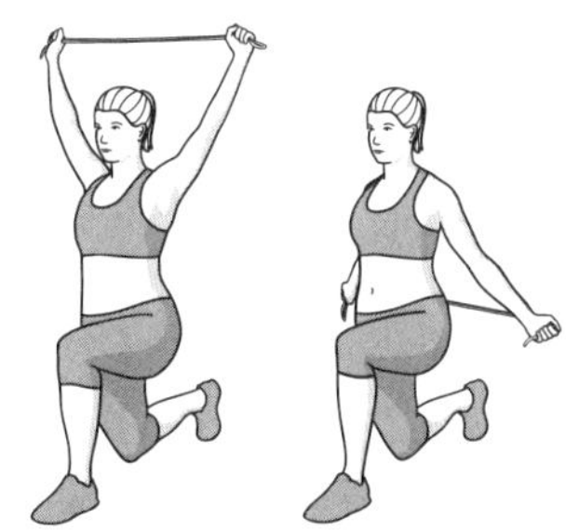

10 Schultermobilisation im halben Kniestand

46 Plan für Radfahrer

Runden: 3–5
Pause zwischen Runden: ca. 180 Sekunden
Rundendauer: ca. 13 Minuten

1 2 **3**

	Übungen	Befestigung Fitnessband	Wieder-holungen/ Dauer	Pause zwischen den Übungen in Sekunden	Wiederholungen in Reserve	Seite
1	Überkopfdrücken im Stehen	–	10 Wdh.	30	2–5	133
2	Kreuzheben	–	15 Wdh.	30	2–5	118
3	Schulterblatt-aktivierung im Langsitz	–	15 Wdh.	30	2–5	125
4	Ausfallschritt nach hinten	–	10 Wdh. pro Seite	30	2–5	119
5	Rudern im Langsitz	–	12 Wdh.	30	2–5	124
6	Abbremsender Ausfallschritt	mittig	6 Wdh. pro Seite	30	2–5	122
7	Lifts im halben Kniestand	oben	10 Wdh. pro Seite	30	2–5	129
8	Aktives Beindehnen in Rückenlage	–	15 Wdh. pro Seite	30	2–5	138
9	Taube mit seitlichem Zug	unten	20 Sek. pro Seite	30	2–5	137
10	Hüftdehnung im halben Kniestand	unten	30 Sek. pro Seite	30	2–5	137

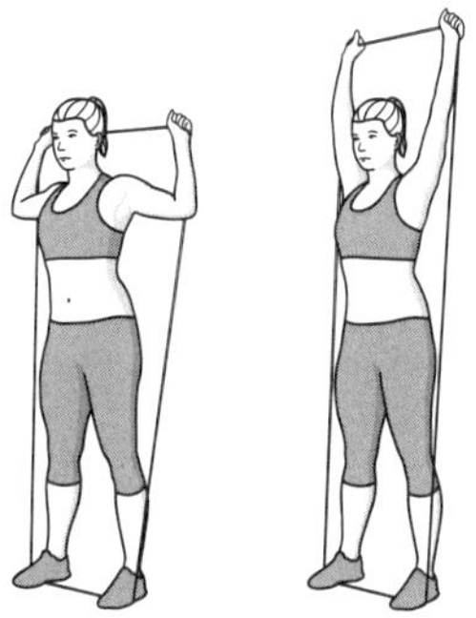

1 Überkopfdrücken im Stehen

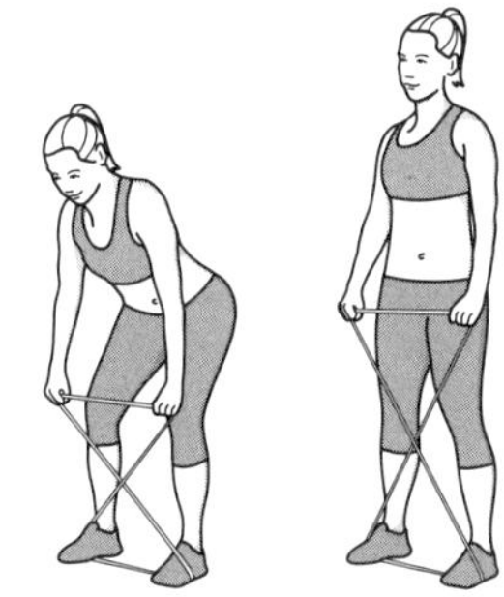

2 Kreuzheben

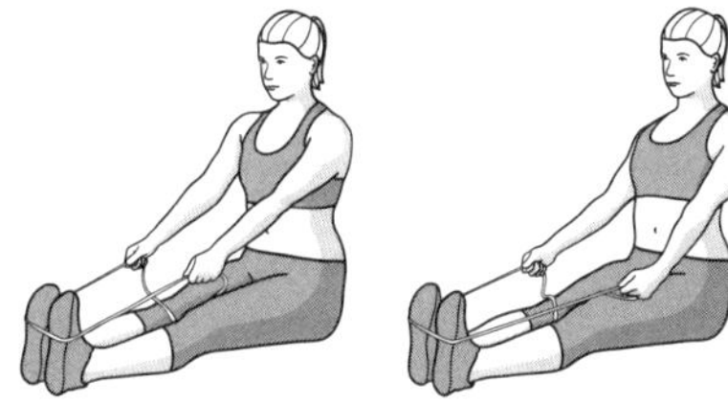

3 Schulterblattaktivierung im Langsitz

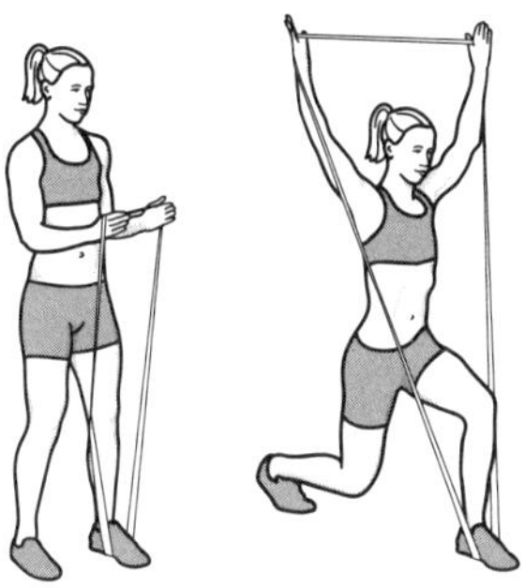

4 Ausfallschritt nach hinten

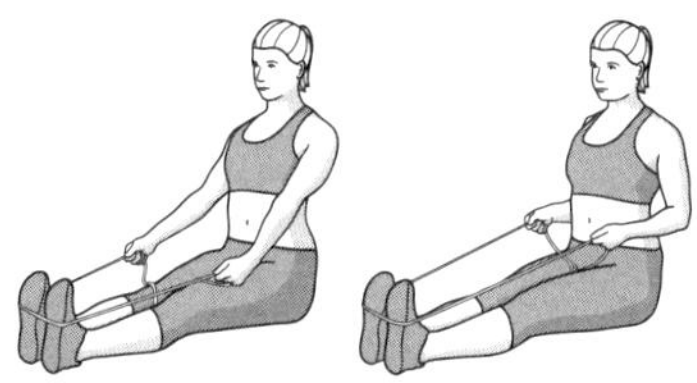

5 Rudern im Langsitz

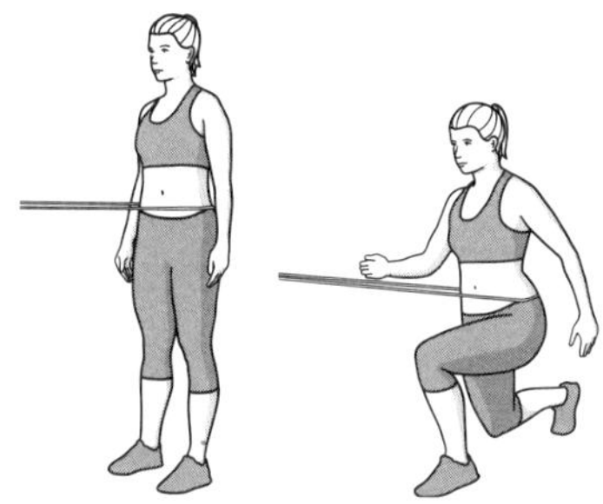

6 Abbremsender Ausfallschritt

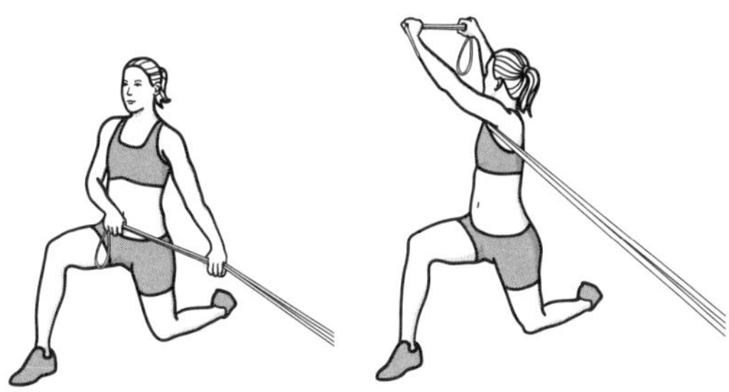

7 Lifts im halben Kniestand

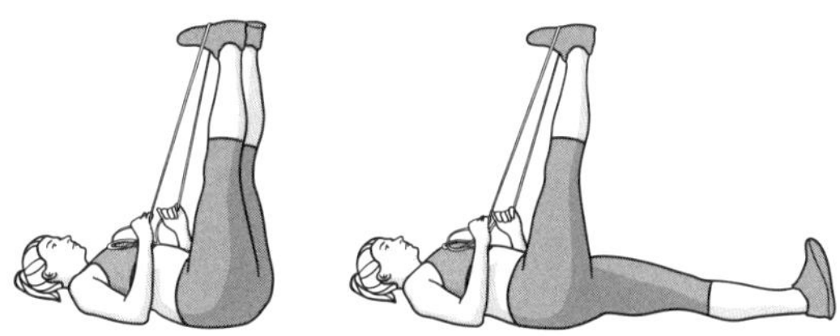

8 Aktives Beindehnen in Rückenlage

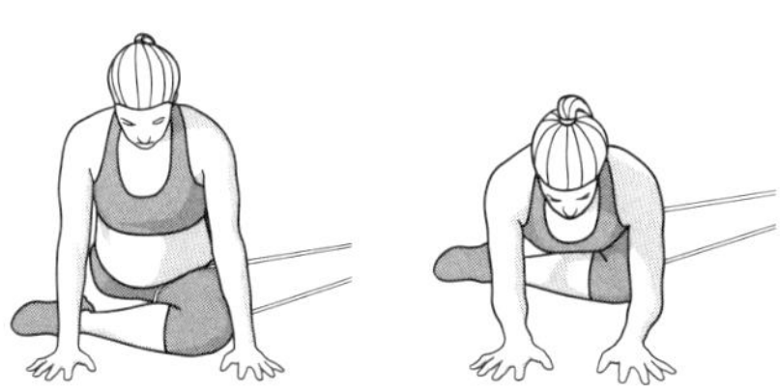

9 Taube mit seitlichem Zug

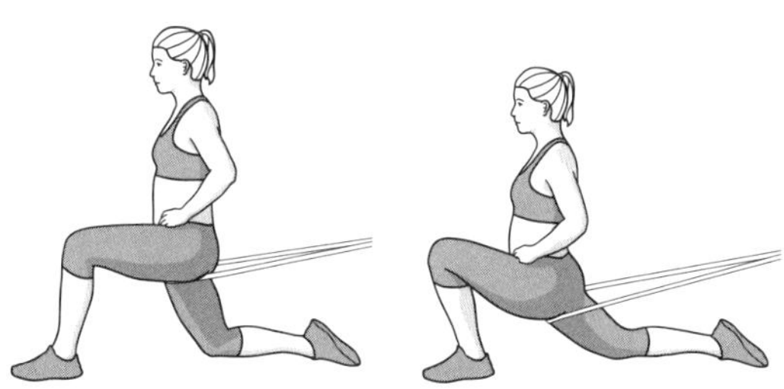

10 Hüftdehnung im halben Kniestand

47 Plan für Schwimmer

Runden: 2–4
Pause zwischen Runden: ca. 120 Sekunden
Rundendauer: ca. 18 Minuten

1 2 **3**

	Übungen	Befestigung Fitnessband	Wieder-holungen	Pause zwischen den Übungen in Sekunden	Wiederholungen in Reserve	Seite
1	Frontstütz mit Rudern	unten	20 pro Seite	40	2–5	120
2	Schulteraußen-rotation im Stand	–	30 pro Seite	40	2–5	127
3	Schulterblatt-aktivierung im Langsitz	–	20	40	2–5	125
4	Breites Latziehen aus dem halben Kniestand	oben	25	40	2–5	126
5	Kurzer Seitstütz mit Frontalzug	mittig	15 pro Seite	40	2–5	120
6	Latzug in Bauchlage	–	20	40	2–5	126
7	Seitstütz mit Schulterziehen	unten	15 pro Seite	40	2–5	121
8	Beidseitiger Butterfly im Stehen	mittig	25	40	2–5	135
9	Katze und Kuh	–	8	40	2–5	139
10	Schulter-mobilisation im halben Kniestand	–	20	40	2–5	139

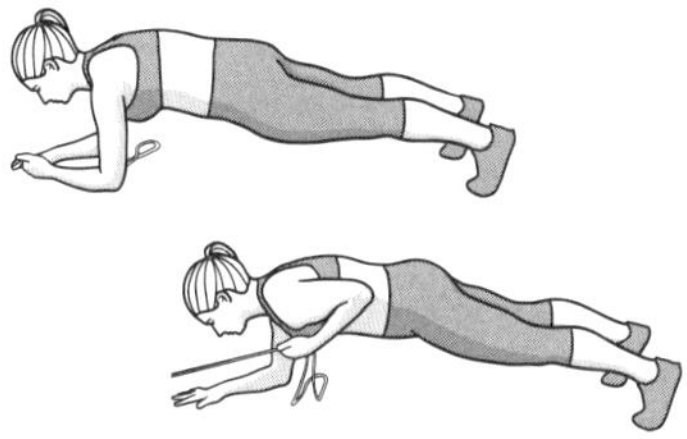

1 Frontstütz mit Rudern

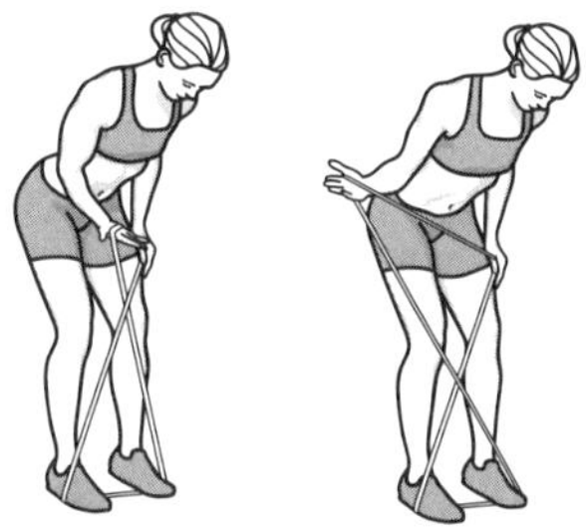

2 Schulteraußenrotation im Stand

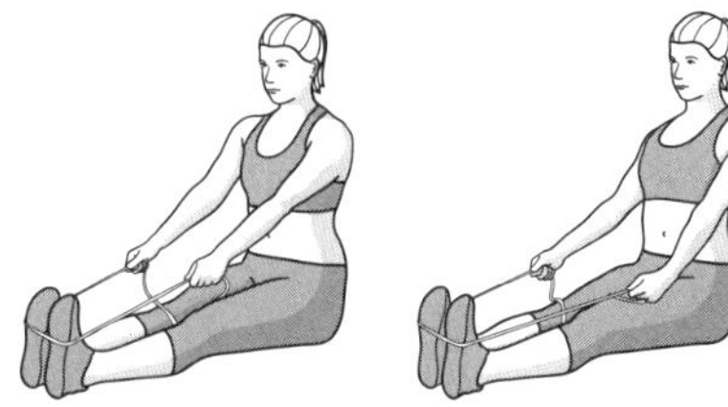

3 Schulterblattaktivierung im Langsitz

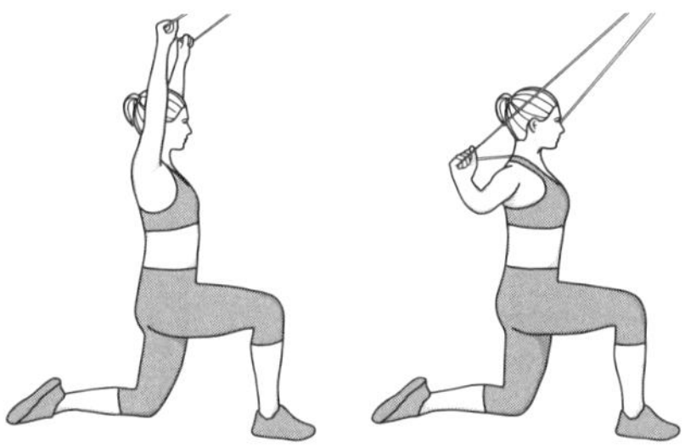

4 Breites Latziehen aus dem halben Kniestand

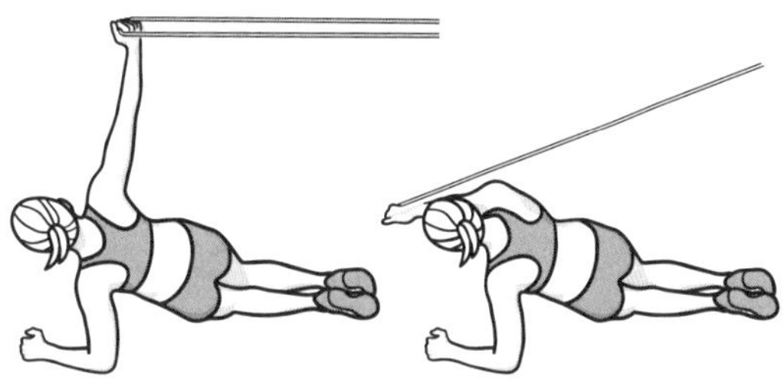

5 Kurzer Seitstütz mit Frontalzug

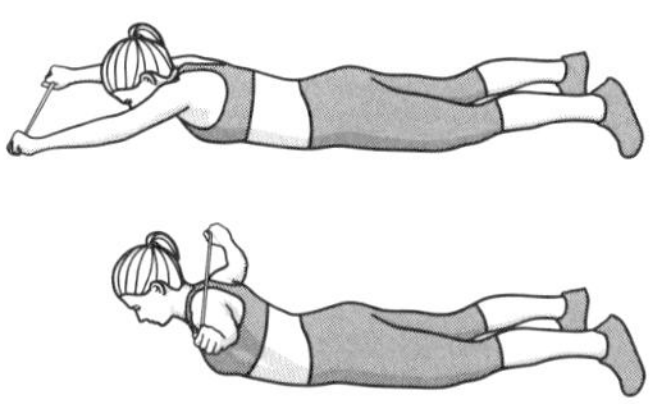

6 Latzug in Bauchlage

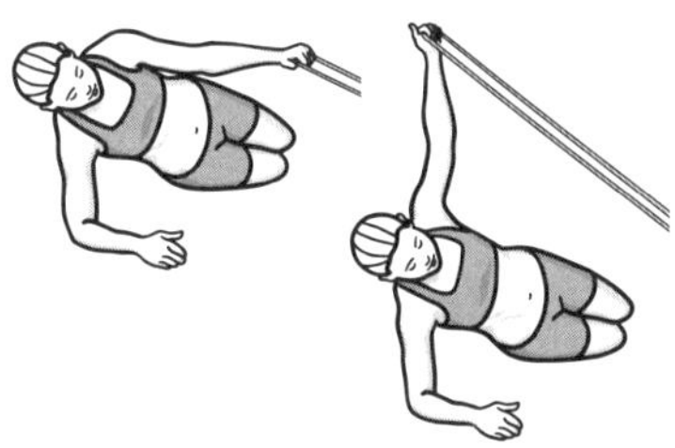

7 Seitstütz mit Schulterziehen

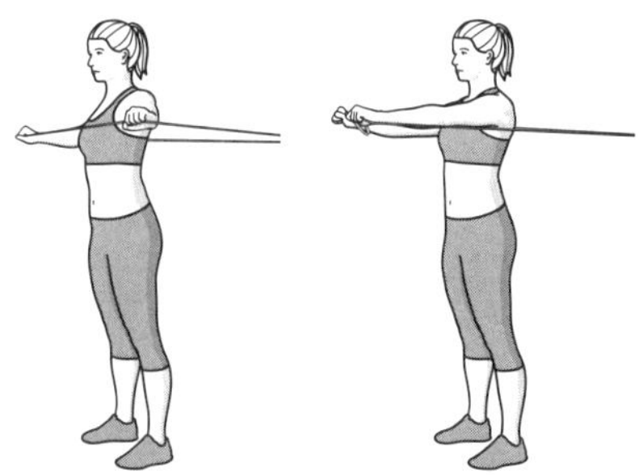

8 Beidseitiger Butterfly im Stehen

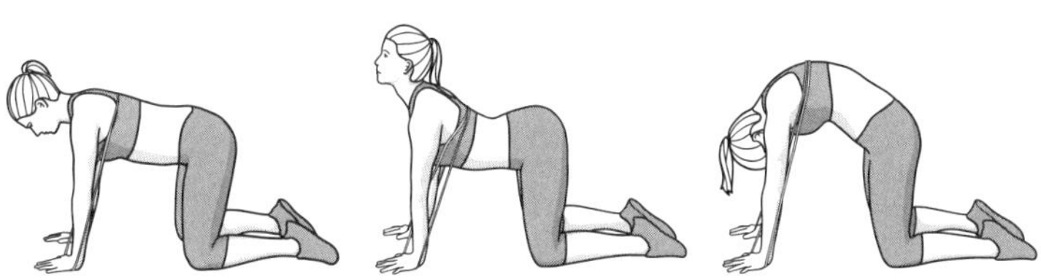

9 Katze und Kuh

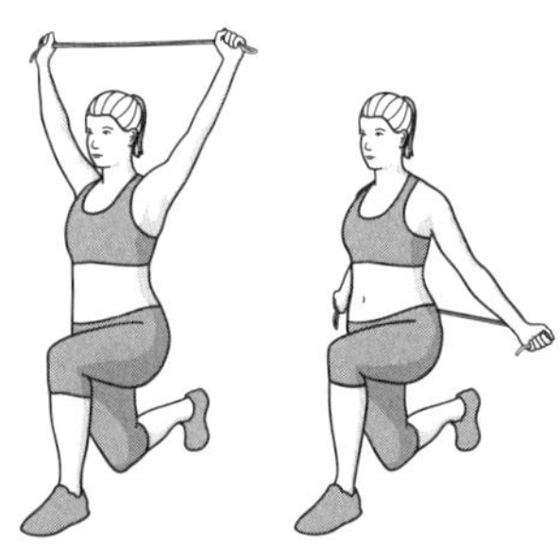

10 Schultermobilisation im halben Kniestand

48 Plan für Tennisspieler

Runden: 2–4
Pause zwischen Runden: ca. 120 Sekunden
Rundendauer: ca. 19 Minuten

1 2 3

	Übungen	Befestigung Fitnessband	Wiederholungen/ Dauer	Pause zwischen den Übungen in Sekunden	Wiederholungen in Reserve	Seite
1	Trizepsdrücken im Stehen	–	15 Wdh. pro Seite	30	2–5	132
2	Schulterinnenrotation im Stand	mittig	20 Wdh. pro Seite	30	2–5	127
3	Seitliche Sprünge	mittig	20 Wdh. pro Seite	30	2–5	117
4	Horizontaladduktion im Stehen	–	15 Wdh.	30	2–5	134
5	Chops im Kniestand	oben	20 Wdh. pro Seite	30	2–5	128
6	Gegenseitige Zug-Druck-Kombination im halben Kniestand	mittig	30 Wdh. pro Seite	30	2–5	131
7	Oberkörpermobilisation im halben Kniestand	mittig	40 Sek. pro Seite	30	2–5	136
8	Schultermobilisation im halben Kniestand	–	20 Wdh.	30	2–5	139
9	Taube mit seitlichem Zug	unten	30 Sek.	30	2–5	137
10	Hüftdehnung im halben Kniestand	unten	30 Sek. pro Seite	30	2–5	137

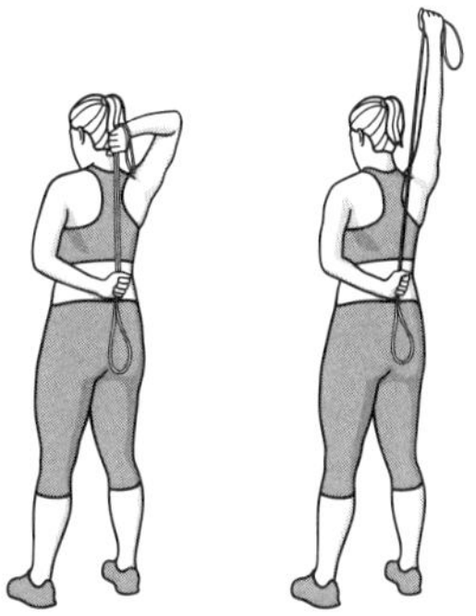

1 Trizepsdrücken im Stehen

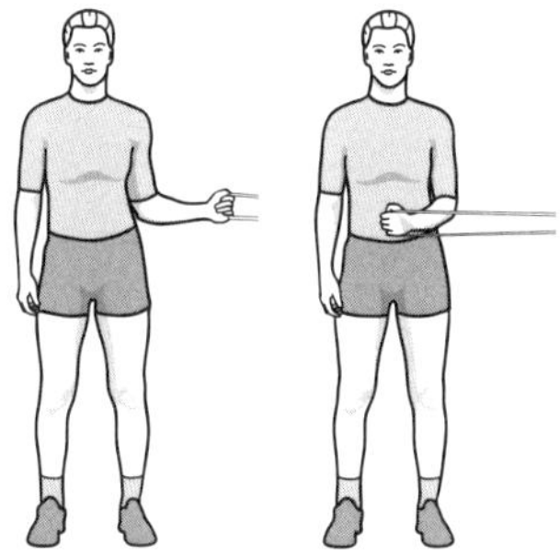

2 Schulterinnenrotation im Stand

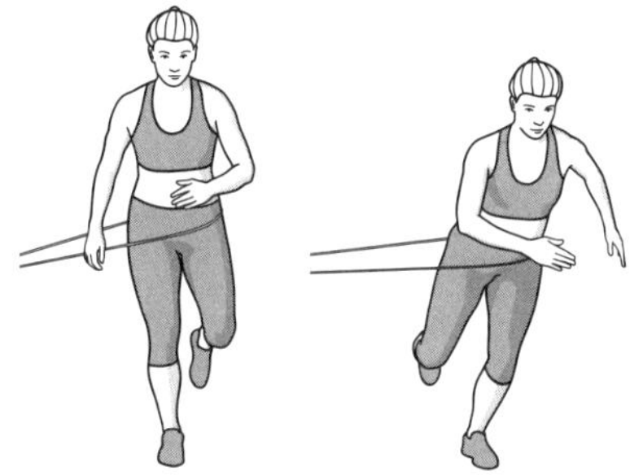

3 Seitliche Sprünge

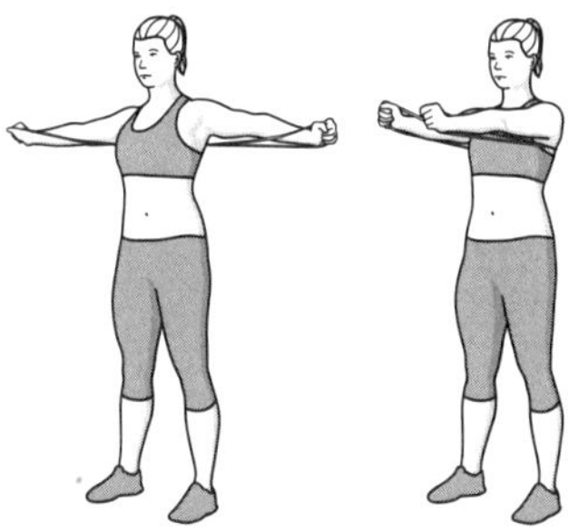

4 Horizontaladduktion im Stehen

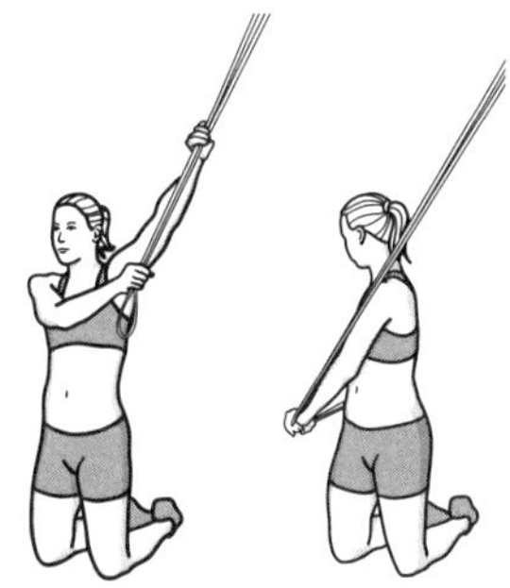

5 Chops im Kniestand

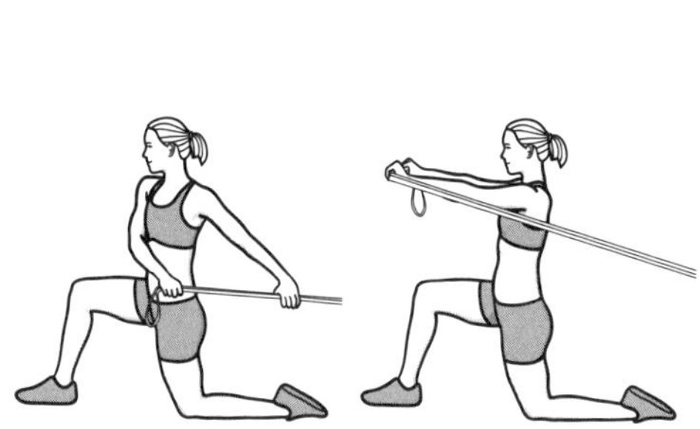

6 Gegenseitige Zug-Druck-Kombination im halben Kniestand

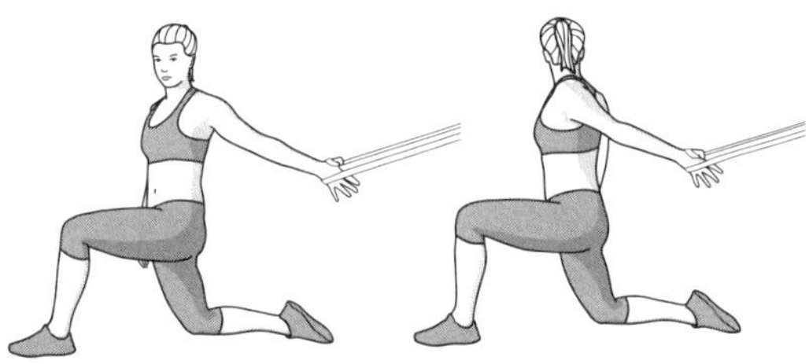

7 Oberkörpermobilisation im halben Kniestand

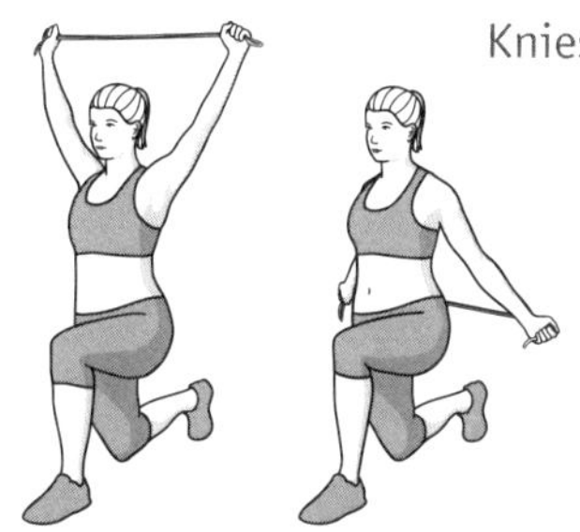

8 Schultermobilisation im halben Kniestand

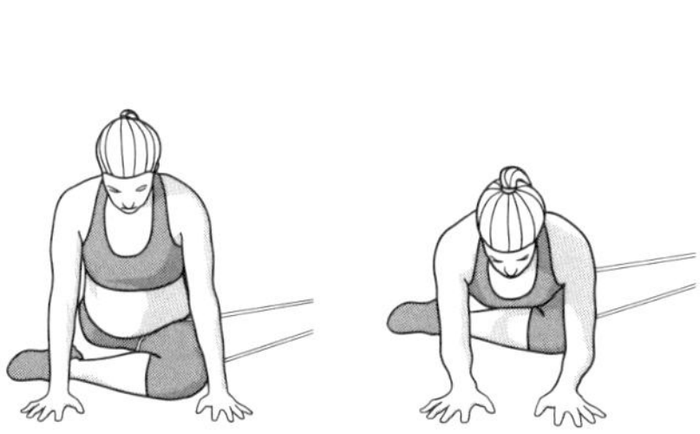

9 Taube mit seitlichem Zug

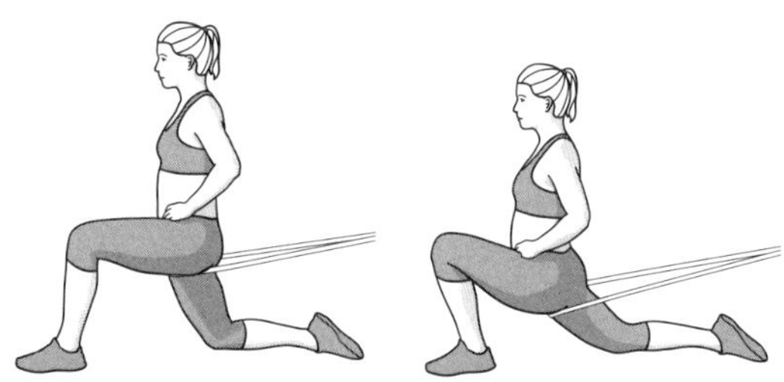

10 Hüftdehnung im halben Kniestand

49 Plan für Kletterer

Runden: 2–5
Pause zwischen Runden: ca. 180 Sekunden
Rundendauer: ca. 17 Minuten

1 2 **3**

	Übungen	Befestigung Fitnessband	Wieder-holungen/ Dauer	Pause zwischen den Übungen in Sekunden	Wiederholungen in Reserve	Seite
1	Rückwärtiger Butterfly im Langsitz	–	20 Wdh.	30	2–5	125
2	Latzug in Bauchlage	–	20 Wdh.	30	2–5	126
3	Gegenseitige Zug-Druck-Kombination im halben Kniestand	mittig	15 Wdh. pro Seite	30	2–5	131
4	Kurzer Seitstütz mit Frontalzug	mittig	10 Wdh. pro Seite	30	2–5	120
5	Schulterinnen-rotation im Stand	mittig	20 Wdh. pro Seite	30	2–5	127
6	Rumpfrotation in Schrittstellung	mittig	15 Wdh. pro Seite	30	2–5	130
7	Seitstütz mit Schulterziehen	unten	10 Wdh. pro Seite	30	2–5	121
8	Oberkörper-mobilisation im halben Kniestand	mittig	40 Sek. pro Seite	30	2–5	136
9	Schultermobili-sation im halben Kniestand	–	20 Wdh.	30	2–5	139
10	Schultermobili-sation im Sitzen	–	20 Wdh. pro Seite	30	2–5	139

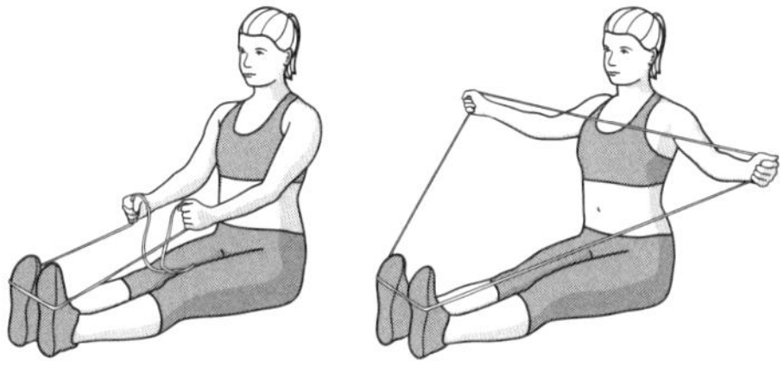

1 Rückwärtiger Butterfly im Langsitz

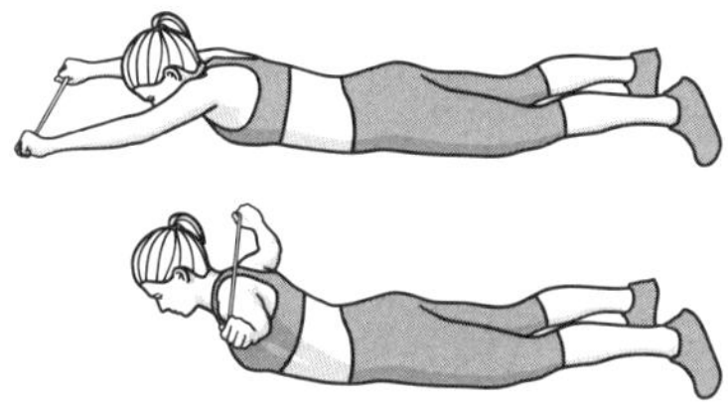

2 Latzug in Bauchlage

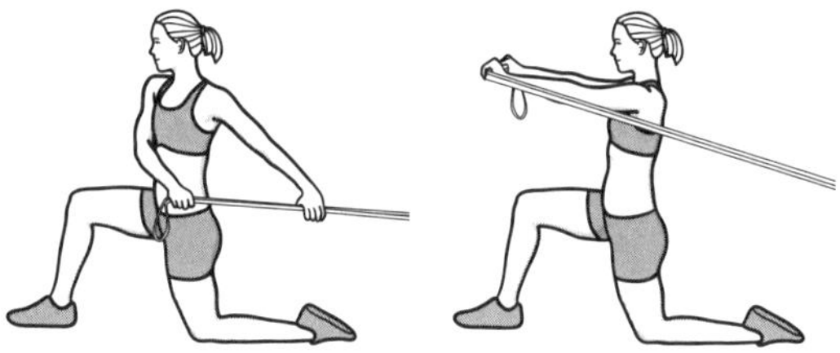

3 Gegenseitige Zug-Druck-Kombination im halben Kniestand

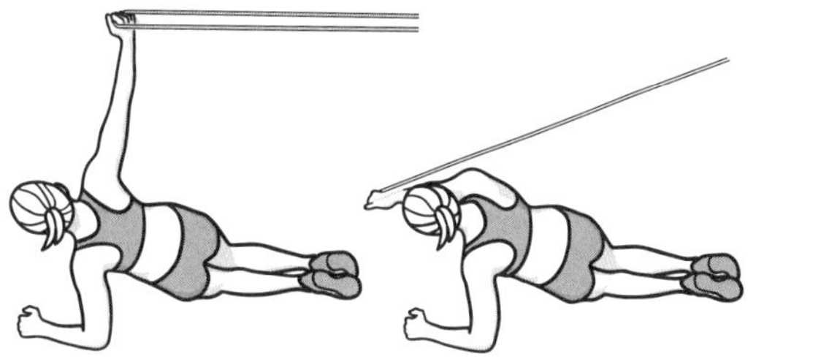

4 Kurzer Seitstütz mit Frontalzug

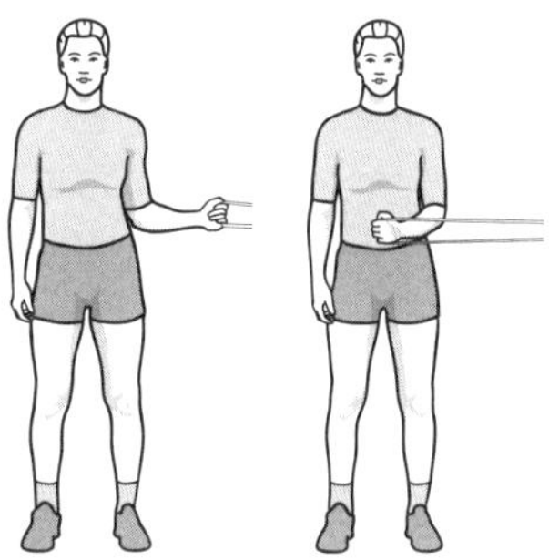

5 Schulterinnenrotation im Stand

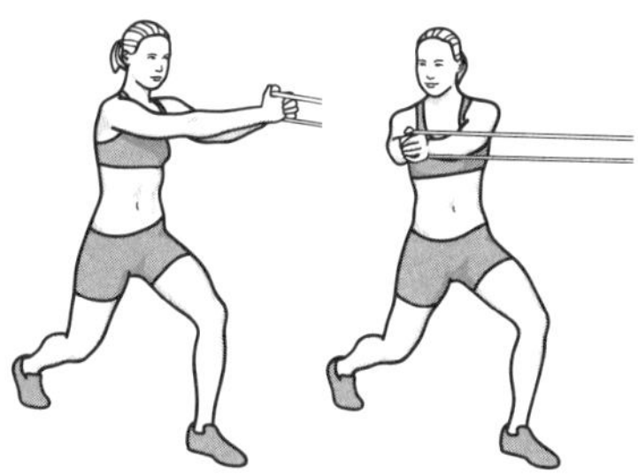

6 Rumpfrotation in Schrittstellung

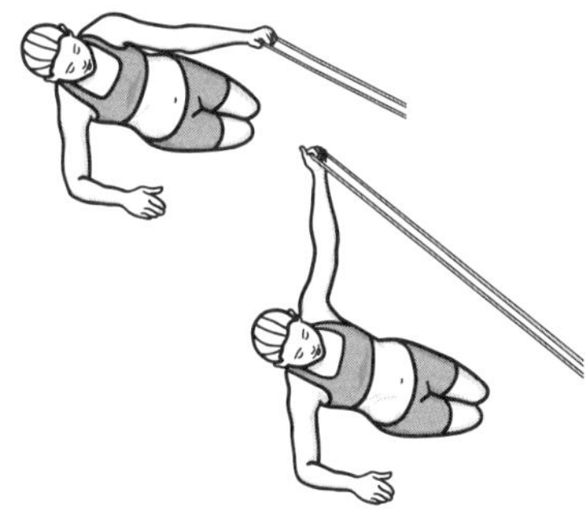

7 Seitstütz mit Schulterziehen

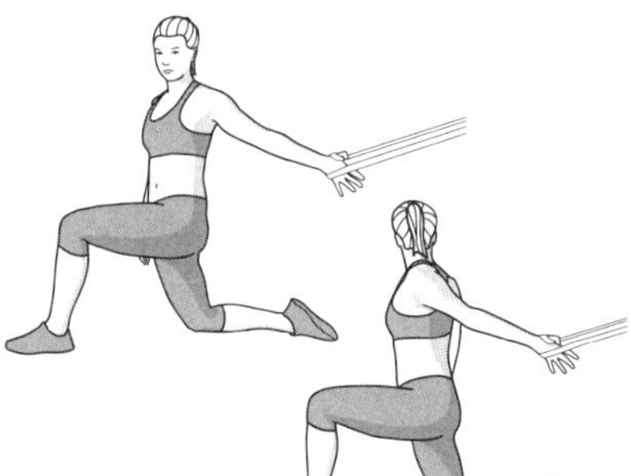

8 Oberkörpermobilisation im halben Kniestand

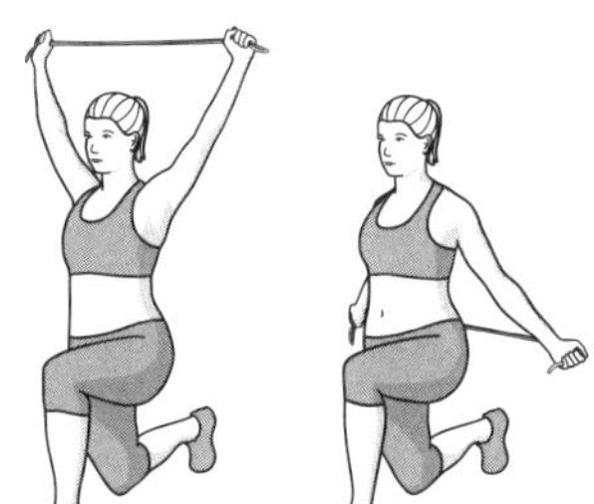

9 Schultermobilisation im halben Kniestand

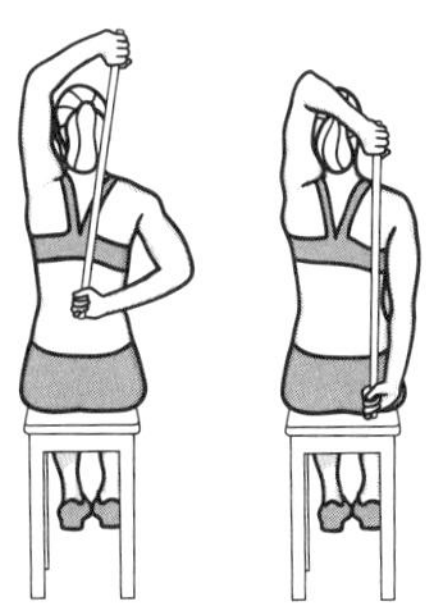

10 Schultermobilisation im Sitzen

50 Plan für Golfer

Runden: 2–4
Pause zwischen Runden: ca. 90 Sekunden
Rundendauer: ca. 10 Minuten

1 2 3

	Übungen	Befestigung Fitnessband	Wieder-holungen	Pause zwischen den Übungen in Sekunden	Wiederholungen in Reserve	Seite
1	Schulterblatt-aktivierung im Langsitz	–	20	30	2–5	125
2	Seitliches Gehen mit gestreckten Knien	–	15 pro Seite	30	2–5	117
3	Brücke	–	8	30	2–5	119
4	Rumpfrotation in Schrittstellung	mittig	10 pro Seite	30	2–5	130
5	Schulter-innenrotation im Stand	mittig	12 pro Seite	30	2–5	127
6	Liegestütz	–	10	30	2–5	134
7	Ausfallschritt rückwärts mit Rumpfrotation	mittig	8 pro Seite	30	2–5	131
8	Katze und Kuh	–	8	30	2–5	138

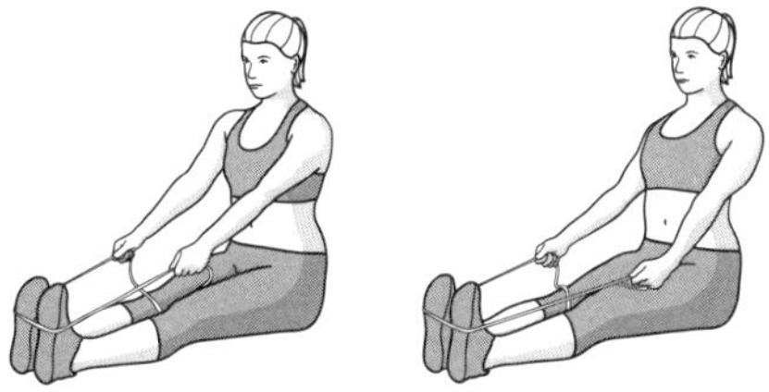

1 Schulterblattaktivierung im Langsitz

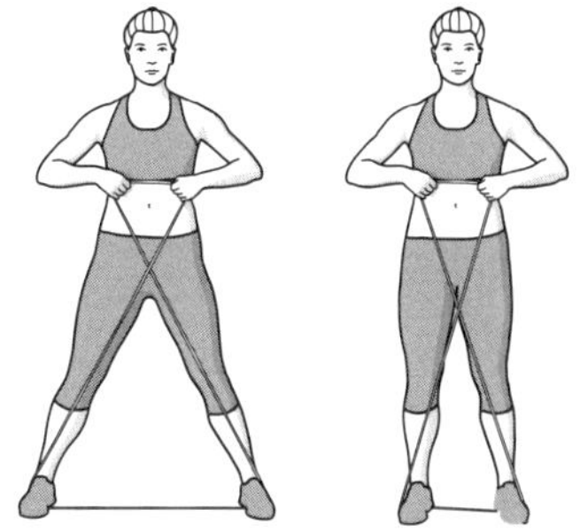

2 Seitliches Gehen mit gestreckten Knien

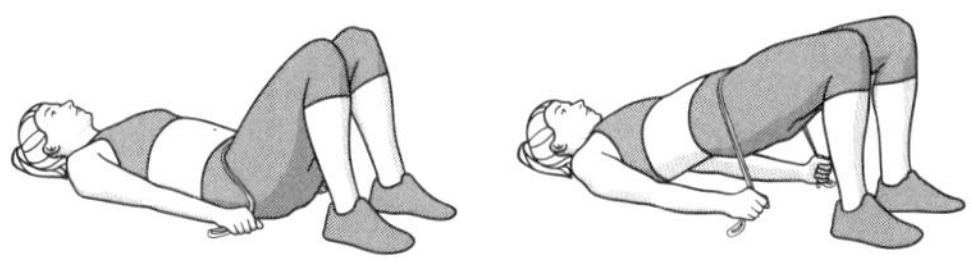

3 Brücke

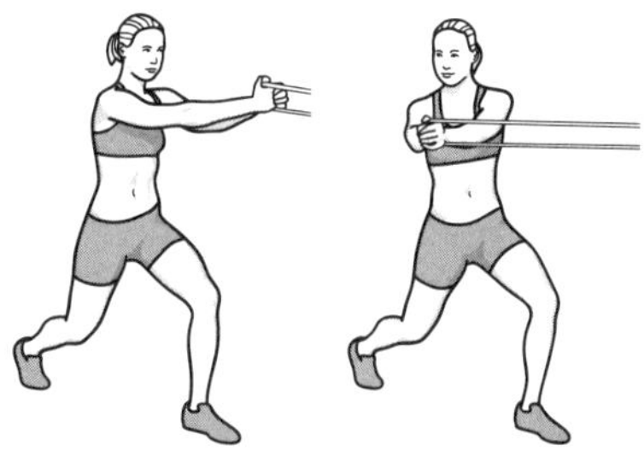

4 Rumpfrotation in Schrittstellung

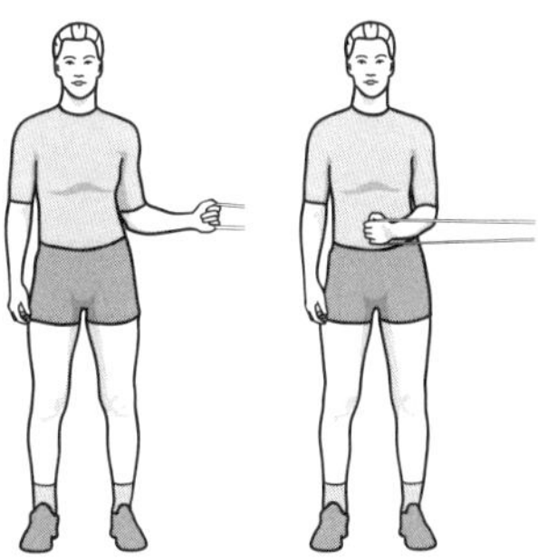

5 Schulterinnenrotation im Stand

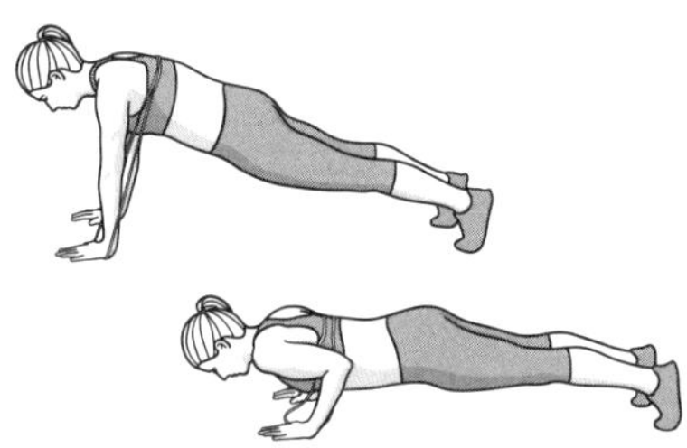

6 Liegestütz

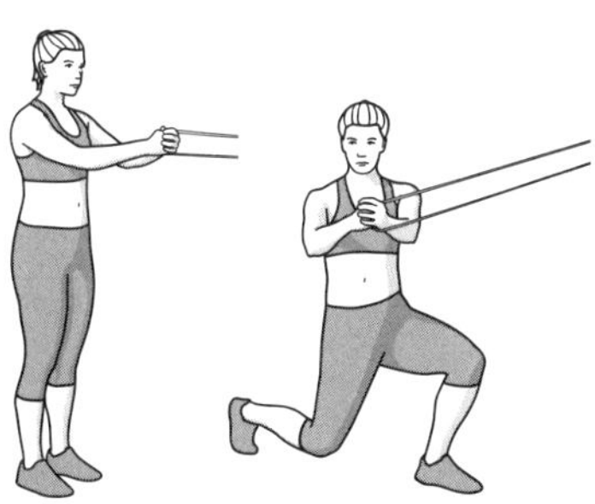

7 Ausfallschritt rückwärts mit Rumpfrotation

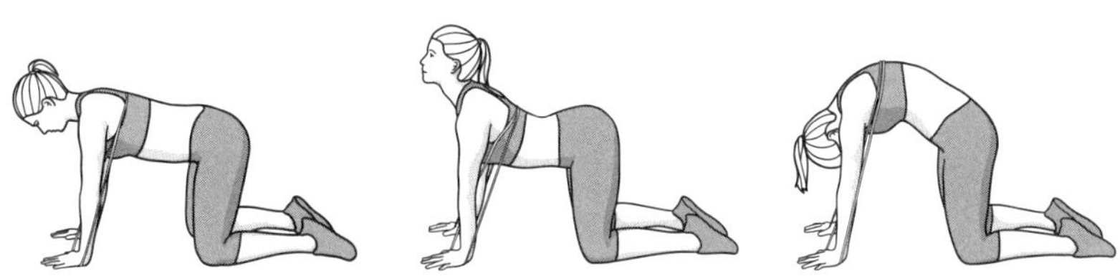

8 Katze und Kuh

Die Übungen

3

Übungen für Beine und Hüfte

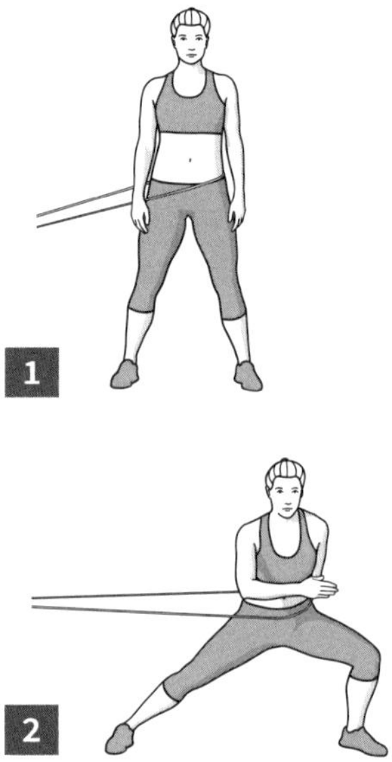

Seitlicher Ausfallschritt

1. Einen schulterbreiten Stand mit leicht gebeugten Knien einnehmen. Positioniere das Band um deine Hüfte mit Zug von der Seite.
2. Mit einem Bein einen großen Ausfallschritt zur Seite weg vom Befestigungspunkt des Bandes ausführen. Der Gegenarm schwingt mit. Den Oberkörper zum Ausgleich der Balance mit geradem Rücken leicht nach vorn neigen. Aus dem seitlichen Ausfallschritt mit Kraft aus dem gebeugten Bein heraus nach oben zurück in die Ausgangsposition kommen.

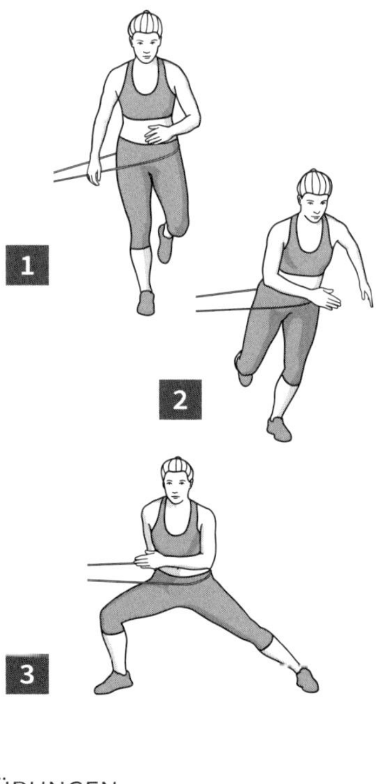

Seitlicher Sprung mit Ausfallschritt

1. Einen Einbeinstand mit leicht gebeugten Knien einnehmen. Der Oberkörper ist leicht nach vorne geneigt. Das Band um die Hüfte mit Zug von der Seite führen.
2. Einen großen Sprung zur Seite weg vom Befestigungspunkt des Bandes ausführen. Der Gegenarm schwingt mit. Den Oberkörper zum Ausgleich der Balance mit geradem Rücken leicht nach vorn neigen.
3. Nach der Landung durch einen seitlichen Ausfallschritt zurück in die Ausgangsposition gehen.

Seitliche Sprünge

1. Einen Einbeinstand mit leicht gebeugten Knien einnehmen. Das Band um die Hüfte mit Zug von der Seite führen.
2. Mit einem Bein einen großen Sprung zur Seite ausführen. Der Gegenarm schwingt mit. Den Oberkörper zum Ausgleich der Balance mit geradem Rücken leicht nach vorn neigen. Nach der Landung mit dem anderen Bein in die Ausgangsposition zurückspringen. Zum Seitenwechsel einfach um 180 Grad drehen.

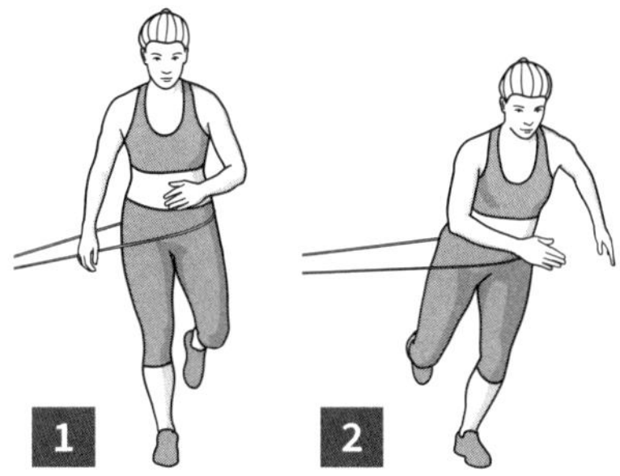

Hüftaußenrotation im Stand

1. Einen schulterbreiten Stand mit leicht gebeugten Knien einnehmen. Das Band knapp über einem Knie mit Zug von der Seite positionieren. Die Hände an die Hüfte legen. Das Knie vom Band nach innen ziehen lassen.
2. Das Band mit deinem Knie aktiv nach außen ziehen. Danach von dem Band wieder in die Ausgangsposition ziehen lassen.

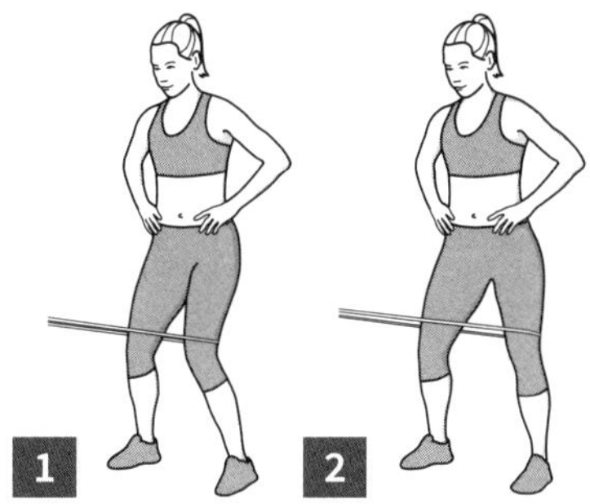

Seitliches Gehen mit gestreckten Knien

1. Einen aufrechten, schulterbreiten Stand einnehmen. Das Band unter den Füßen fixieren, einmal überkreuzen und auf Zug schulterbreit mit angewinkelten Armen vor dem Rumpf halten.
2. Einen großen Schritt mit gestreckten Beinen zur Seite machen. Das andere Bein nachsetzen und wieder in die Ausgangsposition zurückkommen.

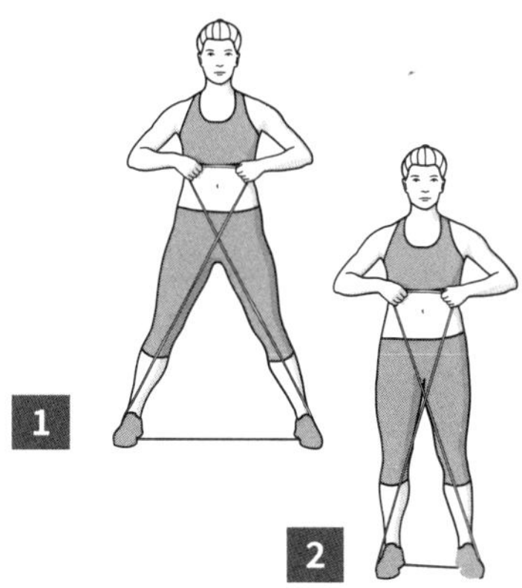

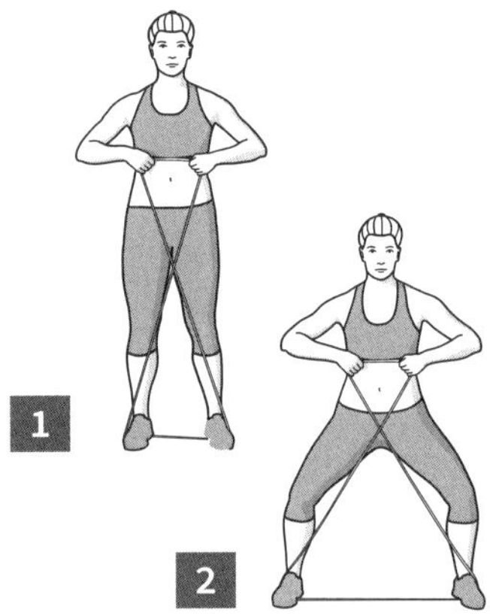

Seitliches Gehen mit gebeugten Knien

1. Einen aufrechten, schulterbreiten Stand einnehmen. Das Band unter den Füßen fixieren, einmal überkreuzen und schulterbreit mit angewinkelten Armen vor dem Rumpf halten.
2. Einen großen Schritt mit gebeugten Knien zur Seite machen. Das andere Bein nachsetzen und wieder in die Ausgangsposition zurückkommen.

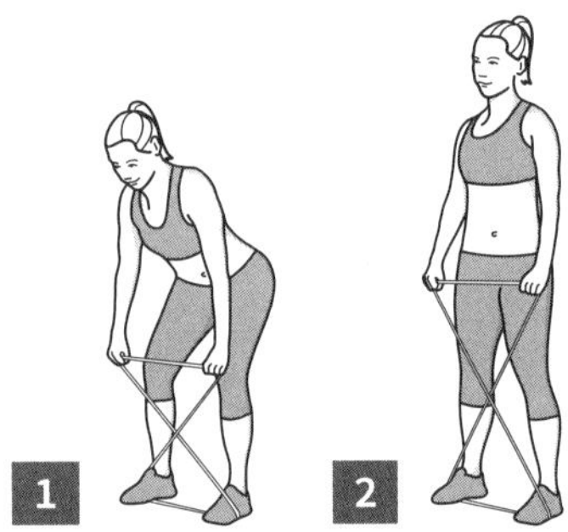

Kreuzheben

1. Einen aufrechten, schulterbreiten Stand einnehmen. Das Band unter den Füßen fixieren und den Oberkörper mit geradem Rücken nach vorne neigen. Das Band vor den Beinen einmal überkreuzen und mit gestreckten Armen schulterbreit greifen, sodass das Band auf Zug gespannt ist.
2. Aus dieser Position aufrichten. Die Wirbelsäule behält durch das Anspannen der Rumpfmuskulatur Stabilität und die Arme bleiben gestreckt.

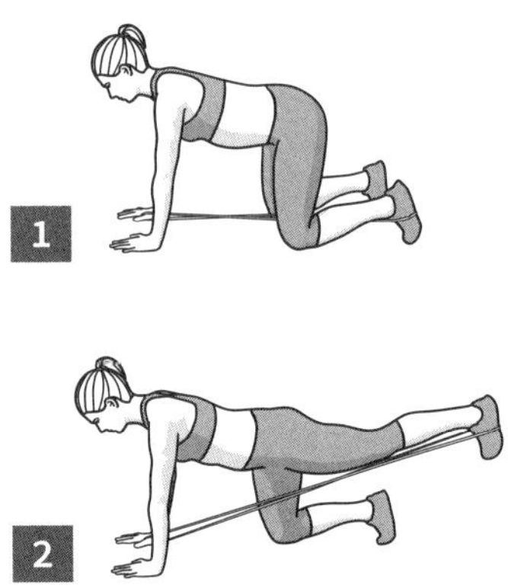

Hüftstreckung aus dem Vierfüßlerstand

1. In den Vierfüßlerstand kommen. Die Arme sind unter der Schulter und in Hüft- und Kniegelenk ist jeweils ein 90-Grad-Winkel. Das Band um eine Fußsohle legen und mit der gegenüberliegenden Hand festhalten.
2. Das Bein mit dem Band nach hinten ausstrecken, sodass der Körper vom Kopf bis zum Fuß eine gerade Linie bildet. In die Ausgangsstellung zurückkommen.

Brücke

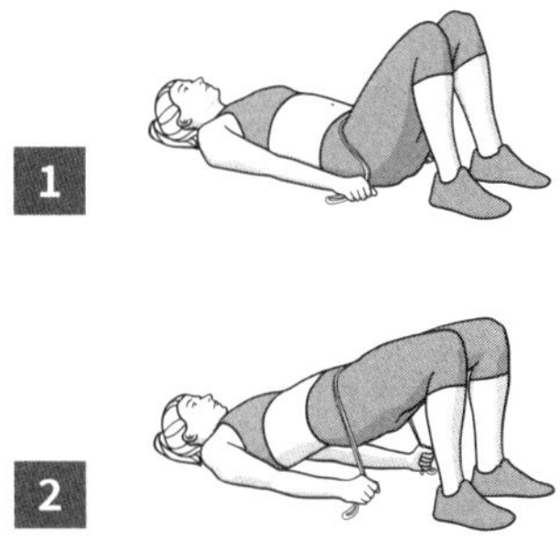

1. Auf den Rücken legen und beide Füße aufstellen. Das Band über das Becken spannen und mit den Händen rechts und links der Hüfte am Boden fixieren.
2. Die Hüfte so weit wie möglich nach oben schieben und mit der Bauchmuskulatur Gegenspannung aufbauen, die Bauchdecke dafür Richtung Wirbelsäule ziehen. Die Hüfte wieder absenken und so in die Ausgangsposition zurückkommen.

Überkopfkniebeuge aus dem Parallelstand

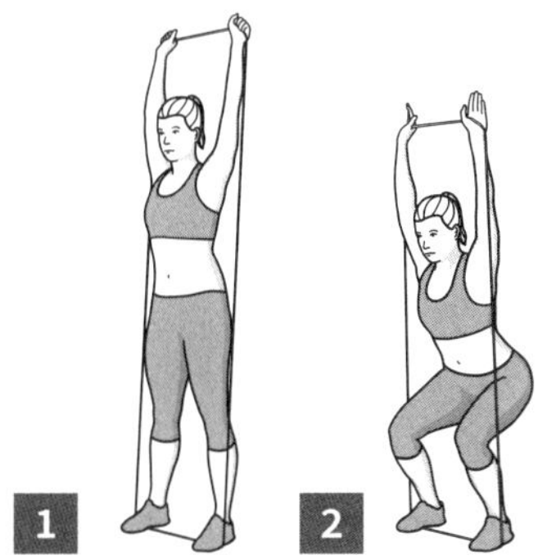

1. Einen schulterbreiten Stand einnehmen. Das Band unter den Füßen fixieren und und mit gestreckten Armen und unter Spannung schulterbreit über dem Kopf halten.
2. Die Knie beugen und das Gesäß aktiv nach hinten schieben. Die Knie bleiben dabei über dem Mittelfuß und die Arme sind weiterhin über dem Kopf gestreckt. Danach wieder aufrichten.

Ausfallschritt nach hinten

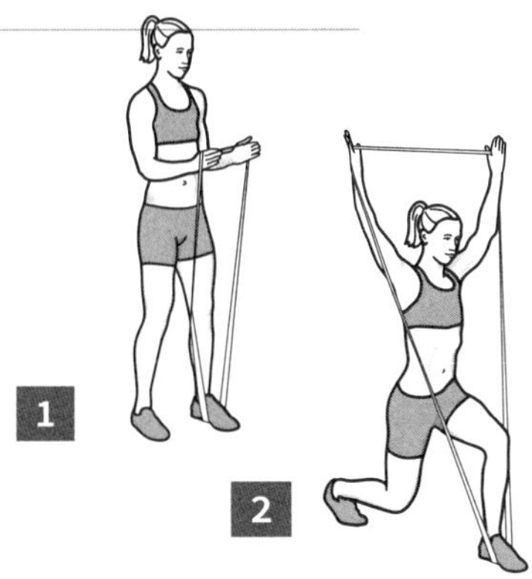

1. Mit einem Fuß auf das Band stellen, den zweiten Fuß parallel etwa hüftbreit daneben. Die Hände halten das Band unter leichtem Zug vor dem Körper, die Arme sind dabei etwa 90 Grad angewinkelt, die Oberarme nah am Oberkörper.
2. Einen weiten Ausfallschritt mit dem freien Bein nach hinten machen und dabei das Band mit getreckten Armen über vorne bis über den Kopf führen. Danach wieder in die Ausgangsposition zurückkommen.

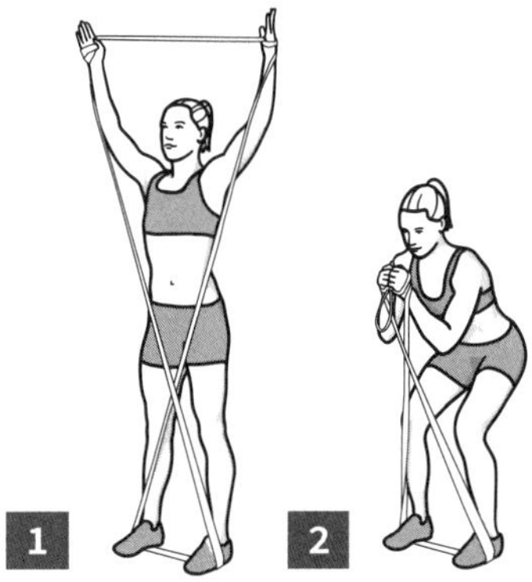

Kniebeuge mit Armstreckung

1. Einen schulterbreiten Stand einnehmen. Das gekreuzte Band unter den Füßen entlangführen und mit gestreckten Armen und unter Spannung weiter als schulterbreit über dem Kopf halten.
2. Die Knie beugen und das Gesäß aktiv nach hinten schieben. Die Knie bleiben dabei über dem Mittelfuß. Die Arme dabei kontrolliert beugen und die Hände vor der Brust zusammenführen. Danach wieder aktiv aufrichten.

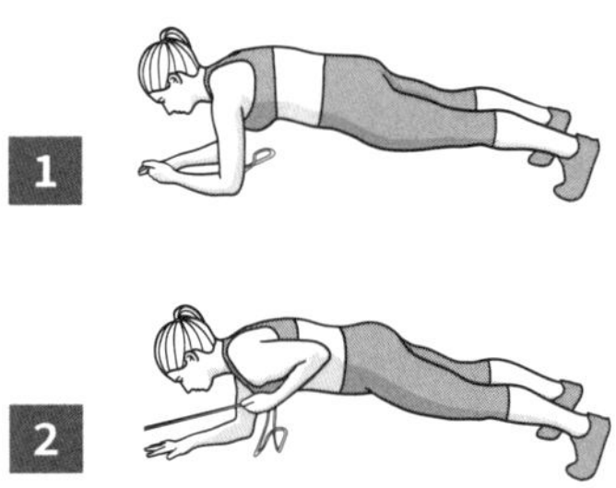

Frontstütz mit Rudern

1. Einen Unterarmstütz mit gestreckten Beinen einnehmen. Der Körper bildet vom Kopf bis zum Fuß eine Linie. Das Band mit leichter Spannung von vorne mit gebeugtem Arm in der Stützposition greifen.
2. Das Band so zum Körper ziehen, dass der Unterarm sich vom Boden löst, bis der Oberarm parallel zum Boden ist. Der Ellbogen zieht dabei Richtung Hüfte und bleibt nah am Oberkörper. Der gesamte Körper bleibt dabei stabil. Danach wieder in die Ausgangsposition zurückkommen.

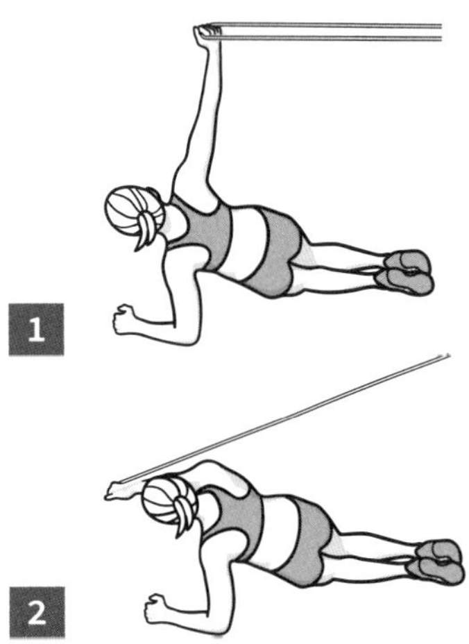

Kurzer Seitstütz mit Frontalzug

1. Einen Seitstütz mit abgelegten Knien einnehmen. Die Kniegelenke bilden einen rechten Winkel zu Oberschenkeln und Oberkörper. Den Ellenbogen des unteren Arms direkt unter der Schulter platzieren. Das weiter oben und hinter dem Körper befestigte Band mit der freien Hand des oberen Arms greifen und den Arm nach oben strecken.
2. Das Band mit möglichst gestrecktem Arm nach vorne vor die Brust ziehen. Das Band soll sich in einer Linie bewegen und der Rumpf stabil bleiben. Den Arm zurück in die Ausgangsposition führen.

Seitstütz mit Schulterziehen

1. Einen Seitstütz mit abgelegten Knien einnehmen. Die Kniegelenke bilden einen rechten Winkel zu Oberschenkeln und Oberkörper. Den Ellenbogen des unteren Arms direkt unter der Schulter platzieren. Das vor dem Körper auf Kniehöhe befestigte Band mit dem gestreckten freien Arm vor dem Körper halten.
2. Das Band mit möglichst gestrecktem Arm nach oben in die Verlängerung der Schulterachse ziehen. Die Schulter beziehungsweise das Schulterblatt zieht dabei aktiv nach hinten. Der Rumpf soll stabil bleiben. Den Arm kontrolliert zurück in die Ausgangsposition führen.

1

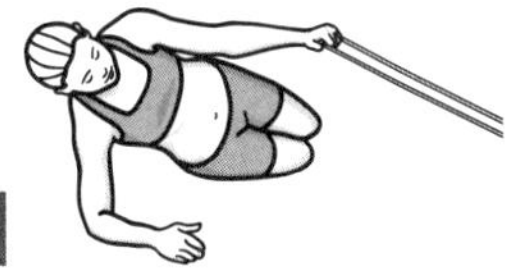

2

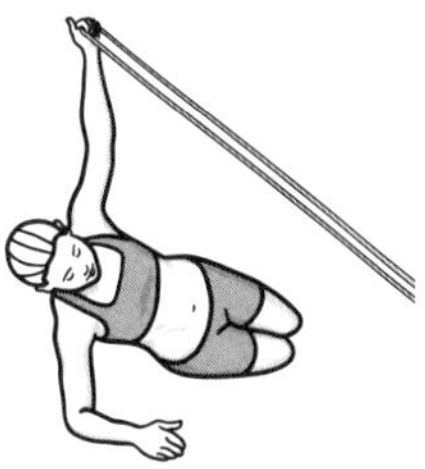

Überkopfkniebeuge in Schrittstellung

1. Eine weite Schrittstellung mit leicht gebeugten Knien einnehmen und mit dem vorderen Fuß auf das Band stellen. Das Band auf Zug mit angewinkelten Armen vor dem Rumpf halten, die Ellenbogen sind nah am Oberkörper.
2. Die Knie so weit beugen, bis das hintere Knie knapp über dem Boden ist, gleichzeitig beide Arme nach oben strecken und das Band nach oben ziehen. Wieder aufrichten und in die Ausgangsposition zurückkommen.

1

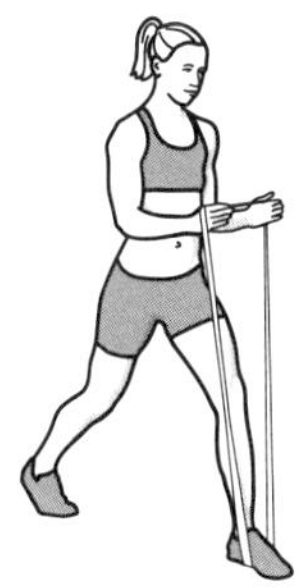

2

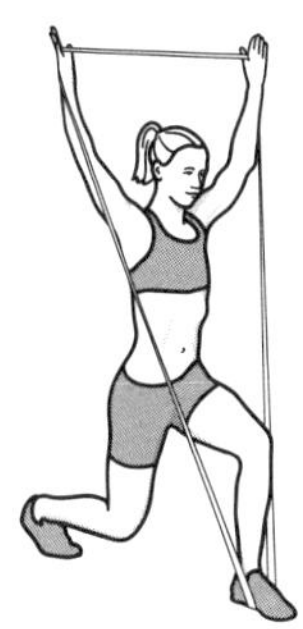

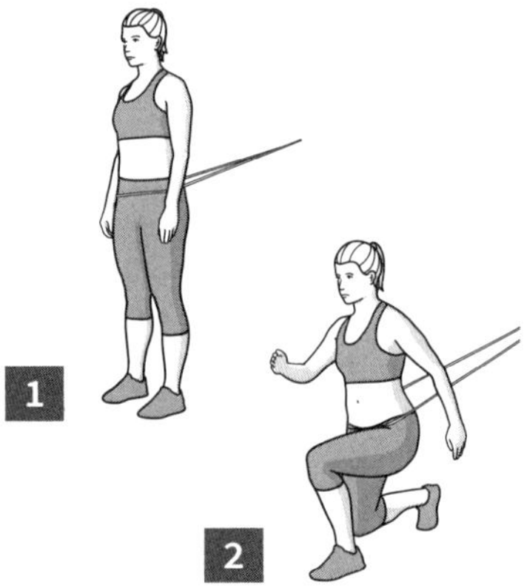

Ausfallschritt nach vorne

1. Einen aufrechten, hüftbreiten Stand einnehmen. Das Band mit Zug von hinten um die Hüfte legen.
2. Einen weiten Ausfallschritt nach vorne machen und so weit nach unten absenken, bis das hintere Knie knapp über dem Boden ist. Die Arme schwingen gegenseitig mit. Mit dem vorderen Bein in die Ausgangsstellung zurücksteigen.

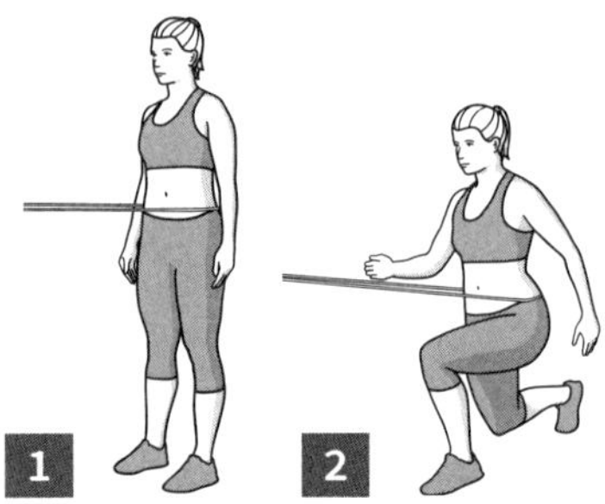

Abbremsender Ausfallschritt

1. Einen aufrechten, hüftbreiten Stand einnehmen. Das Band mit Zug von vorne um den unteren Rücken legen.
2. Einen weiten Ausfallschritt nach vorne machen, bis das hintere Knie knapp über dem Boden ist. Der gegenseitige Arm schwingt mit nach vorne. Den Ausfallschritt bewusst kontrollieren: Das Knie ist im Lot der Beinachse und bleibt über dem Mittelfuß. Mit dem vorderen Bein aktiv gegen den Zug des Bandes in die Ausgangsstellung zurücksteigen.

Übungen für Schultern und Arme

Bizeps-Curl im halben Kniestand

1. Einen halben Kniestand einnehmen und das Band – doppelt genommen – unter dem vorderen Fuß fixieren. Darauf achten, dass das hintere Knie direkt unter dem Hüft- und Schultergelenk liegt, sodass beide einen 90-Grad-Winkel bilden. Das Band mit gestreckten Armen auf Zug halten.
2. Die Arme gegen den Widerstand beugen, sodass die Hände das Band Richtung Schulter ziehen. Die Oberarme bleiben in ihrer Position. Die Unterarme kontrolliert in die Ausgangsposition zurücksenken.

1

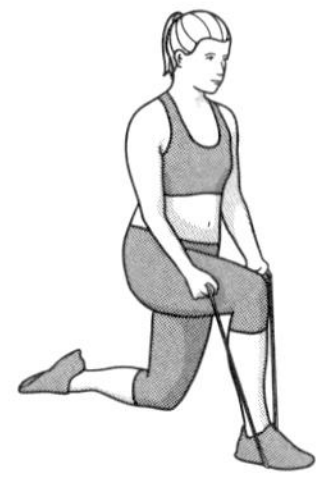

2

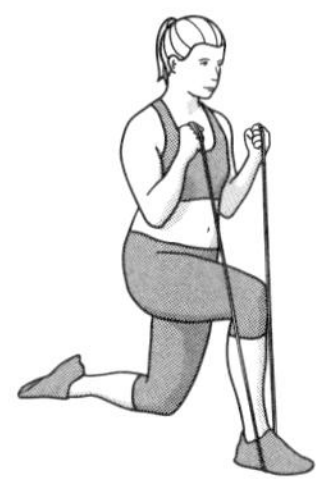

Bizeps-Curl im Stand

1. Einen aufrechten, hüft- bis schulterbreiten Stand einnehmen. Das Band unter den Füßen fixieren, vor den Beinen kreuzen und auf Zug mit den Händen vor der Hüfte schulterweit von unten greifen. Die Handinnenseiten zeigen dabei nach vorne.
2. Die Arme beugen, sodass die Hände das Band Richtung Schulter ziehen, dabei den Rumpf anspannen. Die Oberarme bleiben in ihrer Position. Danach wieder in die Ausgangsposition zurückführen.

1

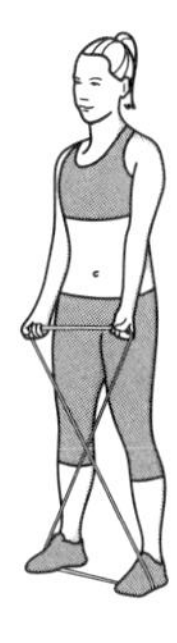

2

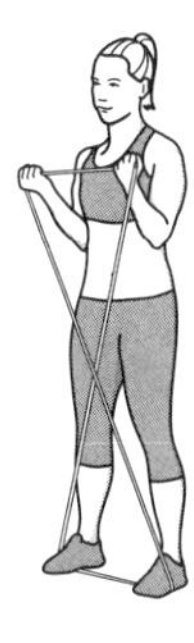

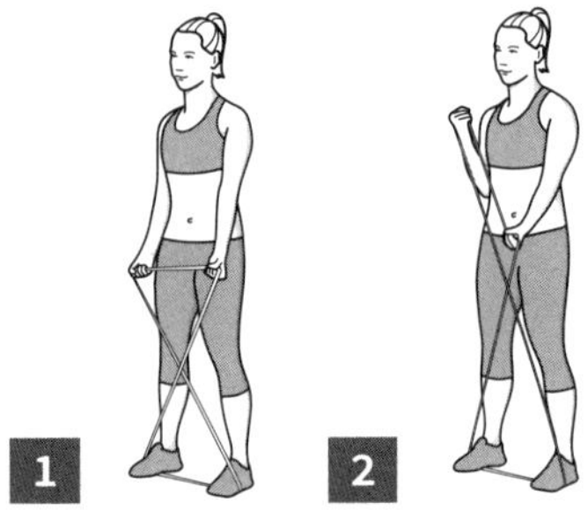

Einarmiger Bizeps-Curl im Stehen

1. Einen aufrechten, hüftbreiten Stand einnehmen. Das Band unter den Füßen positionieren, vor den Beinen kreuzen und auf Zug mit den Händen vor dem Rumpf schulterweit von unten greifen. Die Handinnenseiten zeigen dabei nach vorne.
2. Einen Arm beugen, sodass die Hand das Band Richtung Schulter zieht, dabei den Rumpf anspannen. Den Arm danach wieder in die Ausgangsposition zurückführen. Bei der nächsten Wiederholung den anderen Arm angewinkelt Richtung Schulter ziehen, die Spannung spüren, dann in die Ausgangsposition zurückgehen.

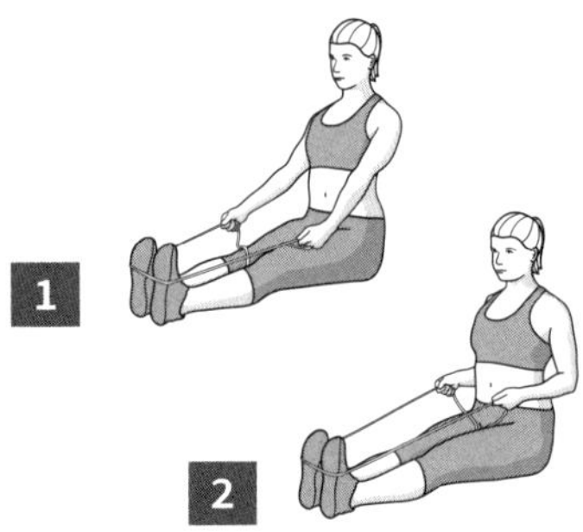

Rudern im Langsitz

1. Mit gestreckten Beinen auf den Boden setzen. Das Band um die Füße legen. Den Oberkörper aufrichten. Die Arme nach vorne strecken und das Band greifen. Das Band bereits auf leichter Spannung halten.
2. Das Band an den Körper heranziehen, die Ellenbogen führen dabei nah am Oberkörper vorbei nach hinten. Danach wieder in die Ausgangsposition kommen.

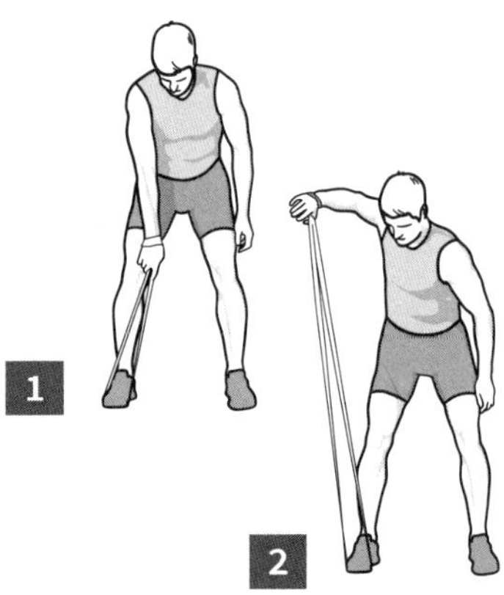

Einarmiges Rudern im Stehen

1. Einen hüft- bis schulterbreiten Stand mit leicht gebeugten Knien einnehmen und den Oberkörper mit geradem Rücken leicht nach vorne neigen. Das Band unter einem Fuß fixieren und mit der gleichseitigen Hand das Band – auf Zug – etwa auf Kniehöhe greifen.
2. Den Ellenbogen aktiv nach oben führen, den Arm dabei beugen und das Band so seitlich nach oben ziehen. Der Oberkörper darf dabei leicht mitdrehen. Danach wieder zurück in die Ausgangsposition kommen.

Einarmiges Rudern im halben Kniestand

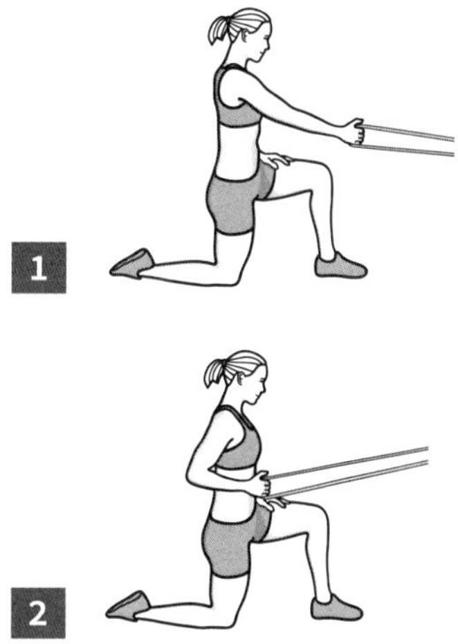

1. Einen halben Kniestand einnehmen. Das Knie auf dem Boden befindet sich direkt unter dem Hüftgelenk, der vordere Fuß direkt unter dem vorderen Knie, sodass beide Knie einen 90-Grad-Winkel bilden. Das auf Hüfthöhe befestigte Band mit der zum vorderen Bein gegenüberliegenden Hand greifen und den Arm nach vorne strecken. Das Band ist gespannt, der Zug kommt von vorne.
2. Das Band an den Körper heranziehen, dafür den Ellenbogen nah am Oberkörper entlang zurück- und das Schulterblatt aktiv nach hinten ziehen. Danach wieder in die Ausgangsposition zurückkommen.

Schulterblattaktivierung im Langsitz

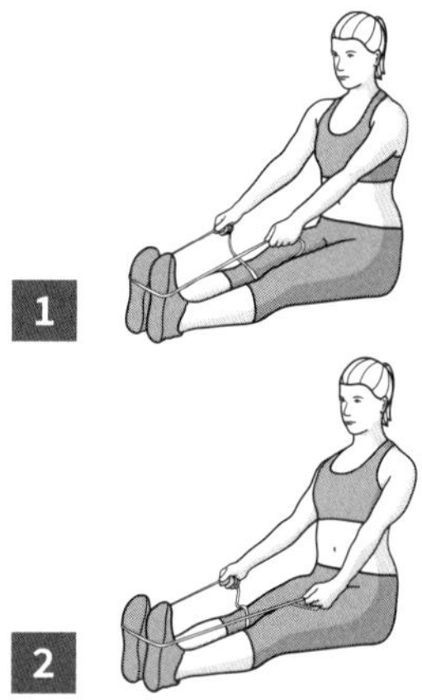

1. Mit gestreckten Beinen auf den Boden setzen und dabei den Oberkörper so aufrecht wie möglich halten. Das Band um die Fußsohlen legen und mit gestreckten Armen greifen. Das Band dabei auf Zug halten.
2. Die Schulterblätter aktiv nach hinten unten ziehen. Gleichzeitig die Bauchmuskeln anspannen. Die Spannung für 2 Sekunden halten, danach in die Ausgangsposition zurückkommen.

Rückwärtiger Butterfly im Langsitz

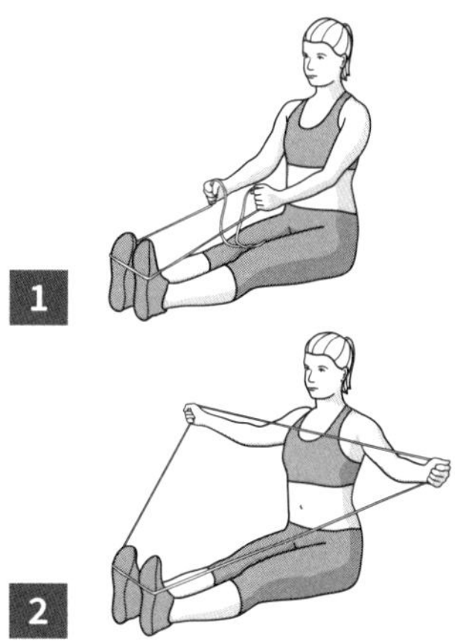

1. Mit gestreckten Beinen auf den Boden setzen. Das Band um die Fußsohlen legen und mit gestreckten Armen greifen. Das Band dabei auf Zug halten. Der Oberkörper ist so aufrecht wie möglich.
2. Die gestreckten Arme zu beiden Seiten auf Schulterhöhe führen und das Band damit auseinanderziehen. Dabei die Schulterblätter aktiv zusammenziehen und durch Anspannung der Bauch- und Rückenmuskeln im Rumpf stabil bleiben. Zurück in die Ausgangposition kommen.

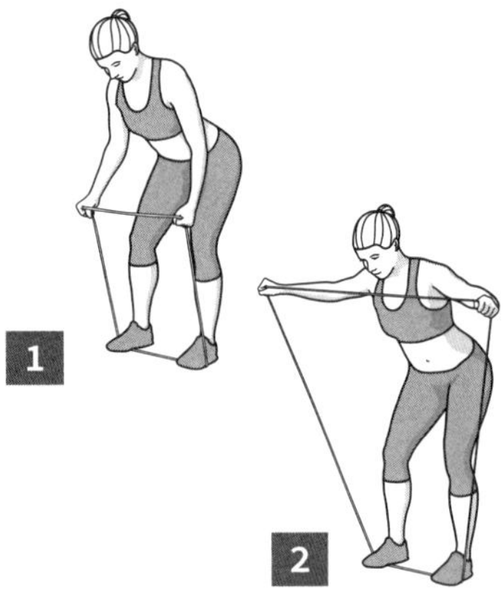

Gestrecktes Schulterheben im Stehen

1. Einen hüft- bis schulterbreiten Stand einnehmen. Die Knie leicht beugen und den Oberkörper mit geradem Rücken nach vorne neigen. Das Band unter den Füßen fixieren und es mit gestreckten Armen schulterbreit vor den Oberschenkeln greifen, das Band dabei auf leichtem Zug halten.
2. Die gestreckten Arme zu beiden Seiten nach oben bis etwa auf Schulterhöhe führen, sodass das Band nach oben und außen gezogen wird, dabei aktiv den Rumpf anspannen. Kontrolliert in die Ausgangsstellung zurückkommen.

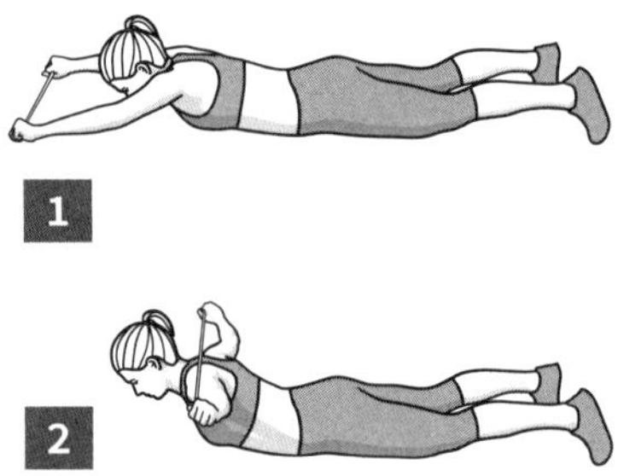

Latzug in Bauchlage

1. Mit leicht geöffneten Beinen auf den Bauch legen. Das Band weiter als schulterbreit mit gestreckten, V-förmig geöffneten Armen über dem Kopf halten. Das Band dabei aktiv auseinanderziehen und auf Spannung halten. Nach unten zum Boden blicken.
2. Die gestreckten Arme zu beiden Seiten führen, dabei das Band am Hinterkopf entlang nach hinten Richtung Schultern ziehen. Die Brust hebt dabei leicht vom Boden ab. Wieder in die Ausgangsstellung zurückkommen.

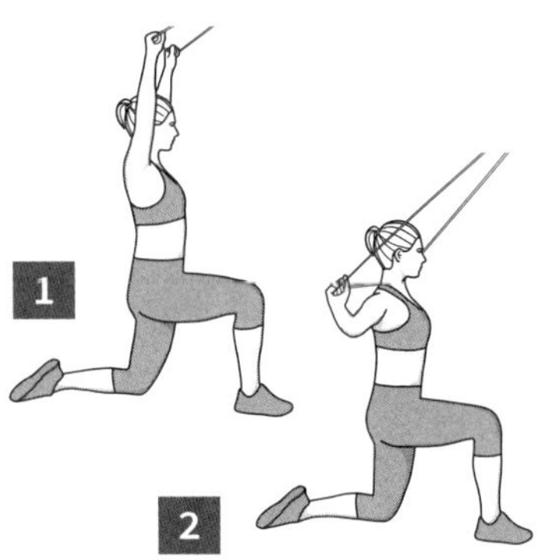

Breites Latziehen aus dem halben Kniestand

1. Einen halben Kniestand einnehmen. Das Knie auf dem Boden befindet sich direkt unter dem Hüftgelenk, der vordere Fuß direkt unter dem vorderen Knie, sodass beide Knie einen 90-Grad-Winkel bilden. Das vor dem Körper weit oben fixierte Band mit gestreckten Armen über dem Kopf auf Zug halten.
2. Das Band mit leicht gebeugten Armen zu beiden Seiten etwa auf Schulterhöhe und gleichzeitig leicht nach hinten ziehen. Den Rumpf dabei aktiv anspannen. In die Ausgangsstellung zurückkommen.

Gestrecktes Latziehen im Kniestand

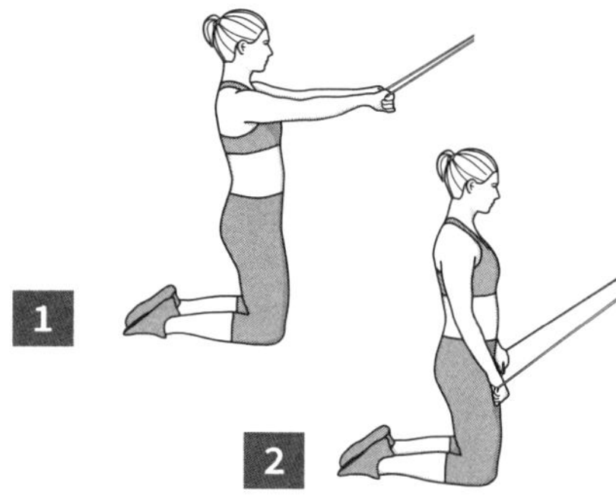

1. Einen Kniestand einnehmen. Der Oberkörper ist aufrecht. Das Band mit gerade nach vorn gestreckten Armen greifen, das vorn oben fixierte Band dabei auf Zug halten.
2. Das Band mit gestreckten Armen nach unten Richtung Hüfte ziehen. Kontrolliert in die Ausgangsstellung zurückkommen.

Schulterinnenrotation im Stand

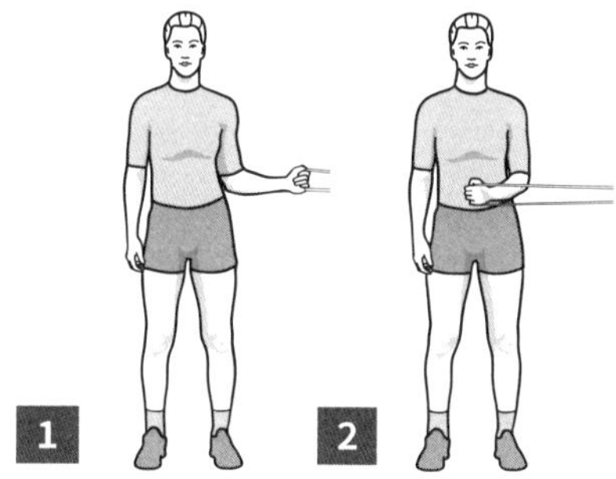

1. Einen hüft- bis schulterbreiten Stand mit leicht gebeugten Knien seitlich zum Band einnehmen, das etwa auf Hüfthöhe befestigt ist. Das Band mit der Hand greifen, die dem Band näher ist, und diesen Arm um 90 Grad anwinkeln, den Unterarm zur Seite abspreizen, während der Oberarm eng am Körper anliegt. Das Band dabei auf Zug halten.
2. Das Band in einem Bogen über vorn zur Körpermitte Richtung Bauchnabel ziehen, dabei den Rumpf stabil halten. Der Oberarm bleibt eng am Körper. In die Ausgangsstellung zurückkommen.

Schulteraußenrotation im Stand

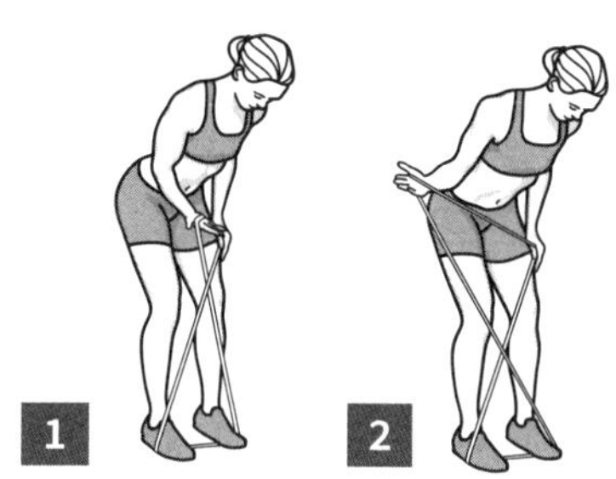

1. Einen hüft- bis schulterbreiten Stand mit leicht gebeugten Knien einnehmen und den Oberkörper mit geradem Rücken nach vorne neigen. Das Band unter den Füßen fixieren und vor den Beinen einmal kreuzen. Das Band im Untergriff greifen, sodass die Unterarme ausgedreht sind. Die Arme dabei um 90 Grad anwinkeln, die Oberarme liegen eng seitlich am Körper an und die Unterarme sind parallel zueinander.
2. Die Unterarme im Wechsel zur jeweiligen Seite nach außen führen und so das Band auseinanderziehen; die Ellenbogen bleiben angewinkelt und eng am Oberkörper angelegt. Kontrolliert in die Ausgangsstellung zurückkommen.

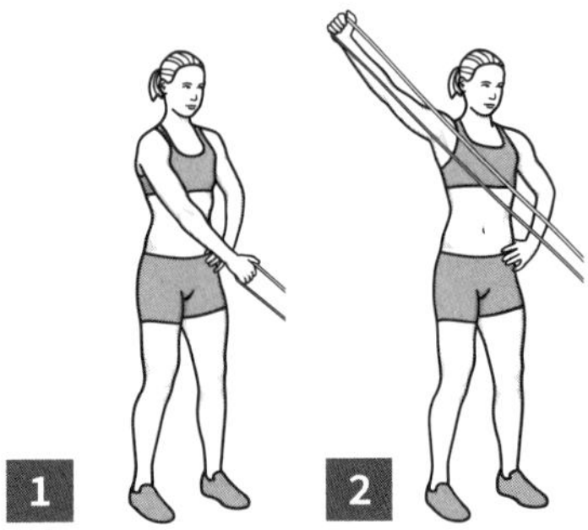

Einseitiges Schulterheben im Stand

1. Einen aufrechten, hüft- bis schulterbreiten Stand seitlich vom bodennah befestigten Band einnehmen. Das Band auf Hüfthöhe mit der bandfernen Hand greifen und den Arm strecken, sodass er vor der dem Band zugewandten Hüfte ist. Das Band dabei auf Zug halten.
2. Den gestreckten Arm diagonal bis circa 45 Grad nach oben außen führen. Der Oberkörper bleibt dabei stabil. Kontrolliert wieder in die Ausgangsstellung zurückkommen.

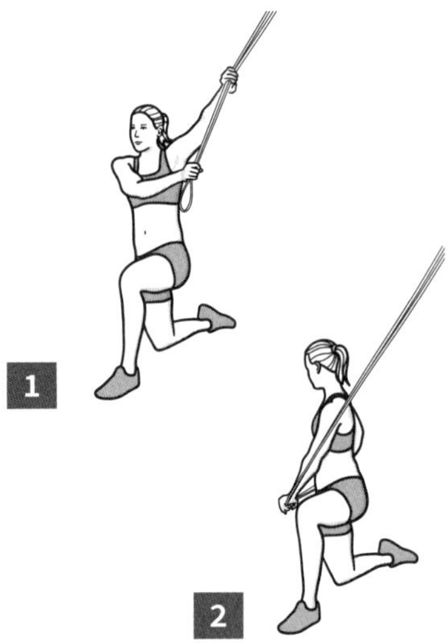

Chops im halben Kniestand

1. Einen halben Kniestand seitlich zum weit oben befestigten Band einnehmen. Das dem Band zugewandte Bein ist vorne. Das Knie auf dem Boden befindet sich direkt unter dem Hüftgelenk, der vordere Fuß direkt unter dem vorderen Knie, sodass beide Knie einen 90-Grad-Winkel bilden. Beide Arme diagonal nach oben strecken, das Band doppelt greifen und auf Zug halten.
2. Das Band mit gestreckten Armen von schräg oben diagonal nach unten zur Hüfte des dem Band entfernten Beins ziehen. Dabei den Rumpf mitdrehen, der Blick folgt den Händen. Darauf achten, dass die Spannung im Körper gehalten wird.

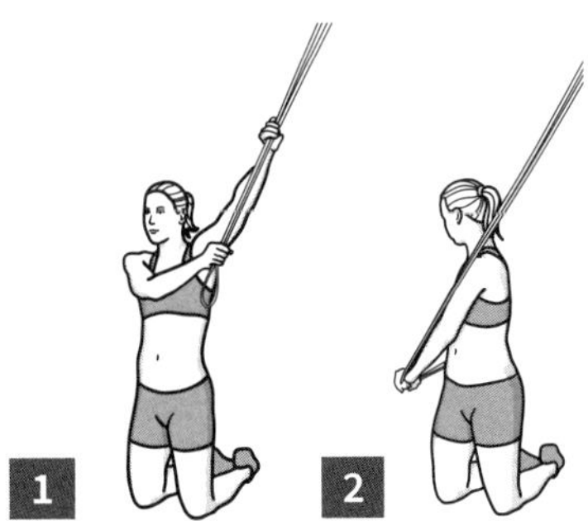

Chops im Kniestand

1. Einen Kniestand seitlich zum weit oben befestigten Band einnehmen. Der Oberkörper ist aufrecht. Mit beiden Armen nach diagonal oben das Band doppelt greifen und auf Zug halten.
2. Das Band in einem Bogen von schräg oben diagonal nach unten bis zur vom Band abgewandten Hüfte ziehen, die Arme dort strecken. Dabei den Rumpf mitdrehen, der Blick folgt den Händen. Die Spannung im Körper beibehalten.

Chops im Ausfallschritt

1. Einen tiefen Ausfallschritt seitlich zum weit oben befestigten Band einnehmen, bei dem sich das hintere, bandferne Knie knapp über dem Boden befindet und das vordere Knie im rechten Winkel gebeugt ist. Beide Arme nach diagonal oben strecken, das Band schulterbreit doppelt greifen und auf Zug halten. Der bandnahe Arm greift dabei weiter oben.
2. Das Band mit gestreckten Armen von schräg oben diagonal nach unten zur vom Band entfernten Hüfte ziehen. Dabei den Rumpf mitdrehen, der Blick folgt den Händen.

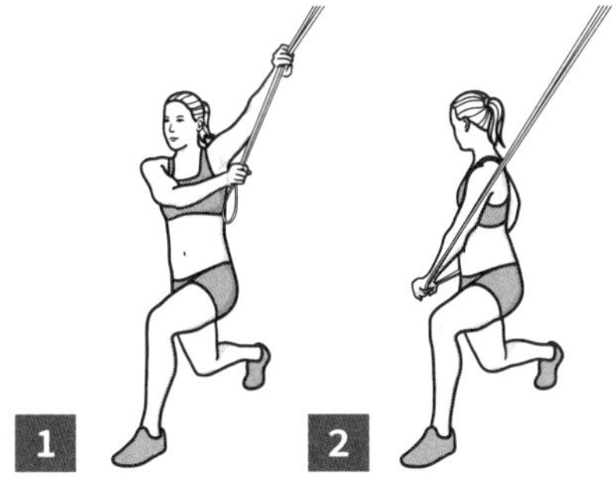

Lifts im halben Kniestand

1. Einen halben Kniestand seitlich zum oben fixierten Band einnehmen. Das Knie auf dem Boden befindet sich direkt unter dem Hüftgelenk, der vordere Fuß direkt unter dem vorderen Knie, sodass beide Knie einen 90-Grad-Winkel bilden. Das bandnahe Bein ist vorne. Die Arme diagonal nach unten strecken und das Band doppelt greifen, das Band dabei auf Zug halten.
2. Das Band mit gestreckten Armen von schräg unten nach schräg oben ziehen. Den Rumpf mitdrehen, der Blick folgt den Händen. Darauf achten, dass die Spannung im Körper gehalten wird.

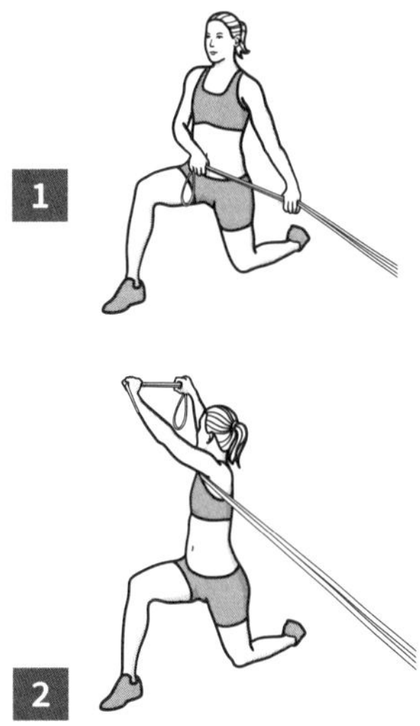

Lifts im Kniestand

1. Einen Kniestand seitlich vom bodennah befestigten Band einnehmen. Der Oberkörper ist aufrecht. Das Band mit beiden Händen doppelt greifen, die Arme sind dabei gestreckt. Das Band auf Zug halten.
2. Das Band mit gestreckten Armen von schräg unten diagonal nach oben ziehen. Dabei den Rumpf mitdrehen, der Blick folgt den Händen. Darauf achten, dass die Spannung im Körper gehalten wird.

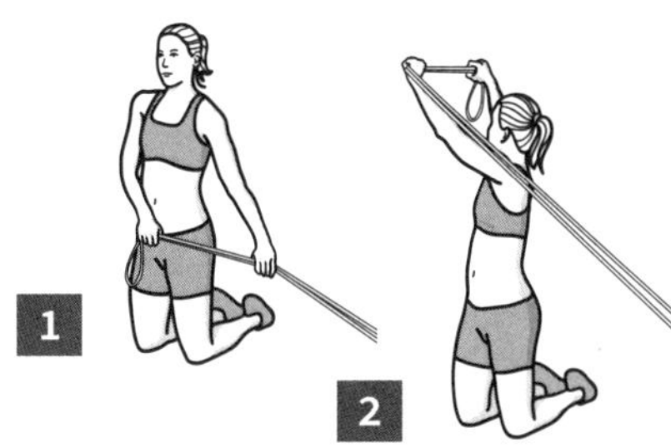

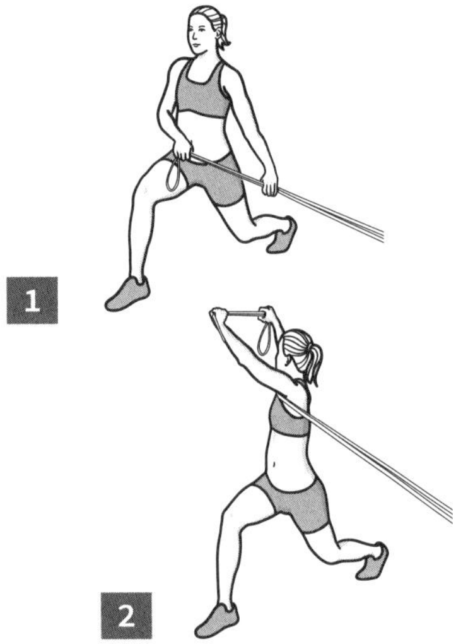

Lifts im Ausfallschritt

1. Einen tiefen Ausfallschritt seitlich vom bodennah fixierten Band einnehmen, das dem Band zugewandte Bein ist hinten und so weit gebeugt, dass sich das Knie knapp über dem Boden befindet. Das vordere Knie ist im rechten Winkel gebeugt. Mit beiden Händen das Band schulterbreit an der dem Band zugewandten Seite doppelt greifen. Der bandnahe Arm greift dabei weiter unten.
2. Das Band mit gestreckten Armen von schräg unten diagonal nach oben ziehen. Dabei den Rumpf mitdrehen, der Blick folgt den Händen.

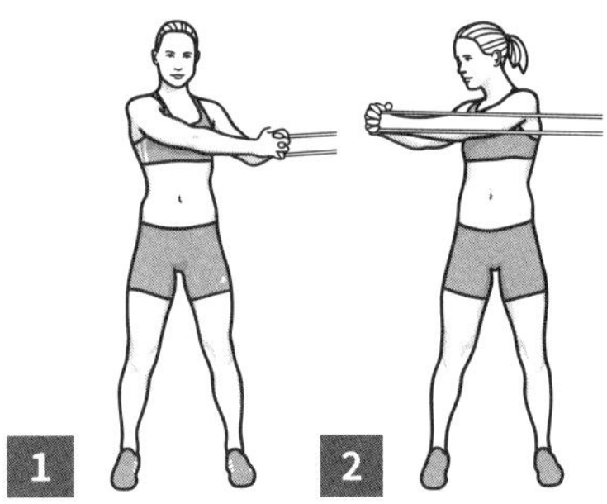

Rumpfrotation im Stand

1. Einen aufrechten, hüftbreiten Stand neben dem auf Brusthöhe befestigten Band einnehmen. Das Band nah an der Befestigung mit gestreckten Armen greifen. Der Blick ist nach vorne gerichtet.
2. Den Oberkörper mit gestreckten Armen vom Band weg rotieren. Die Hände bleiben dabei auf der gleichen Höhe, die Hüfte bleibt stabil. Der Blick folgt den Händen. Wieder in die Ausgangsposition zurückziehen lassen.

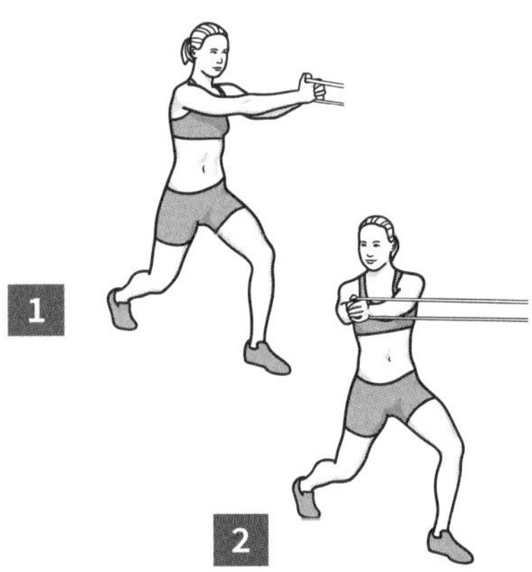

Rumpfrotation in Schrittstellung

1. Eine weite Schrittstellung mit leicht gebeugten Knien seitlich des auf Schulterhöhe fixierten Bandes einnehmen, wobei das dem Band zugewandte Bein vorne ist. Das Band mit beiden Händen auf Schulterhöhe nah an der Befestigung greifen, die Arme sind gestreckt. Der Blick geht nach vorne.
2. Den Oberkörper vom Band weg rotieren. Die Hände bleiben dabei auf Schulterhöhe. Der Blick folgt den Händen. Kontrolliert in die Ausgangsposition zurückziehen lassen.

Ausfallschritt rückwärts mit Rumpfrotation

1. Einen hüftbreiten Stand seitlich des auf Schulterhöhe fixierten Bands einnehmen. Das Band mit leicht gebeugten Armen unter leichter Spannung auf Höhe der Brust halten.
2. Mit dem vom Band weiter entfernten Bein in einen Ausfallschritt nach hinten gehen, bis das Knie knapp über dem Boden ist. Gleichzeitig rotiert der Körper weg vom Band, wobei die Arme in der gleichen Position vor der Brust bleiben. Kontrolliert in die Ausgangsposition zurückkommen.

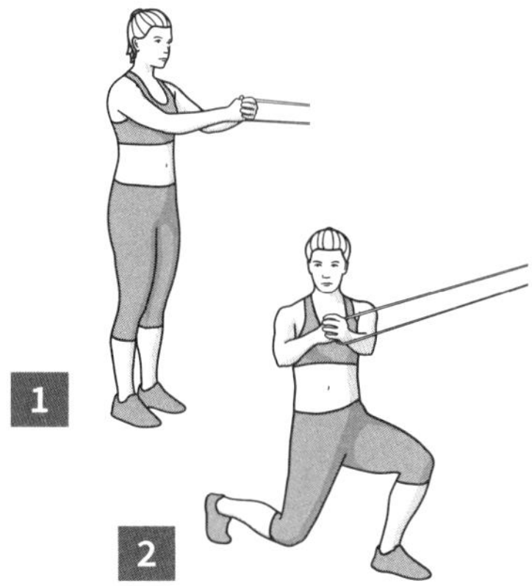

Gleichseitige Zug-Druck-Kombination im halben Kniestand

1. Einen halben Kniestand mit dem Rücken zur Bandbefestigung einnehmen. Das Band über die Seite des vorderen Beins mit Zug von hinten mit beiden Händen etwa schulterbreit nah an der Befestigung doppelt greifen.
2. Das Band über die Seite nach vorn ziehen, bis die Arme parallel und auf Schulterhöhe nach vorn ausgestreckt sind. Danach wieder in die Ausgangsstellung zurückkommen.

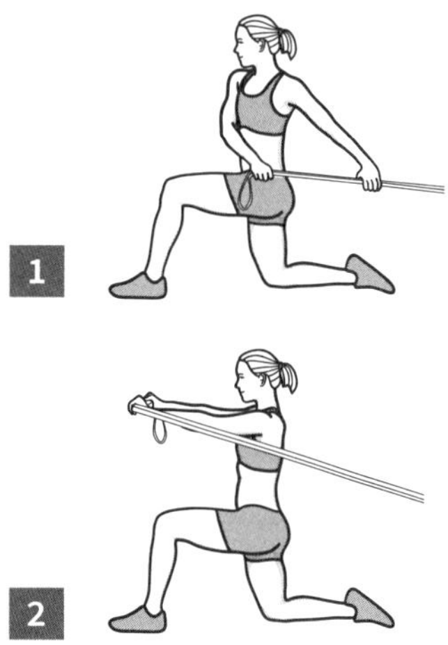

Gegenseitige Zug-Druck-Kombination im halben Kniestand

1. Einen halben Kniestand mit dem Rücken zur Bandbefestigung einnehmen. Das Band über die Seite des am Boden knienden Beins mit Zug von hinten etwa schulterbreit nah an der Befestigung doppelt greifen.
2. Das Band über die Seite nach vorne ziehen, bis die Arme parallel und auf Schulterhöhe nach vorn ausgestreckt sind. Danach wieder in die Ausgangsstellung zurückkommen.

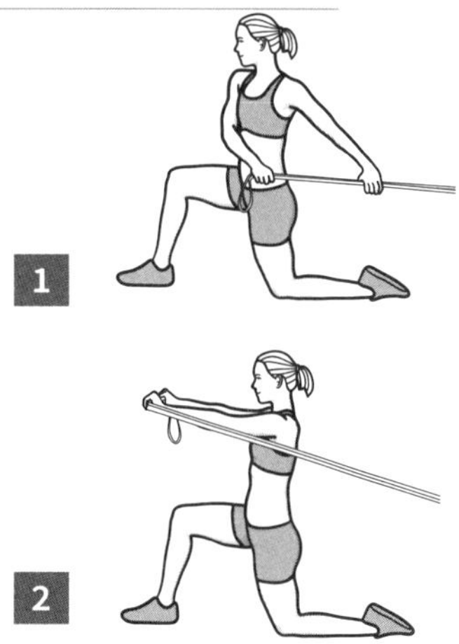

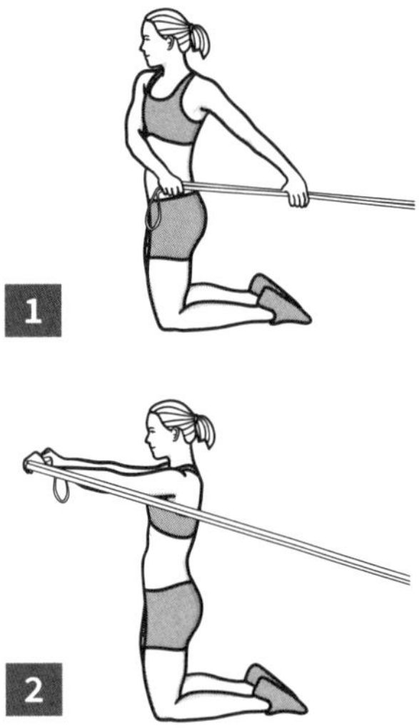

Zug-Druck-Kombination im Kniestand

1. Einen Kniestand mit dem Rücken zur Bandbefestigung einnehmen. Das Band seitlich von hinten etwa schulterbreit so nah an der Befestigung wie möglich doppelt greifen.
2. Das Band mit gestreckten Armen nach vorne ziehen, bis die Arme parallel und auf Schulterhöhe nach vorn ausgestreckt sind. Danach wieder kontrolliert in die Ausgangsstellung zurückführen.

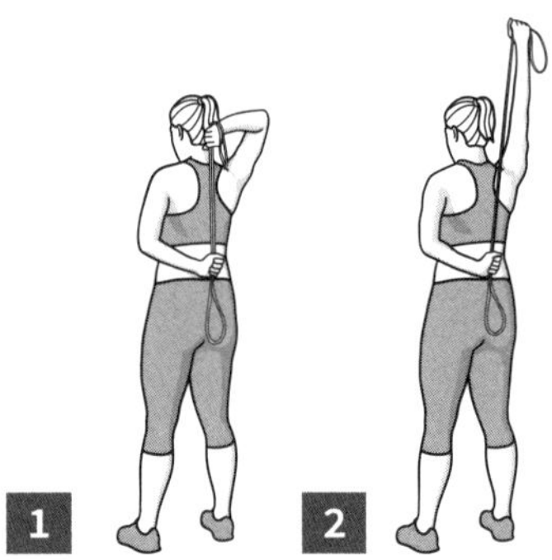

Trizepsdrücken im Stehen

1. Einen aufrechten und hüftbreiten Stand einnehmen. Die eine Hand hält von unten das Band hinter dem Rücken, die andere Hand greift das Band von oben hinter dem Kopf. Das Band sollte leicht gespannt sein.
2. Den oberen Arm nach oben Richtung Decke strecken, während der untere Arm das Band fixiert. Den Rumpf dabei aktiv anspannen. Den Arm wieder anwinkeln und in die Ausgangsstellung zurückkommen.

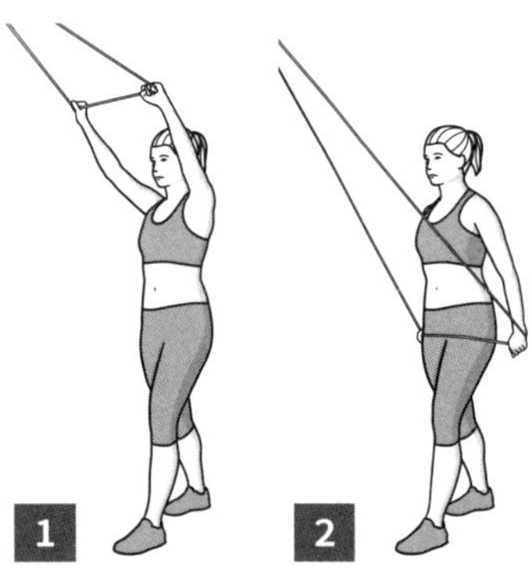

Gestrecktes Latziehen in Schrittstellung

1. Eine Schrittstellung mit leicht gebeugten Knien einnehmen – in jeder Runde die Schrittstellung wechseln. Die Arme vor dem Körper etwa schulterbreit diagonal nach oben strecken und dort das weit oben fixierte Band greifen. Das Band ist leicht gespannt.
2. Das Band mit gestreckten Armen nach unten zur Hüfte ziehen. Kontrolliert in die Ausgangsstellung zurückkommen.

Trizepsdrücken im Kniestand

1. Einen Kniestand einnehmen. Das weiter oben vor dem Körper fixierte Band mit rechtwinklig gebeugten Armen vor dem Körper halten. Die Oberarme liegen am Körper an.
2. Die Unterarme nach unten strecken und damit das Band aktiv nach unten ziehen. Die Arme wieder anwinkeln und damit in die Ausgangsposition zurückkommen.

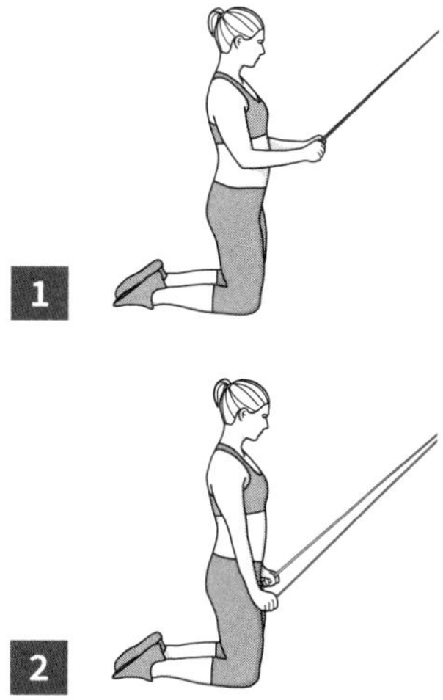

Überkopfdrücken im Stehen

1. Einen aufrechten, hüft- bis schulterbreiten Stand einnehmen. Das Band unter den Füßen fixieren, mit beiden Händen greifen und die Arme nach oben nehmen, das Band über den Kopf führen und mit angewinkelten Armen hinter dem Kopf halten. Die Ellenbogen sind etwa auf Schulterhöhe, die Unterarme zeigen senkrecht nach oben, sodass die Arme in einem 90-Grad-Winkel gebeugt sind.
2. Das Band nach oben Richtung Decke drücken, bis die Arme gestreckt sind. Kontrolliert zurück in die Ausgangsstellung kommen.

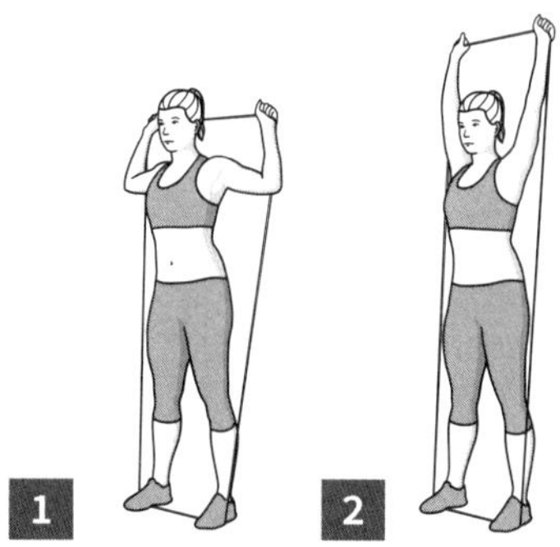

Schulteraktivierung im Stehen

1. Einen aufrechten, hüft- bis schulterbreiten Stand einnehmen. Das Band hinter dem Rücken entlangführen und mit leicht gebeugten Armen vor dem Körper auf Brusthöhe halten.
2. Beide Arme nach vorne strecken und dabei aktiv die Schulterblätter nach vorne und außen schieben. Dabei aktiv den Rumpf stabilisieren. In die Ausgangsstellung zurückkommen.

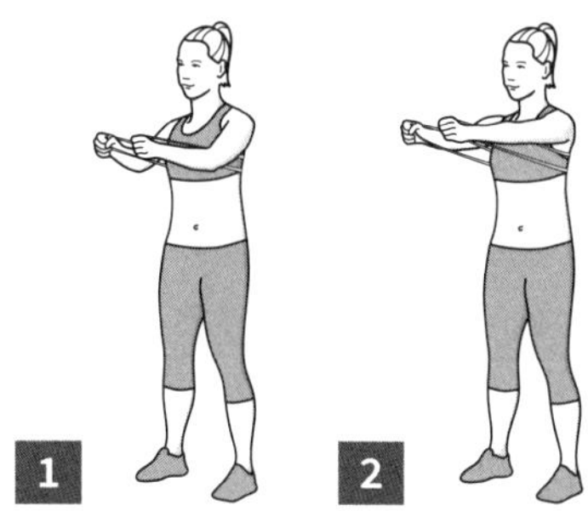

Liegestütz

1
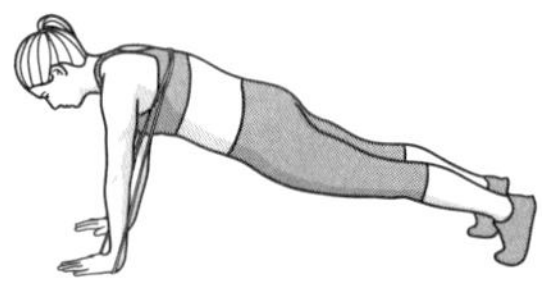
2
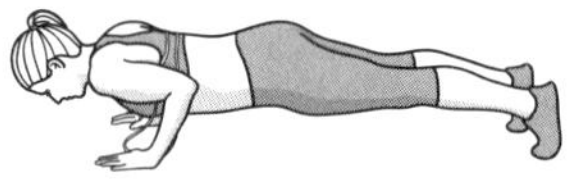

1. Eine Liegestützposition mit gestreckten Knien einnehmen, die Hände sind genau unter den Schultern positioniert. Der Körper bildet vom Kopf bis zu den Füßen eine Linie. Das Band auf Zug gespannt hinter dem Rücken entlangführen und mit den Händen am Boden fixieren.
2. Die Ellenbogen beugen und den Rumpf möglichst weit absenken. Die Oberarme bleiben möglichst eng am Körper, der immer noch von Kopf bis Fuß in einer Linie stabil ist. Danach wieder aktiv nach oben gegen den Widerstand des Bands in die Ausgangsposition drücken.

Horizontaladduktion im Stehen

1
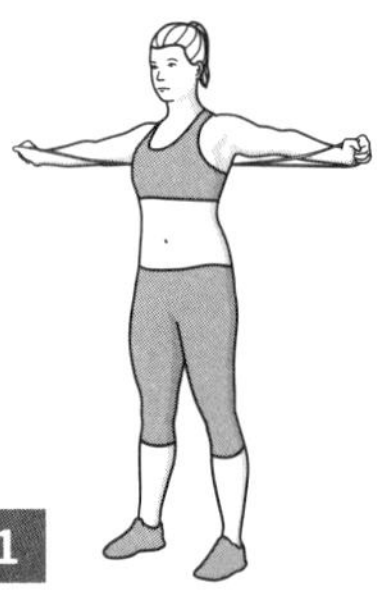
2
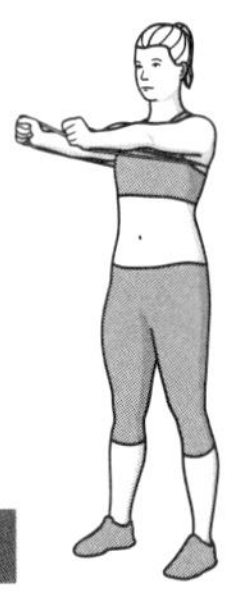

1. Einen aufrechten, hüft- bis schulterbreiten Stand einnehmen. Das Band hinter dem Rücken entlangführen und auf Zug mit beiden Händen auseinanderziehen. Die Arme sind auf Schulterhöhe weit auf beide Seiten gestreckt.
2. Die Arme gestreckt vor dem Körper auf Brusthöhe zusammenführen. Diese Position kurz halten und dann in die Ausgangsstellung zurückkehren.

Beidseitiger Butterfly im Stehen

1. Einen aufrechten, hüft- bis schulterbreiten Stand einnehmen. Das Band mit weit zu den Seiten gestreckten Armen greifen; der Zug kommt von hinten.
2. Die Arme gestreckt vor dem Körper zusammenführen. Die Arme bleiben dabei auf Schulterhöhe und der Rumpf stabil. Danach wieder in die Ausgangsstellung zurückkommen.

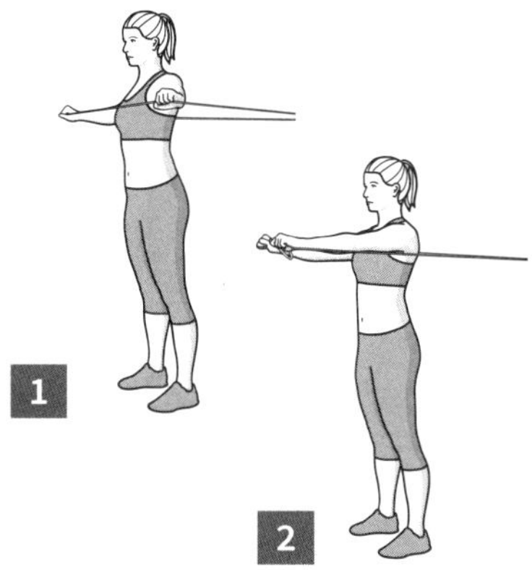

Einseitiger Butterfly im Stehen

1. Einen aufrechten, hüft- bis schulterbreiten Stand einnehmen. Das Band mit weit zu den Seiten gestreckten Armen greifen; der Zug kommt von hinten.
2. Einen Arm gestreckt nach vorn führen. Der Arm bleibt dabei auf Schulterhöhe und der Rumpf stabil. Danach wieder in die Ausgangsstellung zurückkommen.

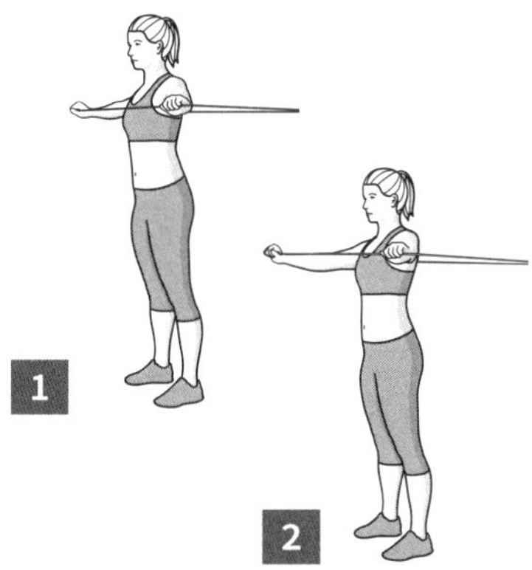

ÜBUNGEN FÜR BEINE UND HÜFTE | ÜBUNGEN FÜR SCHULTERN UND ARME | ÜBUNGEN ZUR MOBILISATION

Übungen zur Mobilisation

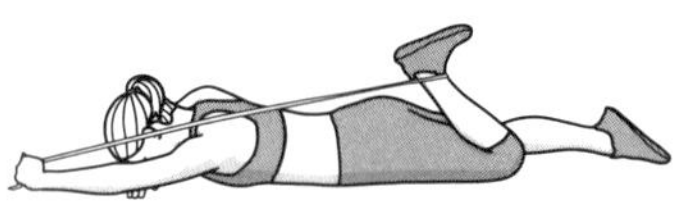

Oberschenkeldehnung in Bauchlage

Auf den Bauch legen und das Band um das Sprunggelenk eines Beins legen. Mit dem gleichseitigen Arm das Band nach vorne ziehen und den Arm vorn ausgestreckt auf dem Boden ablegen. Das Knie wird so in die Beugung gezogen, es sollte so weit mitgezogen werden, bis auf der Oberschenkelvorderseite eine Dehnung zu spüren ist. In dieser Position für 30 Sekunden bleiben und die Dehnung möglichst sukzessive verstärken, dazu den Oberschenkel aktiv vom Boden anheben beziehungsweise mit dem Band den Zug verstärken, um den Oberschenkel vom Boden abgehoben zu halten, eventuell mit sanft federndem Nachziehen nach oben.

Oberkörpermobilisation im halben Kniestand

1

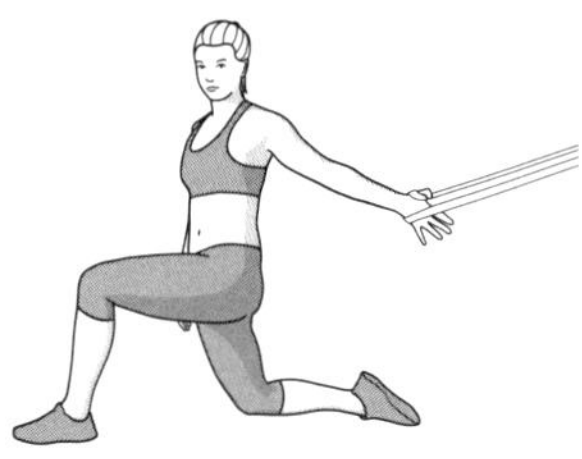

2

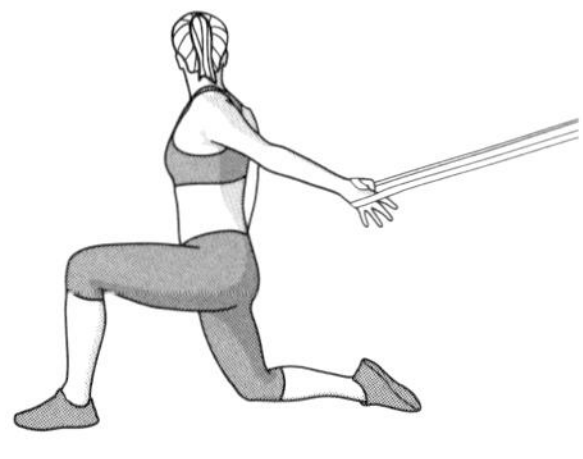

1. Einen halben Kniestand einnehmen. Das abgelegte Knie ist direkt unter dem Hüftgelenk, der vordere Fuß steht direkt unter dem Knie des vorderen Beins, sodass beide Knie einen 90-Grad-Winkel bilden. Das Band auf der Seite des vorne aufgestellten Beins mit spürbarem Zug von hinten mit dem gestreckten Arm der gleichen Seite um Daumen und Handgelenk fixieren.
2. Den Körper auf die Gegenseite, weg vom vorn aufgestellten Bein, rotieren. Der Arm bleibt gestreckt, der Blick folgt der Rotation. Die Schulter und den Arm so weit locker lassen, dass der durch die die Drehung erzeugte deutlich spürbare Zug das Schultergelenk »öffnet« und die Brust dehnt. In dieser Position 30 Sekunden bleiben, die Dehnung mit sanft federnden Bewegungen verstärken.

Hüftdehnung im halben Kniestand

1. Einen halben Kniestand einnehmen. Das abgelegte Knie ist etwa unter dem Hüftgelenk, der vordere Fuß steht direkt unter dem Knie des vorderen Beins, sodass beide Knie einen 90-Grad-Winkel bilden. Das Band mit Zug von hinten weit oben um den Oberschenkel des hinteren Beins legen.
2. Die Hüfte so weit wie möglich nach vorne schieben. Die Ferse des vorderen Fußes bleibt dabei am Boden. Der Oberkörper bleibt aufrecht. In dieser Position 30 Sekunden bleiben und die Dehnung mit sanft federnden Bewegungen verstärken.

Hinweis: Alternativ kann das Band den Zug auch von vorne ausüben und damit unterstützend wirken. Auch hier wird das Band um den Oberschenkel des hinteren Beins gelegt. Probiere beiden Varianten aus und variiere sie in deinem Training.

1
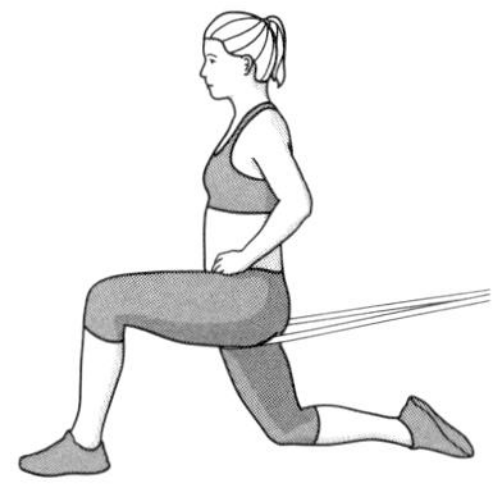

2
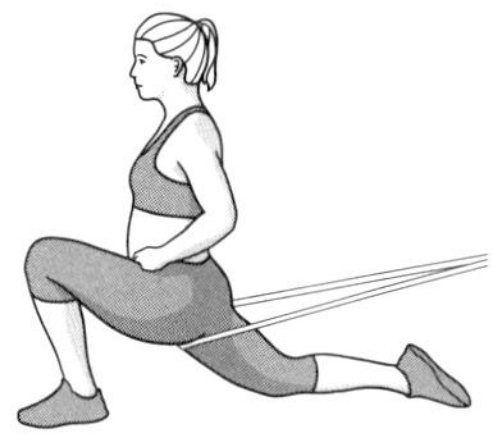

Taube mit seitlichem Zug

1. Aus dem Vierfüßlerstand das Band weit oben am Oberschenkel um das Bein legen, das dem unten fixierten Band näher ist. Der Zug des Bands kommt von der Seite. Das Knie dieses Beins angewinkelt nach vorne zur gleichseitigen Hand schieben, dabei den Körperschwerpunkt ebenso nach vorn verlagern, den Fuß unter dem anderen Oberschenkel zur Seite führen und den Unterschenkel ablegen. intensiver wird die Dehnung, wenn der Winkel des vorderen Knies weniger spitz ist –, das hintere Bein nach hinten ausstrecken und auf dem Boden ablegen.
2. Den Oberkörper vorsichtig nach vorne über das gebeugte Bein absenken, die Arme dazu beugen und die Unterarme, wenn möglich, auf dem Boden ablegen. Die Dehnung 30 Sekunden halten und langsam immer weiter in diese Position sinken, um die Dehnung zu verstärken.

1
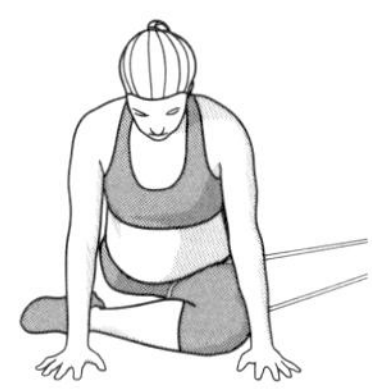

2
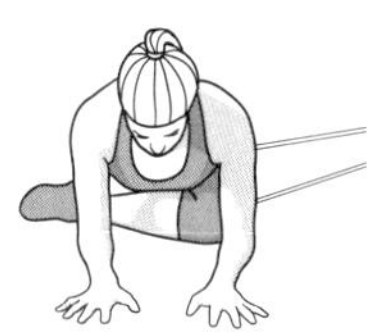

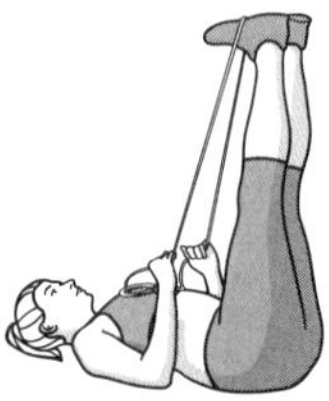

1

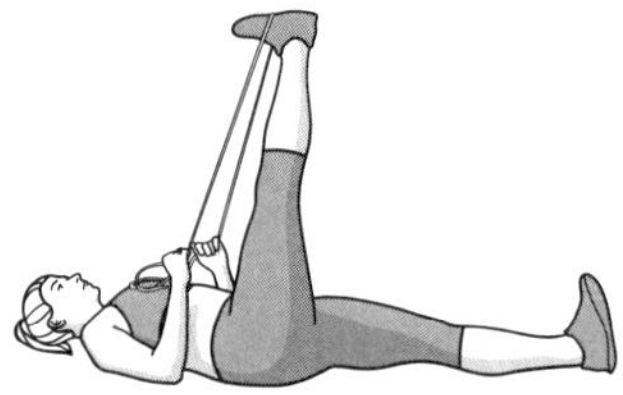

2

Aktives Beindehnen in Rückenlage

1. Auf den Rücken legen. Das Band um eine Fußsohle legen, mit beiden Händen greifen. Die Oberarme eng neben dem Körper auf den Boden legen und die Unterarme anwinkeln, sodass sie senkrecht stehen. Beide Beine nach oben ausstrecken, sodass die Fußsohlen zur Decke zeigen und das Band straff gespannt wird. Gegebenenfalls das Band etwas kürzer fassen.
2. Die Bauchmuskeln aktivieren, um den Rumpf zu stabilisieren. Das Bein in der Schlaufe des Bands bleibt nach oben gestreckt, das freie Bein gestreckt langsam nach unten absenken, bis die Ferse fast den Boden berührt. Nun sollte eine Dehnung auf der Rückseite des oberen Beins zu spüren sein. Das Bein auf dem gleichen Weg zurück in die Ausgangsposition bringen.

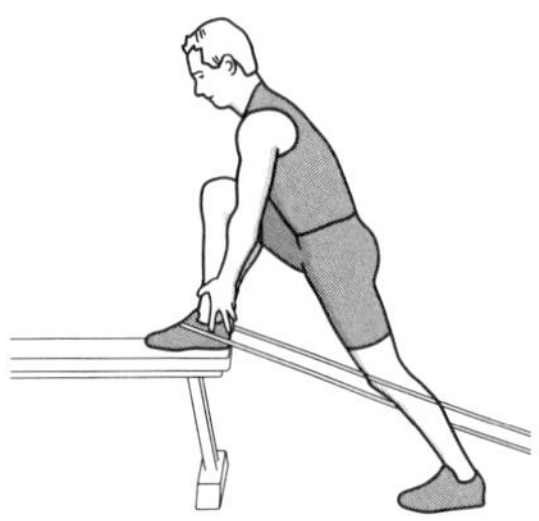

1

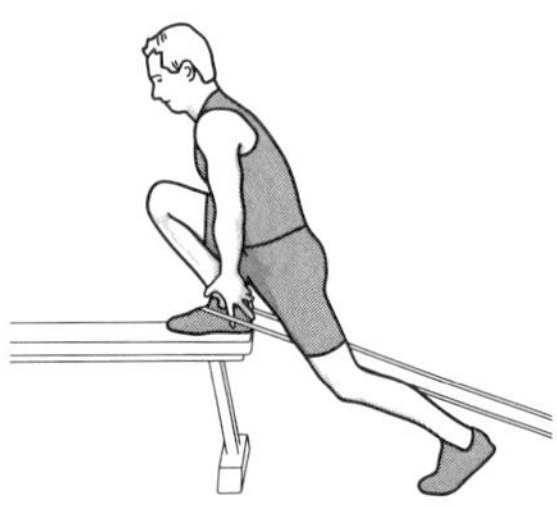

2

Sprunggelenksmobilisation

1. Eine Schrittlänge entfernt vor einen Stuhl oder eine ähnlich hohe Treppenstufe oder stabile Kiste stellen. Das Band von hinten unten um das Sprunggelenk beziehungsweise den Spann eines Fußes legen – das Band ist weiter hinten unten fixiert und sollte steil nach unten ziehen. Diesen Fuß auf der Erhöhung platzieren und so in einen Ausfallschritt kommen.
2. Das Knie des oberen Beins aktiv und wiederholt so weit nach vorne schieben, dass die Ferse gerade noch auf der Sitzfläche des Stuhls bleibt. Die Hände drücken das Band aktiv gegen den Spann und halten es in der Position.

Schultermobilisation im halben Kniestand

1. Einen halben Kniestand einnehmen. Das abgelegte Knie ist direkt unter dem Hüftgelenk, der vordere Fuß steht direkt unter dem Knie des vorderen Beins, sodass beide Knie einen 90-Grad-Winkel bilden. Das Band weiter als schulterbreit doppelt greifen und mit gestreckten Armen über den Kopf bringen, die Arme bilden dort ein V. Das Band spannen und mit leichtem Zug halten.
2. Beide Arme möglichst gleichzeitig so weit wie möglich nach hinten und unten führen. Die Arme bleiben dabei gestreckt und möglichst eng beieinander. Langsam und gleichmäßig in die Ausgangsposition zurückkommen.

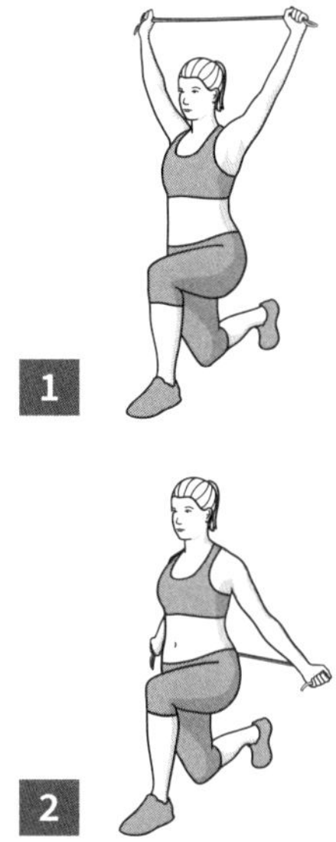

Schultermobilisation im Sitzen

1. Auf einen Stuhl oder Ähnliches setzen. Das Band hinter dem Rücken doppelt greifen und auf Spannung halten – eine Hand von unten und die andere Hand von oben etwa auf Kopfhöhe.
2. Das Band mit gleichbleibender Spannung hinter dem Rücken halten und beide Arme so weit wie möglich nach oben und unten bewegen, ohne den Griff zu lösen.

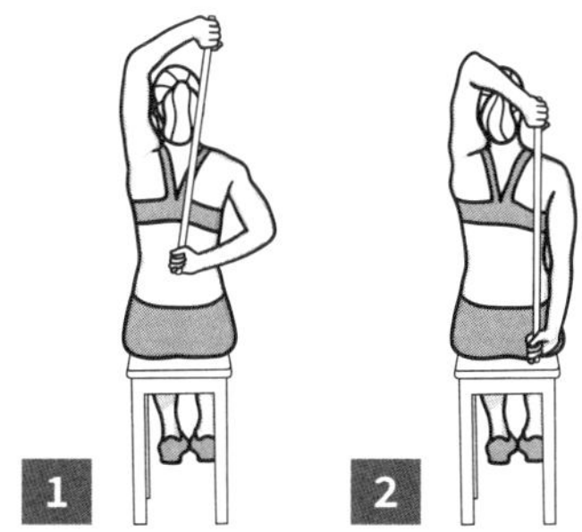

Katze und Kuh

1. In den Vierfüßlerstand kommen. Die Hände sind direkt unter den Schultern, die Knie unter den Hüftgelenken, sodass Arme und Beine jeweils einen 90-Grad-Winkel bilden. Das Band ist um den oberen Rücken gelegt, die Hände fixieren das Band mit einer leichten Spannung am Boden.
2. Den Blick aktiv nach vorne oben heben, gleichzeitig darf der Rücken aktiv eine Hohlkreuzposition einnehmen. Die Schulterblätter aktiv am oberen Rücken zusammenziehen.
3. Das Kinn langsam zur Brust führen und einen größtmöglichen Rundrücken machen. Die Schulterblätter dabei aktiv auseinanderdehnen.

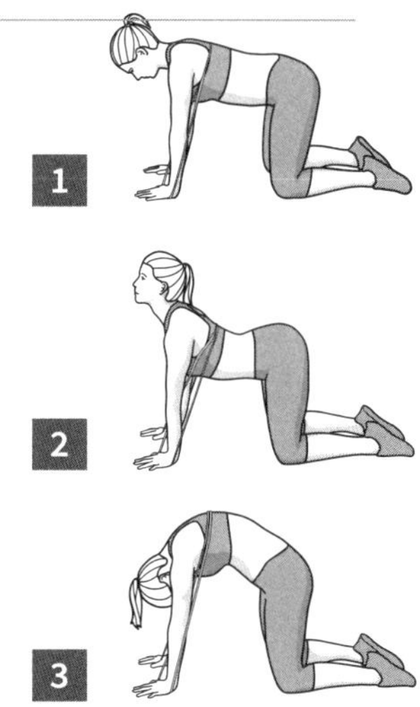

Übungsregister

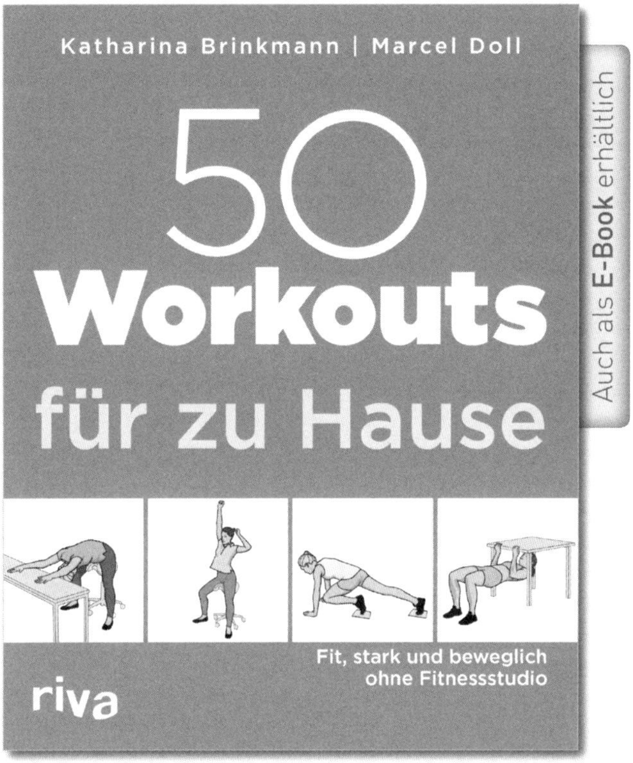

144 Seiten
12,00 € (D) | 12,40 € (A)
ISBN: 978-3-7423-1862-6

Marcel Doll
Katharina Brinkmann

50 Workouts für zu Hause

Fit, stark und beweglich ohne Fitnessstudio

Kein Fitnessstudio? Kein Problem! Homeworkouts sind so populär wie nie zuvor. Denn auch ohne Hanteln und Fitnessgeräte kann man in den eigenen vier Wänden Muskeln aufbauen, die Beweglichkeit verbessern und schnell und effektiv fit werden oder bleiben. Katharina Brinkmann und Marcel Doll zeigen die 50 besten Übungsreihen, um den ganzen Körper zu kräftigen, richtig ins Schwitzen zu kommen und Verspannungen zu beseitigen. Ob Ganzkörperworkout, Rückentraining, Sixpack-Challenge oder Yoga-Flow – die Workouts sind vielfältig und für jedes Level geeignet. Die Einheiten dauern nur zwischen 7 und 30 Minuten, sorgen für schnelle Erfolge und den perfekten Ausgleich zum Alltag – egal, ob im Wohnzimmer, im Homeoffice oder im Freien.

riva

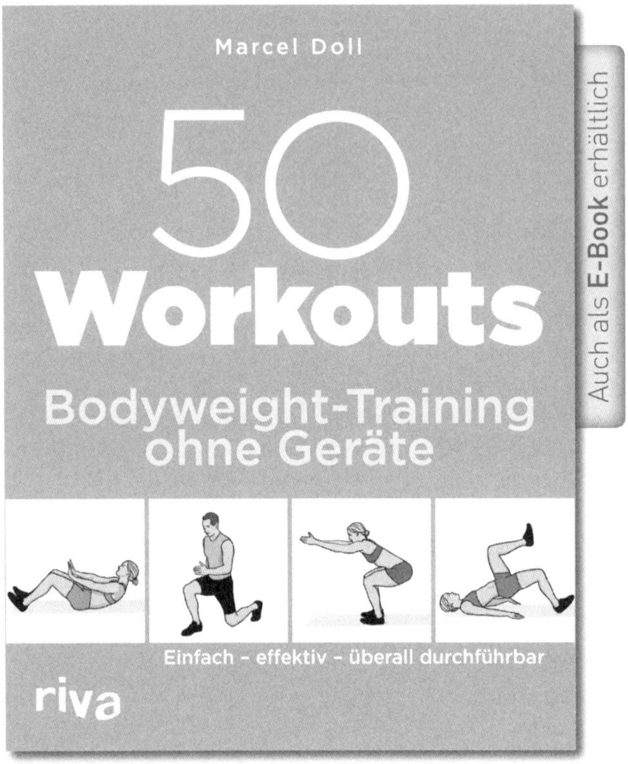

144 Seiten
12,00 € (D) | 12,40 € (A)
ISBN: 978-3-7423-0172-7

Marcel Doll

50 Workouts – Bodyweight-Training ohne Geräte

Einfach – effektiv – überall durchführbar

Was braucht man, um schnell und effektiv zu trainieren, Muskeln aufzubauen und den ganzen Körper zu kräftigen? Nichts als sein eigenes Körpergewicht. Marcel Doll präsentiert in diesem Buch die 50 besten Bodyweight-Workouts und zeigt, wie einfach es ist, ohne zusätzliche Geräte fit zu werden oder zu bleiben. Ob definierte Arme, ein flacher Bauch, straffe Beine oder Ganzkörperworkouts – dieser Fitnessratgeber bietet eine breite Auswahl an unterschiedlichen Trainingsschwerpunkten. Die Workouts dauern zwischen 15 und 45 Minuten und sind mit Dauer und Trainingsplan übersichtlich dargestellt und komplett illustriert. Mit diesen Workouts kann überall und jederzeit trainiert werden – egal, ob zu Hause, im Fitnessstudio oder im Freien.

riva

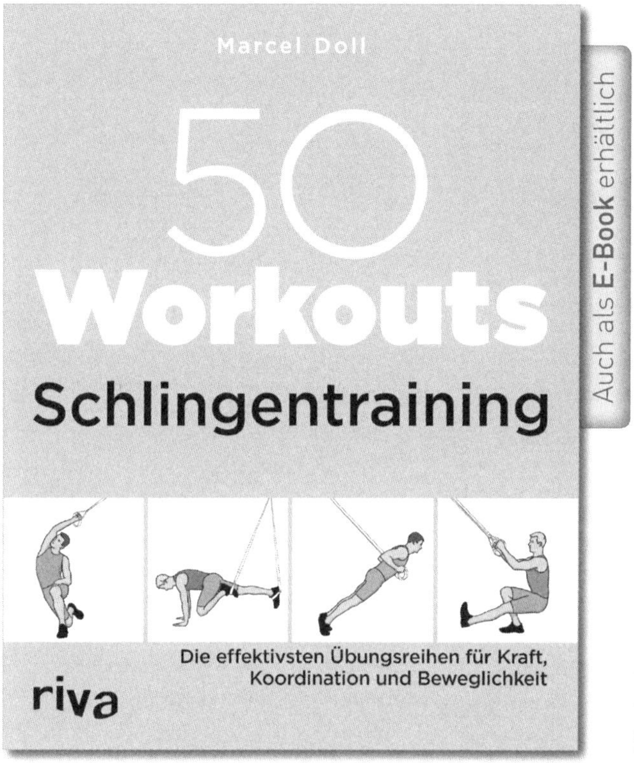

144 Seiten
12,00 € (D) | 12,40 € (A)
ISBN: 978-3-7423-1610-3

Marcel Doll

50 Workouts – Schlingentraining

Die effektivsten Übungsreihen für Kraft, Koordination und Beweglichkeit

Schlingentrainer sind ein beliebtes Gerät, denn man kann nicht nur im Fitnessstudio, sondern auch zu Hause oder im Freien mit ihnen arbeiten. Zudem ist Schlingentraining ein effektives Ganzkörperworkout: Es beansprucht nicht nur die großen Muskeln, sondern aktiviert auch die Tiefenmuskulatur. Bestsellerautor Marcel Doll stellt 50 einfache Workouts vor, die Kraft, Koordination und Balance schnell und gezielt verbessern. Übungsreihen, die die Muskeln dehnen und die Faszien mobilisieren, sorgen für optimale Regeneration und Beweglichkeit. Alle Workouts sind übersichtlich dargestellt, für jedes Trainingslevel geeignet und überall durchführbar.

riva